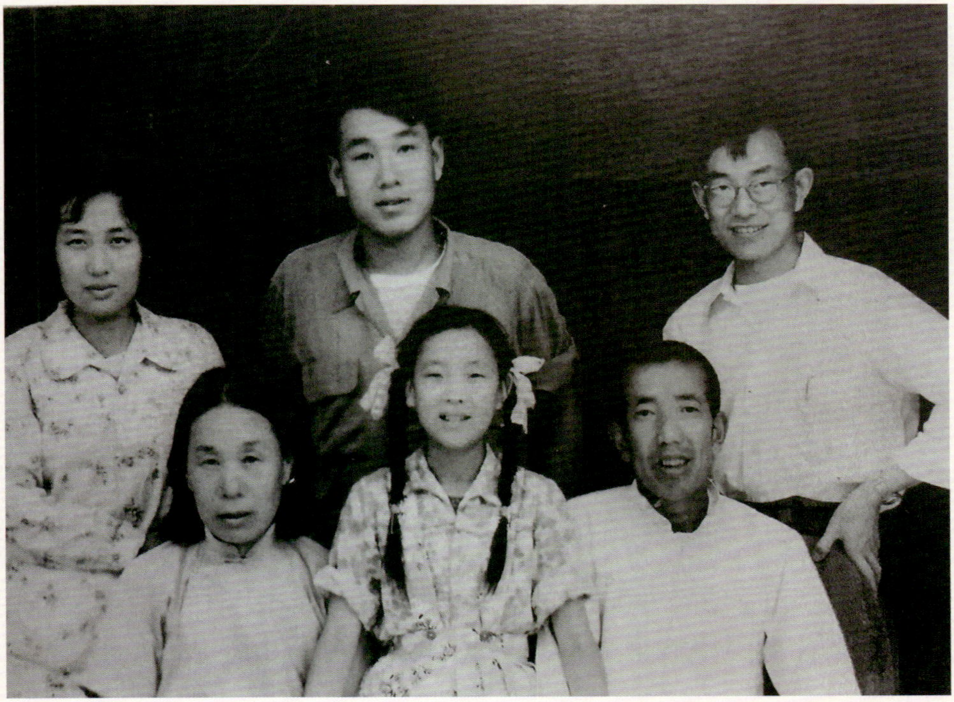

骆抗先（后排右一）与父母弟妹合影

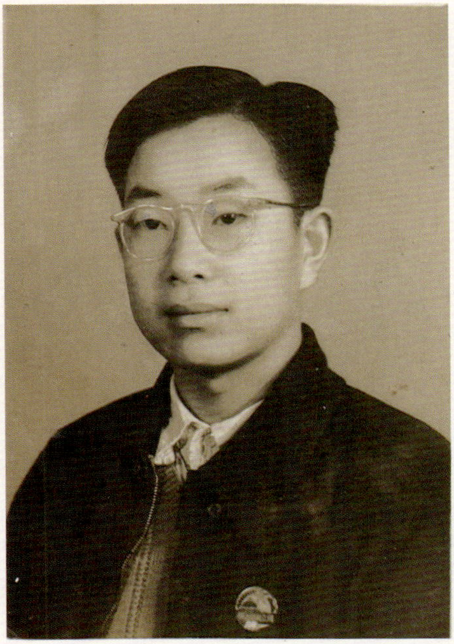

1949 年，骆抗先入读原南京中央大学

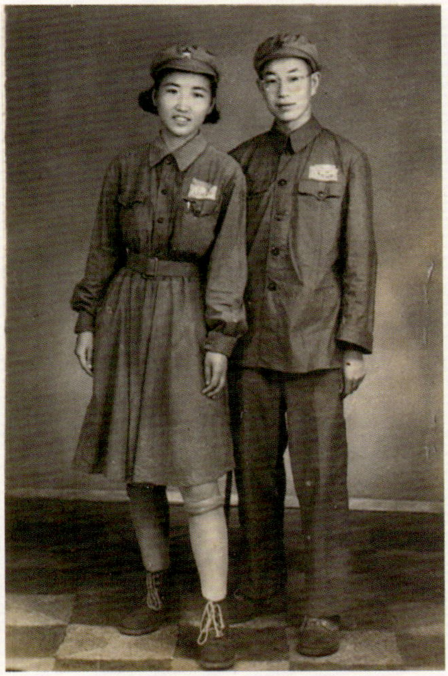

骆抗先与妻子杨家粹合影

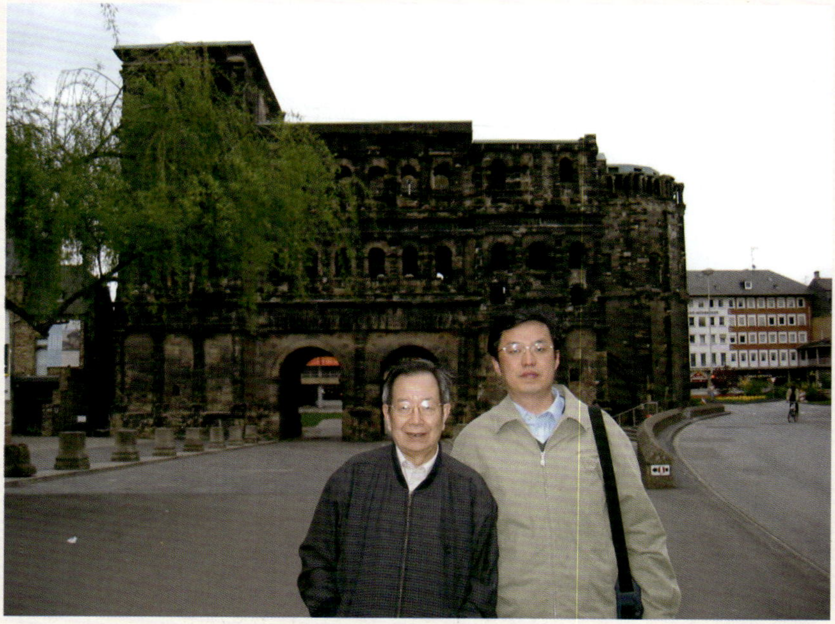

2004 年 4 月，骆抗先与侯金林在德国特里尔最老的古罗马城墙前合影

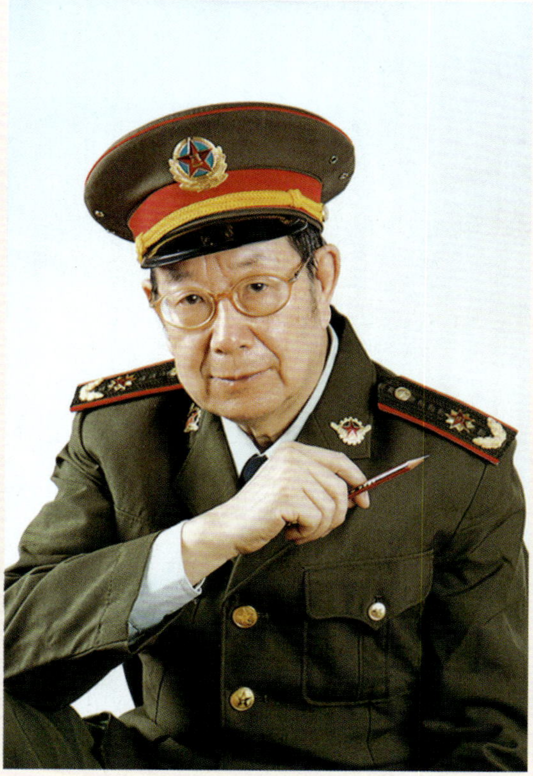

军人骆抗先

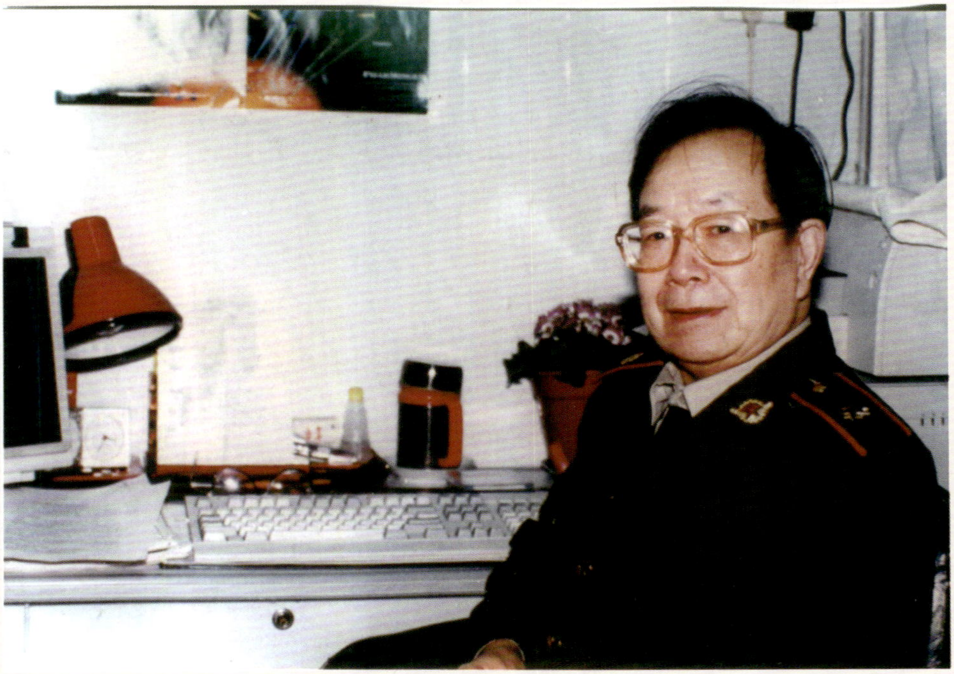

骆抗先在南方医院办公室

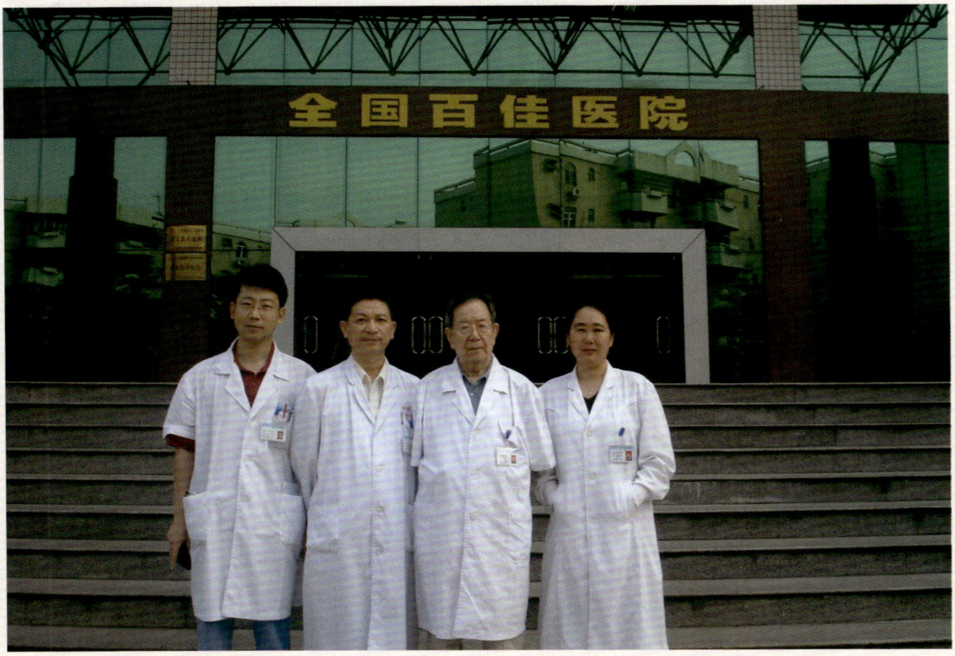

2007 年，骆抗先与同事在南方医院门诊楼前合影

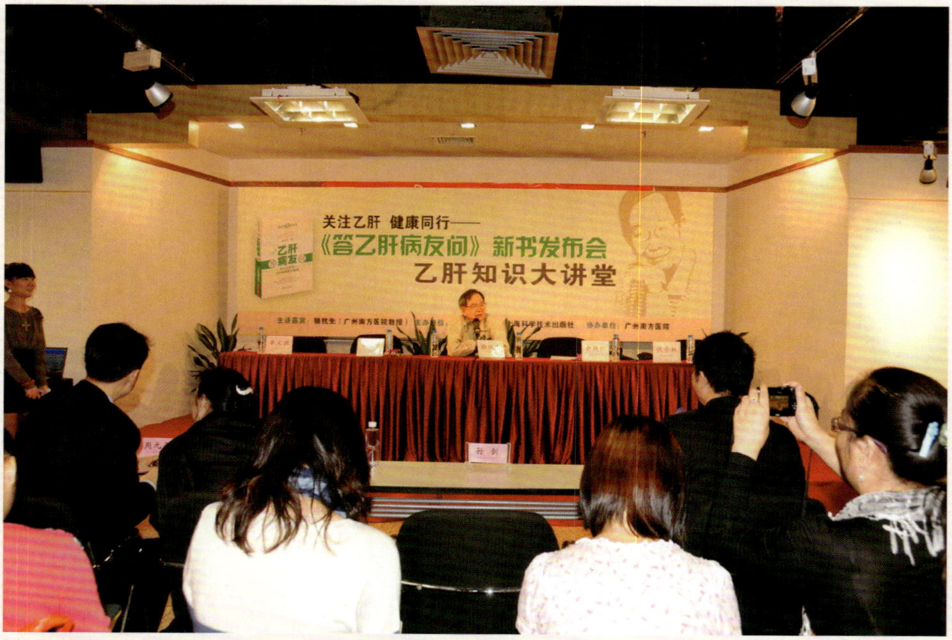

2010 年 11 月，骆抗先《答乙肝病友问》新书发布会

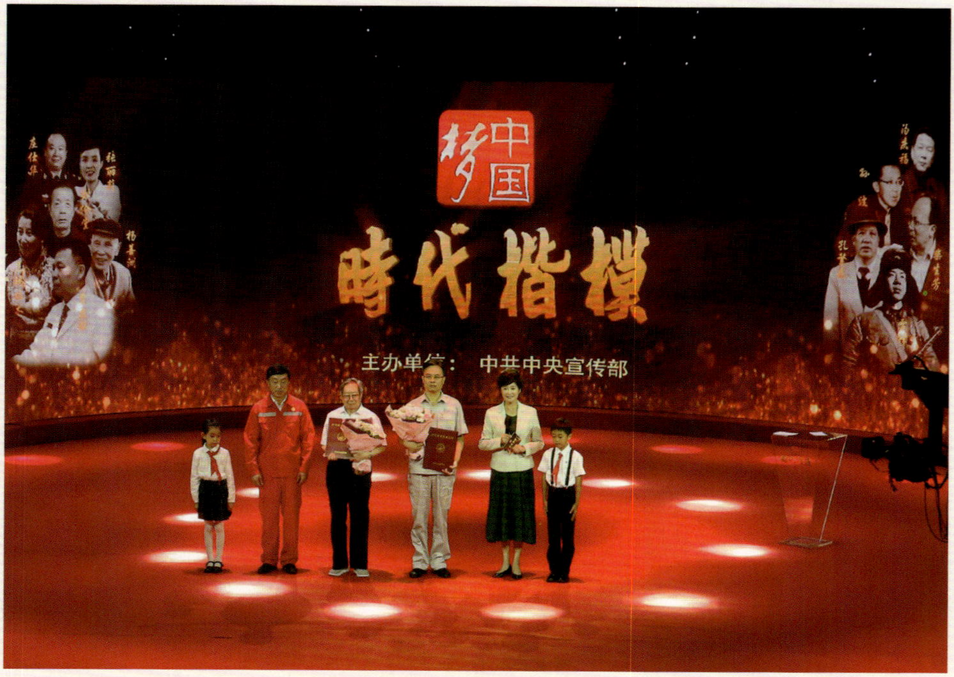

2016 年 7 月，骆抗先荣获“时代楷模”称号

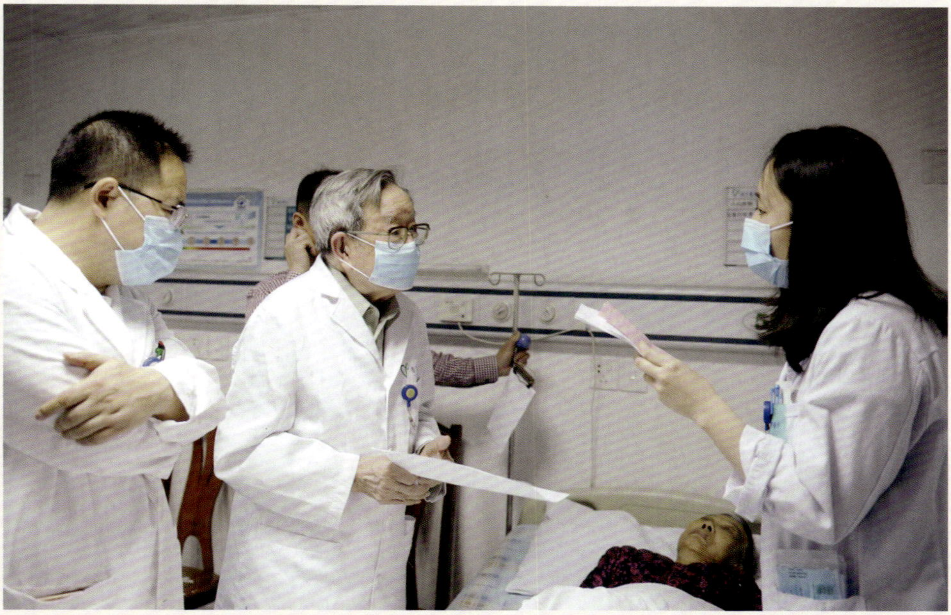

2017 年 4 月，骆抗先在南方医院肝病中心病房查房

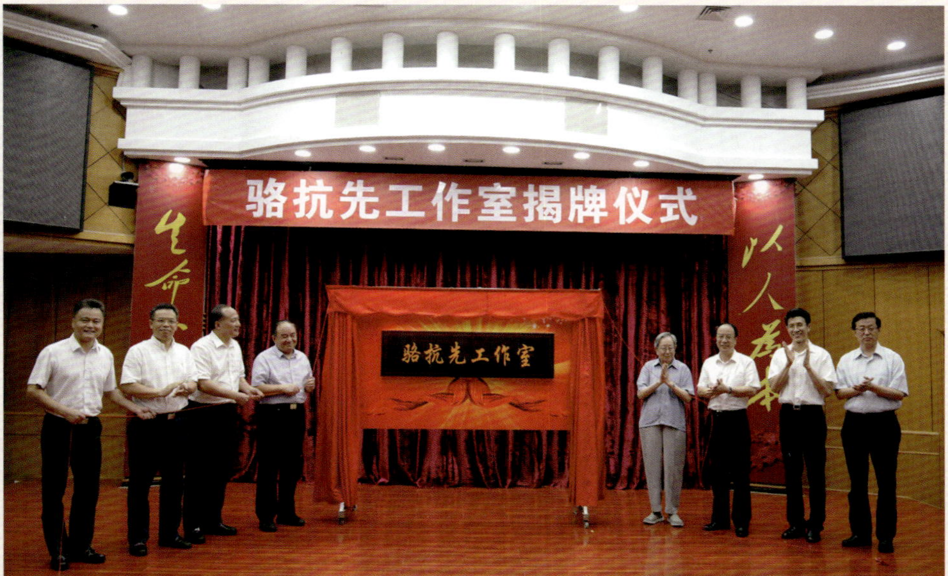

2017 年 8 月 18 日，南方医院举行骆抗先工作室揭牌仪式

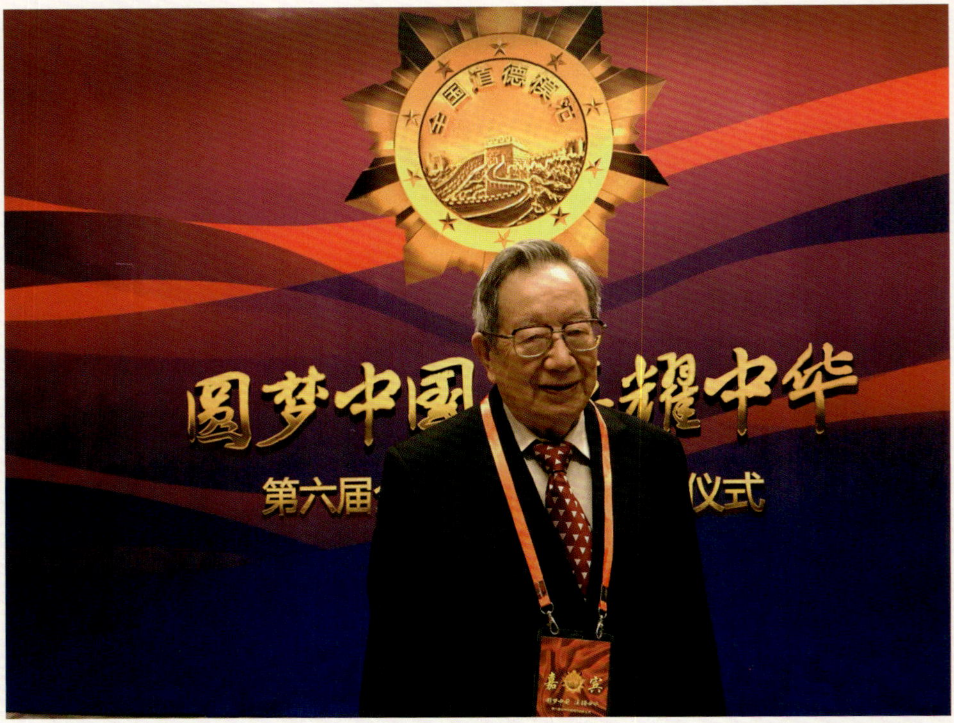

2017 年 11 月，骆抗先荣获“全国道德模范”称号，受到习近平总书记亲切接见

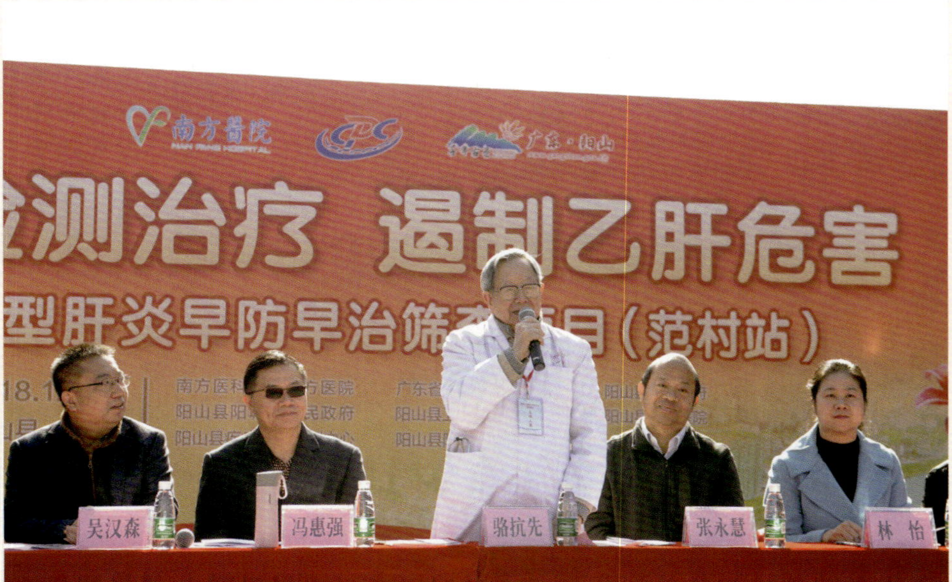

2018 年 12 月，骆抗先工作室乙肝筛查范村示范点正式启动

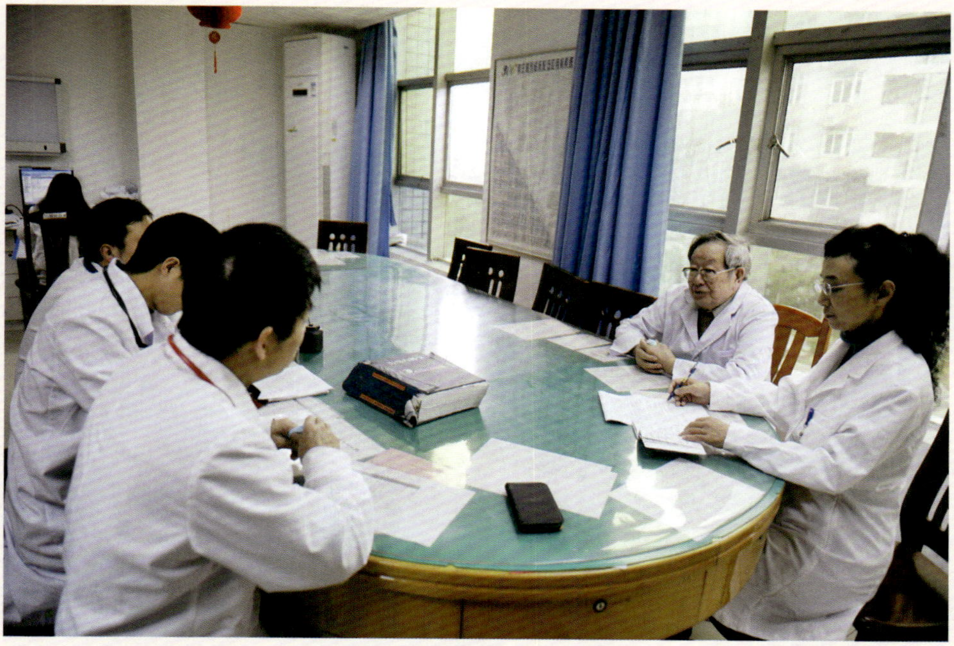

骆抗先与同事讨论病例

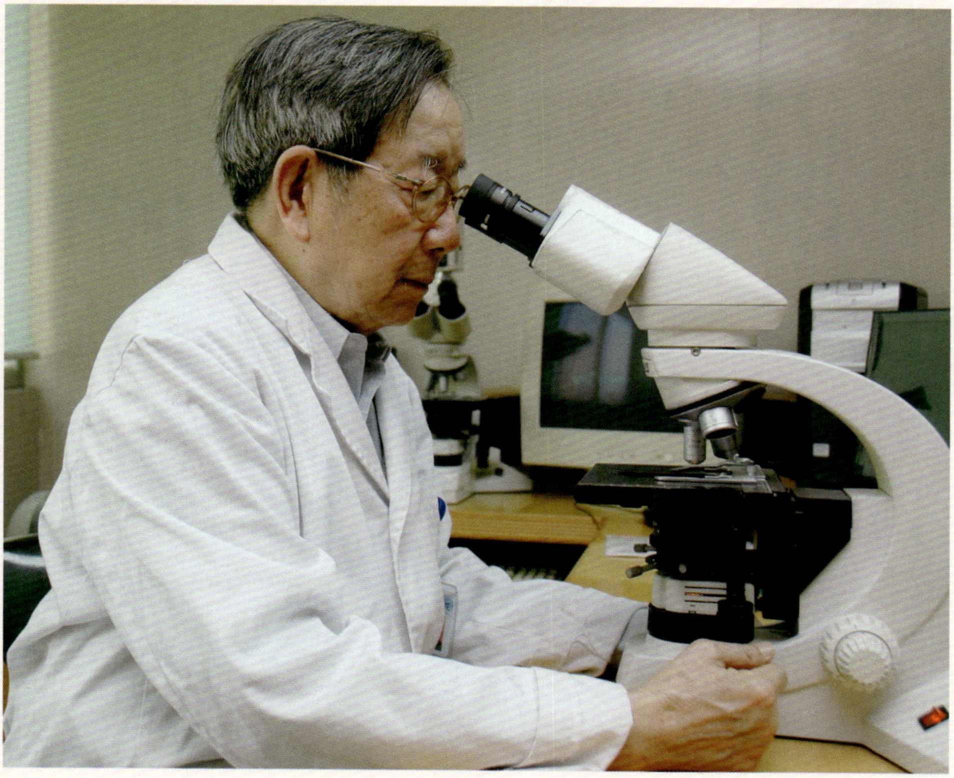

骆抗先在南方医院实验室工作

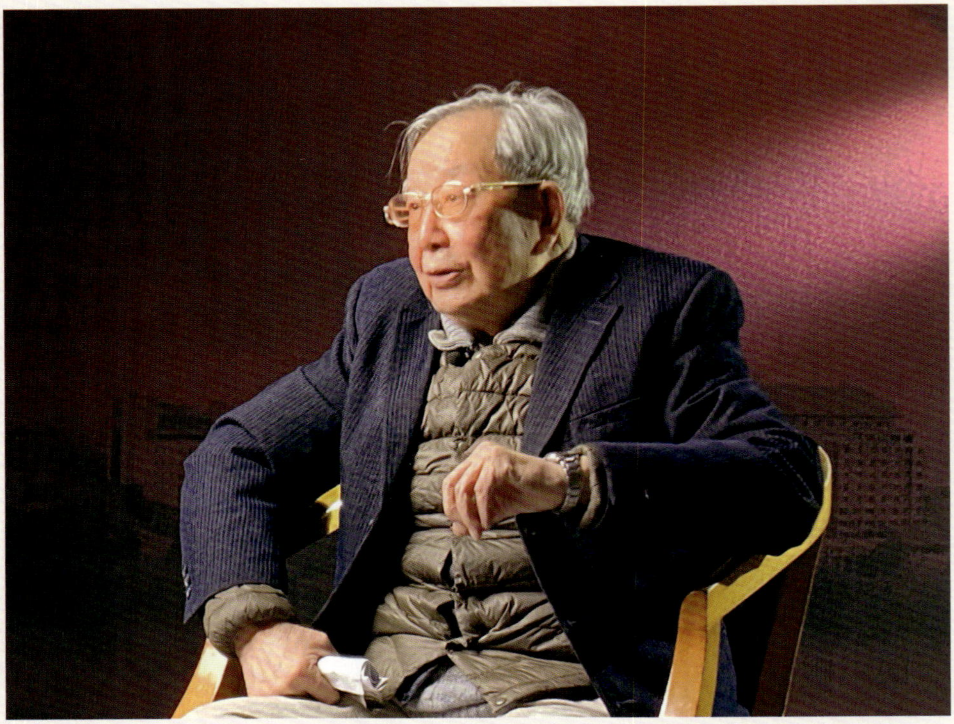

2021 年 1 月，骆抗先接受南方医院建院 80 周年院史采访

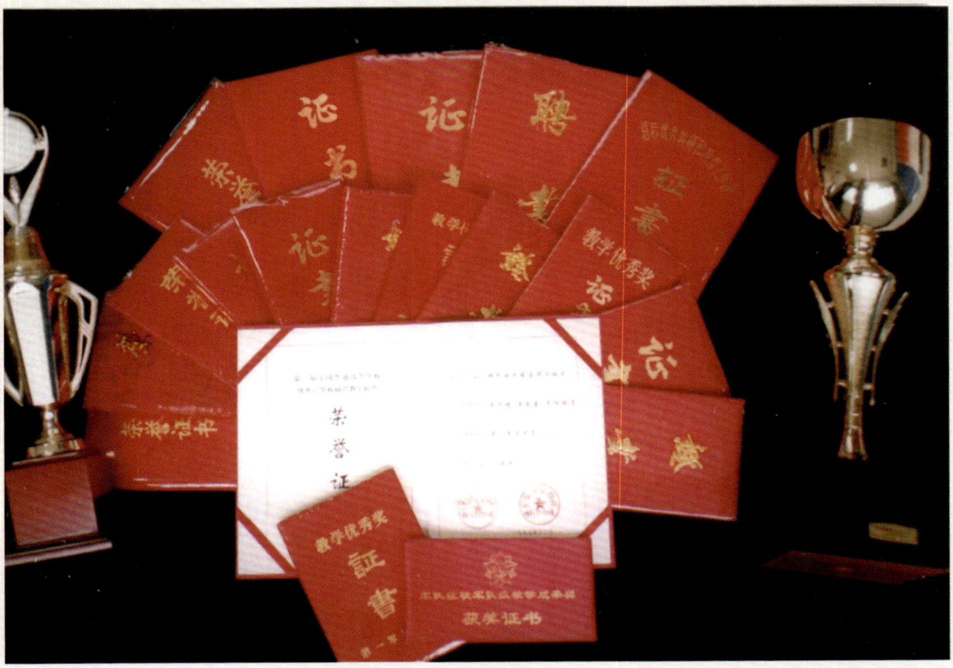

骆抗先部分荣誉证书及奖杯

大医骆抗先

宋晓琪 著

广东高等教育出版社
Guangdong Higher Education Press
·广州·

图书在版编目（CIP）数据

大医骆抗先 / 宋晓琪著. —广州：广东高等教育出版社，2021.7
ISBN 978－7－5361－7044－5

Ⅰ. ①大… Ⅱ. ①宋… Ⅲ. ①骆抗先－生平事迹 Ⅳ. ① K826.2

中国版本图书馆 CIP 数据核字（2021）第 116134 号

DAYI LUO KANGXIAN

出版发行	广东高等教育出版社 地址：广州市天河区林和西横路 邮编：510500 营销电话：（020）87553335 http：//www.gdgjs.com.cn
印　　刷	广东信源彩色印务有限公司
开　　本	787 毫米 ×1 092 毫米 1/16
印　　张	14.75
插　　页	4
字　　数	214 千
版　　次	2021 年 7 月第 1 版
印　　次	2021 年 7 月第 1 次印刷
定　　价	55.00 元

序　一

欣闻《大医骆抗先》一书即将出版，这是值得庆贺的好事。骆抗先教授是我敬重的兄长和同道，30多年前，我们曾经同在英国做访问学者，那时他已经在乙肝防治领域有所成就，却从不显山露水，总以谦和待人，以诚恳示人，以勤奋为人。

回到广州，我们各有自己的工作，见面不多，但会不时听到骆教授的消息，多是因为他又做出了新的成绩，有了新的研究成果，或是获得了新的荣誉。他所领导的南方医院传染科，也在原先比较简陋的条件下，有了长足进步，实验室从无到有，从弱到强，进入了全国领先的行列。时至今日，为了那个“消除乙肝”的目标，骆教授仍然在不懈怠地工作。

值此南方医院建院80周年、骆抗先教授90寿辰之际，南方医院请一级作家宋晓琪撰写长篇报告文学。她进行了深入采访和认真创作，用真实的故事、生动的文风、富有感染力的文字，树起了一个有血有肉、可信可敬的大医形象。我想广东乃至全国的医护人员，还有数以千万计的乙肝患者，首先对本书是欢迎的，当然本书也一定会受到读者喜爱。据闻骆教授原先不同意出书，他觉得自己所做均是一名医生应该做的，这正是他的为人和风格。但他用60多年的医疗实践、悲天悯人的医者情怀、精益求精的现代医术，无声地展现了中国白衣天使的敬业、担当，这样一个用生命去承担工作的人，值得记录，值得书写，也值得传扬。

捧读这本书，我的心里满怀对骆教授的敬意和祝福。该书落笔在“凡人骆抗先，大医骆抗先”，这个基调我以为是准确的。他在平凡中孕育不凡，也在平凡中成就大医。我们这个时代需要这样的好人，这样的医者。不久前，我在战疫情最较劲的日子里曾经说过：“中国的医护人员从来都是白衣天使，而且是非常敬业的，这个看法不会改变。”也正因为他们有着为民行医的初心，平时兢兢业业为患者服务，才能在危急时刻挺身而出，慷慨逆行。骆教授是这个群体中的一个突出代表，也是我们中华民族的优秀分子。这样的人越多，我们的国家就越有希望和前途。

钟南山

（钟南山，中国工程院院士，著名呼吸病学专家）

序 二

翻开《大医骆抗先》这本书稿，我仿佛看见了多年来早已熟悉的画面：在我们大院里那条通往医院大楼的林荫道上，骆老目不斜视、坚定前行的身影……很平常，也很震撼！60多年的行医路啊，他就是这么一步一步走过来的。

屈指算来，认识骆老已经半个世纪，我的印象中，他总是那么谦和、平实，从不张扬。虽然我们不是同一个学科，但我了解他在乙肝防治领域做出的重要贡献。他长期在临床一线，精心救治患者，深受患者拥戴。在骆老眼里，每个患者都是需要他帮助的朋友；他坚持开展科学研究，着眼把临床做成科研，又将研究成果用于指导医疗实践，一切为了患者的康复；他带出了一批高徒、弟子，用自己的人品和学识影响后学，壮大了乙肝防治的医疗队伍；他高龄开博客的“网红”故事广泛传播，他却只是希望普及乙肝防治常识，让更多的患者和家庭受益……

骆老自掏腰包，乐意为患者付出、为科研付出，而自己在生活上从来都很节俭，甚至有点儿“抠门”。有人不理解他，有人说他“怪”，他不解释也不改变；很多人看到他获得的荣誉，却不清楚这么多年他呕心沥血的坚守与奋斗。熟悉骆老的人都知道，他极少应酬，极少参加饭局，几乎不旅游、不看电视，更不逛街、不打牌，特别是现在年事已高，他更加珍惜时间，要把生命留给患者，留给乙肝防治的事业。

我写下的这些内容，在《大医骆抗先》的书里都有详细的描述。这本书因为真实，而具有打动人心的力量。

看上去，骆老就像是一位慈祥的邻家爷爷，一位儒雅的老知识分子。走近他，你会发现：他确实是一位真正的共产党员，一位名副其实的中华大医！

（侯凡凡，中国科学院院士，著名肾脏病学专家）

序 三

在中国人民刚刚走过2020年这极其难忘的一年，取得了战疫情的阶段性胜利，并已经将此项工作纳入常态化的今天；当广东省委省政府在以习近平同志为核心的党中央领导下，带领广东人民继续乘势而上、感恩奋进，力争行进于全面建设社会主义现代化国家新征程前列的时候，南方医院送来的《大医骆抗先》书稿，摆在了我的办公桌面。

我是2016年到广东省卫生健康委员会履职的，但在这之前我就听闻了骆抗先同志的先进事迹。2014年，广东省卫生和计划生育委员会曾经下发《关于开展向骆抗先同志学习活动的决定》的文件，全省卫计系统掀起了学习骆抗先的热潮。骆抗先同志60多年如一日，初心不改、矢志献身乙肝防治事业、倾尽全力为患者服务，受到广大医护人员和万千患者的衷心赞誉，于2016年、2017年荣获中共中央宣传部授予的"时代楷模"称号，以及中央文明办授予的"全国道德模范"称号。一连两年，获得如此殊荣，目前在我省仅仅一人。他是广东卫生健康系统90万名职工的骄傲，是中国共产党党员全心全意为人民服务的先锋，也是各行各业践行社会主义核心价值观的典范。

骆抗先同志没有什么惊天动地的壮举，他就是用年复一年、日复一日的勤奋与执着，坚守医疗一线，全心救治患者。他有军人气质，50多年在中国人民解放军队伍里锻炼，养成了"以服从命令为天职"的组织纪律性；他有医者仁心，以精湛的医术、高尚的医德救治了千千万万的患者，群众口口相传，同行有目共睹；他有专家品格，对科研近乎痴迷，捧出了丰硕成果，为甩掉我国"乙肝大国"的帽子，耄耋之年仍然奋斗不止；他有教师风范，对教学勇于担当，把学生当成自己的孩子，培育新苗成才，他带出的硕士、博士研究生，已经成为我国乙肝防治领域的骨干力量；他有党员初心，时刻把“全心全意为人民服务”作为宗旨，在自己的岗位上兢兢业业地工作，为实现中华民族伟大复兴的中国梦砥砺前行。《大医骆抗先》一书将这位可敬长者的故事娓娓道来，骆抗先的成长轨迹十分清晰，于细微处见大爱，在平凡中树丰碑，让人们觉得生动形象，可感可信，榜样触手可及，英雄就在身边。

我见过骆抗先同志几次，每回都能感受到他的生命能量，他的顽强意志，他的人格魅力。在这次全国人民齐心协力战疫情的日子里，我省 2 495 名白衣天使挥师北上，千里驰援，在湖北没有硝烟的战场与死神搏斗，抢救生命，感天动地；其他的医护人员也为守护南粤、守护 9 000 多万广东人民的安康，做出了突出贡献。从他们身上，我感受到骆抗先同志的精神正在广为传播，开花结果。我想：这也是骆抗先同志最感欣慰的事情。

当前，我们要奋力推进新时代广东省卫生健康工作走在全国前列的目标，坚持以习近平新时代中国特色社会主义思想指导广东省卫生健康工作实践，发挥“生命至上、举国同心、舍生忘死、尊重科学、命运与共的伟大抗疫精神”，贯彻新时代卫生与健康工作方针，落实健康优先发展战略，全方位全周期保障人民健康。肩负如此重任，必须有一支医德、医风、医术都过硬的人才队伍，骆抗先教授无疑是标杆，是旗帜。

2021 年是中国共产党建党 100 周年，是南方医院建院 80 周年，也是骆抗先同志 90 寿辰，《大医骆抗先》在这样的时候面世，可喜可贺！感谢南方医院做了这么好的策划，感谢作家宋晓琪精心创作，也衷心祝福尊敬的骆抗先同志健康长寿，梦想得圆！

段宇飞

（段宇飞，广东省卫生健康委员会主任）

序　四
百年歌声，呼应九旬老人及其生命之书

一个人做一件好事不难，难的是一辈子做好事；一个人做一天高尚人不难，难的是几十年做高尚人；一个人不计得失一次不难，难的是一辈子淡泊名利。

我用如此平凡句子开篇，是为了对应作家宋晓琪《大医骆抗先》一书的叙事风格。诚恳的态度、真情的灌注、无微不至的采访、无矫情的写作、多角度的塑造，使得这本新著焕发独一份光彩。

骆抗先，一代名医，一级教授，中国乙肝病毒治疗领域学术泰斗；行医 60 余年，治愈患者无数；他生于 1931 年，今年正好 90 岁；20 世纪 90 年代，他已获国家科技进步奖二等奖，被评为“全国优秀科技工作者”“全国优秀教师”；2016 年后，他又先后获“时代楷模”“全国道德模范”等称号。

老人 85 岁高龄后，仍然坚守临床医生岗位。每天凌晨 2 点起床，阅读文献，为攻克乙肝病毒不懈努力；上午出诊，一般中午 1 点才完成，回到家时连开门的力气都没有；午间休息后，又是工作，晚上开始写博客，用“一指禅”的手法在电脑敲出博客文字；每天回答数名患者的问题，周末还写一二千字的科普文章。目的只有一个：为更多的乙肝患者服务。

他的一生都在和时间赛跑：50 多岁，继续学英语；60 多岁，重新学电脑；70 多岁，开博客；80 多岁，学统计。只要对攻克乙肝病毒有用，对诊治患者有用，他都忘我地去做，日复一日地去做。

所有世俗间的名利，在他的眼中，都是过眼烟云。他的心中只有患者，只有自己的岗位。在他的身上，我们可以找到中国传统美德的渊源，以及共和国新时代共产党人的道德风尚：毫不自私，奉献所有。中国传统美德，被赋予了新时代内容，在 21 世纪的今天得以完美延续。

我欣喜地看到，2021 年中国共产党成立百年大庆，以《觉醒年代》《理想照耀中国》为代表的一批主旋律电视作品面世。它们共同体现了可贵的表达倾向：平凡起点，平凡叙事，从个人朴素情感为起点，逐步提升为民族理想。

这种表现倾向具有现实基础：中国共产党领导下的共和国建设中，有一大批平凡的人在平凡岗位上将理想化为行动，以实践提升理想，理想与行动良好互动间奋斗前行。共产党 100 年，共和国 70 年，实现小康社会的光荣历程中，正是无数平凡人的奉献，共同创造了辉煌历史。而此种平凡的奉献精神，又恰恰与《大医骆抗先》一书主旨“不谋而合”。

其突出表现于作家宋晓琪以日常生活所赋予的生命体验切入人物内心世界，并恰如其分地采用了平凡叙事：不轻易拔高人物，低调出场；少用“大词”，多用细节；少用抒情句，多用陈述句。

必须再次赞美的是：作者始终使用了白描的手法，并别具匠心地节制繁复热烈的修辞渲染。

主人公的形象，多在平凡叙事中塑造，有限的抒情，仅仅在每章的开首语以及全书结尾方才略微呈现。此种近似白描的文字，以及讲求节制的精神提升，反而使她的文字平添了一种动人力量：注重细节、描述个性，态度诚挚，不轻易溢美赞扬；依赖日常事实，尤其是传主身边亲人同事朋友的平实讲述，衬托塑造传主的质朴形象。

全书不但有对主人公的采访，呈现完整的人生记录，而且有“骆驼队”队员以及各方人士的访谈，从不同侧面观照并丰富了骆老的形象。尤其是江晓静教授一节，请吃饭、赠小刀等细节格外动人。平凡人，平凡事，平凡一生——师徒之间的精神达到了某种默契，真正做到了宁静淡泊，克己奉献。

作家丰富而完整地书写了骆抗先的个性与性情，以及他“害怕退休”的心理，以至老年骆抗先形象愈发熠熠生辉。扎实的采访，坚实的材料，倾注了作家内心的情感，并借此一步步地进入主人公内心，把握好“凡人不凡”，以及大医大德精神境界所在。世间熙熙攘攘，人生冷暖自知。点点滴滴，涓涓细流，作者在不断地与笔下人物内心交流互动中，完成了人物塑造，实现了文学传达时代楷模的创作目标。

“看似寻常最奇崛，成如容易却艰辛。”

宋晓琪是广东文坛宿将，文艺界新闻界创作界多栖人多面手，创作成就突出，文艺成果丰硕。不但有十多本专著面世，而且实践过不同领域文事；她才华出众，且勤勉不怠，人生亦经过“绚烂之极而归于平淡”之历练；可以说，生命体验与创作功夫均进入写作者日臻完善的阶段。

文心人心已然成熟，达此境界，方可扛鼎，才可能写出以凡人叙事见长，却又在凡事中提升精神、点化诗意的上乘之作。

共和国的天空下，正是因为有骆抗先医生这般坚守岗位、恪尽职守的无数平凡中国人支撑了共和国的江山。人民与江山——在此融为一体：恢宏大气，巍峨伟岸；又若旭日，喷薄而出，既温暖又动人。

向大医骆抗先致敬，向作家宋晓琪致敬，正是他们的践行以及书写，让我们再次对共和国建设者又多了一份敬意，对中国共产党百年励志前行成就非凡巨大多了一份理解与信心。

伟大出自平凡，传奇源于日常。

请允许我用电视剧《理想照耀中国》的主题曲歌词来结束序文——

如果没有人来幻想明天花儿会开放
就不会有人拼尽全力播种下希望
如果没有人来相信明天繁华似海洋
就不会有人跟随跋涉百年的茫茫

回首望
路遥遥
多少行囊没了主人
抬头看
路漫漫
理想依旧耀前方

感人肺腑的歌声！这是回望中国共产党百年历程的深情歌咏。我以此百年歌声呼应九旬老人骆抗先以及这部生命之书。

是为序。

江冰

（江冰，广州岭南文化研究会会长，著名文艺评论家，广东财经大学教授）

目 录

骆抗先，一位特别值得书写的普通医者。他心无旁骛、为民行医，为摘掉乙肝大国帽子奋斗不息，是患者心里的“活菩萨”，是名副其实的共产党员。

骆抗先，一位初心不改、有口皆碑的九旬长者。他没有硝烟弥漫的战场拼杀，没有惊天动地的丰功伟绩，却令千万人真心敬佩，高山仰止。

凡人骆抗先，大医骆抗先。

——题记

序　曲

这条绿树成荫的上班路，骆抗先来来回回走了50年——

迎着细密的春雨，顶着盛夏的骄阳，

从青春跳跃走到成熟稳健；

踏着秋天的黄叶，冒着南国的湿寒，

从急切快速走到有点蹒跚……

就这样，骆抗先一步步走来，走得特别扎实，走得特别执着。穿过风雨，越过障碍，踏过坎坷，受过委屈，但他宠辱不惊，目标不变：为了摘掉乙肝大国的帽子，为了人民过上没有乙肝的生活！

从小骆变成了老骆，又从老骆变成了骆老——但奋斗目标从未改变，越接近目标他就越坚决、坚定、坚韧。他出门诊、下基层，治愈数十万患者；他写教科书，一版再版，惠泽几代医者；他以75岁高龄开博客，至今已经15年，用防治乙肝的科学知识，为千千万万人点燃一盏灯，光芒闪烁。他是中国乙肝研究领域的泰斗，是乙肝防治前线的先锋，被称为“中国乙肝防治第一人”。

多年来，骆抗先谢绝采访，谢绝旅游，谢绝不必要的交际。因为他要把所有剩余的生命，留给患者和事业；他深爱老伴和孩子，尽管难免有顾及不到的遗憾；他关爱学生和同事，可以说是润物无声，细微周到，他甚至常常对素不相识的患者伸出援手……旧毛衣他一穿多年不肯丢弃，实验室经费紧张他却慷慨解囊。

骆老是“全国道德模范”，但他觉得一切归于平凡；骆老是“时代楷模”，颁奖时他穿着向学生借来的西装。

人们都说：骆老，您是旗帜，您是标杆，您更是实至名归的大医！大医有大爱，每一位患者都是十指连心的亲人；大医有大气，每一个研究课题都是为了百姓的健康。他却摆摆手，觉得自己只是一名曾经的军人，一名普通的医生，一名共产党员，有这三个称号足矣！而有这种身份的人，就应该这样做，别无选择。

这条普普通通的上班路，就在广州南方医院的大院里，一点也不长，但骆抗先的故事却很长很长，拨动心弦。在这条路上，骆抗先走了 50 年，而他的行医生涯，已经持续了 66 年。如今他还在这条路上一步一步地走着、走着——带着微笑，带着信念，怀揣不变的初心。

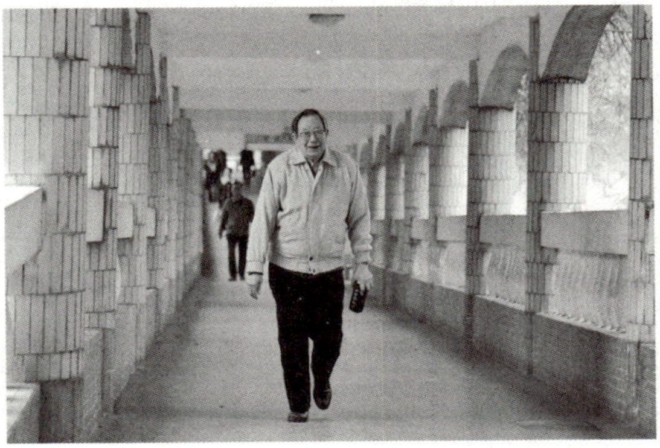

骆抗先出门诊路上

走近骆抗先，你会发现：1939 年 12 月，毛泽东为援华抗日、以身殉职的加拿大共产党员、著名医生亨利·诺尔曼·白求恩撰写的《纪念白求恩》一文结尾那几句话——“一个高尚的人，一个纯粹的人，一个有道德的人，一个脱离了低级趣味的人，一个有益于人民的人”，就像是为他量身定做的精准评价。

开篇 “把丑话说在前面”

俗语道：万事开头难。写《大医骆抗先》这本书，就应了这个话。既不是有人阻挠，也一点不缺故事，更不是没有人愿意动笔。问题出在主人公那里——骆抗先本人不同意。

一开始策划这本书，就没敢叫骆老知道。选择什么时候向老爷子透露这个信息，一直踌躇不决。谁都知道，和骆老谈工作的事，一谈一个准；如果要采访他宣传他，那他一百个不愿意配合。没有时间是最大的理由，“我的时间不多了，都要留给患者”；“你们记者呀，就会编故事”，他不以为然地说；“我没有什么好写的，就是一个合格的医生”，这是他最不谦虚的一句话；“写出来都不像我了！”估计这是他最大的担心。他甚至说了这么一件事，作为抵挡各种采访的“武器”：那天他去饭堂吃饭，一个当年的老同事笑着对他说：“老骆，其实你没有那么优秀，把你宣传成那样了……”骆老一点不生气，过后转述给学生孙剑，说：“我就是普普通通的医生，哪有什么值得宣传的！”

而要出这么一本书，是医院党委的决定。南方医院党委书记朱宏谈及这个问题时，理由相当充分：2021 年是中国共产党成立 100 周年，骆抗先是党员中的一面旗帜。他救治患者的执着追求与“为人民服务”的宗旨融为一体，很单纯，不功利；2021 年又是南方医院创建 80 周年，于抗日战争的硝烟中诞生，救死扶伤，历经百战；伴随新中国的砥砺前行成长壮大，从军队到地方，造就了始终以救死扶伤为工作目标的一大批优秀人才，骆抗先是其中突出的代表。如今，院史资料搜集和院史馆的开办均已进入实操日程，而要说院史，如何绕得开骆抗先！这本书分明是院史的组成部分，是南方医院人宝贵的、值得代代相传的精神财富。何况，2021 年还是骆老 90 寿辰，对于这位从医 66 年、满心想着工作、从来淡泊名利又不讲究物质享受的长者来说，或许不会在意任何礼物，但对他那些难以计数的同事、学生、患者和博客“粉丝”来说，还有什么比这本书更实在更有意义呢！

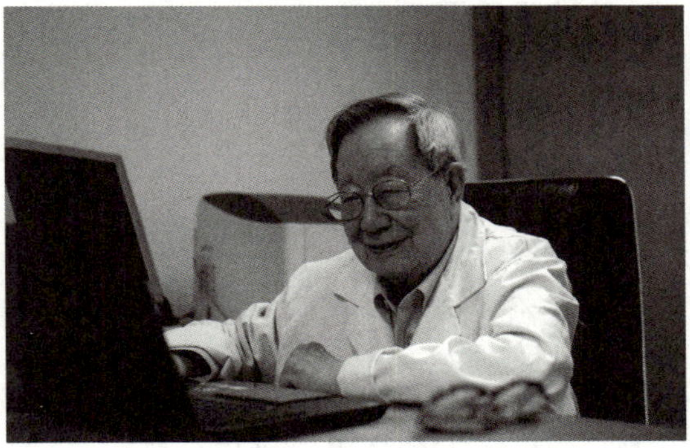

骆抗先在工作室

笔者就是在这样的时候走进南方医院，开始了紧锣密鼓的外围采访。

预料到骆老会不乐意，但“丑媳妇终究要见公婆”，还得提前争取他的理解，至少不反对。有人向老爷子透了点风，说要写一本关于他的书。骆老的反应前所未有地激烈：“不行，我不同意！有什么好写的。如果一定要写，我就请律师……我去登报声明，这书我不同意出。”老爷子想到的最有分量的办法，是通过法律和媒体解决问题，且丑话说在前面，很有些到时候“别怪我不打招呼”的意思。他还向身边的工作人员一一交代：“你们谁都不要接受采访！”大家知道老爷子的执拗，也怕他着急，自然点了头。只是这回“阳奉阴违”了，待到笔者采访时，他们全都“竹筒倒豆子，一个不留”地说了个干净……

笔者一边忙着采访众人，一边琢磨怎么靠近主人公骆老。他每周

四、五、六上午出门诊，几乎是雷打不动，即便搭不上话，也是观察他工作的机会。笔者决定周六一早先去跟班。

没想到天助我也！周五早上 7 点 20 分，笔者因故比平时迟了 10 分钟，正匆匆走在去饭堂的路上，发现了迎面而来、戴着口罩的骆老！一秒钟的犹豫后，笔者赶紧叫了一声“骆老”，骆老显然没有认出几年来曾经数次去过他办公室和门诊的笔者，眼神有些茫然。笔者赶紧自我介绍，并迅速进入主题：“我好几次采访过您，去年参与了您的报告会。这次应医院的邀请，来搜集院史中关于您那部分的资料。”

不知道是否认出笔者，但骆老友好地笑了，随即有些警惕地点了点头：“哦，院史是要搞的。”继而话锋一转：“你不是来写那本书的吧？”

笔者小心地回答：“我先把文字资料整理好。明天我想去跟您的门诊。”

“不用不用。”骆老忙不迭地拒绝。

“明天我不采访。您只管看病，我就坐在后边，看您怎么工作，不会打扰您。”

骆老似乎松了口气，找不到理由再婉拒，说：“好吧！”

第二天早上 7 点 45 分，笔者走进骆老的诊室时，骆老已经穿好白大褂，端坐在椅子上，和助手吴帅医生小声交谈。7 点 50 分，开始看第一位患者。骆老的门诊确实不同寻常，笔者在后面将详细描述。

门诊结束，笔者随骆老往外走，骆老略有些抱歉：“忙过这两三个星期会好一些……”趁热打铁，笔者提出周一去骆老工作室，骆老又拒绝了：“上午要开会，讨论一些重要的事情，没有定下之前，是不能公开的。”笔者当然只能遵命。转瞬到了分手的路口，心有不甘，继续追问：“那周二呢？”

“不一定，还是到时候你和吴帅联系吧。”婉拒之余，总算又指了一条路，没有断线。

读者们或许想到了，周一下午笔者再次落实时，骆老通过吴医生明确表示：过些日子再说。

一波三折。莫非可爱的老爷子在采取能拖就拖的策略？骆老一辈子与人为善，难得发火，更不愿让人难堪。虽未强硬拒绝笔者，但总是拖着，大约希望笔者主动退避，此事一了百了。

想一想，管他呢！以骆老的精神写骆老，该做的事坚持做下去。笔者按原定计划，陆续采访骆老的同事、弟子、亲属，还有骆老工作室的部分成员，顺便托工作室的吴晓婷带上两本拙作，转送给骆老；又和吴帅私下里达成友好“协议”：充分尊重骆老的意愿，在合适的时候和老爷子聊聊；为了把骆老写得真实、生动、有感染力，吴医生愿意配合笔者，传递相关消息，说好了笔者近期每周去跟一天门诊，事先由他落实。

四天后，笔者又出现在骆老的诊室。还是一声不吭，还是从头跟到尾，还是门诊结束后“纯属同路”，送骆老一段，聊上几句。骆老说：“收到你给我的两本书了，谢谢你，就是没有什么时间……”

骆老又说：“有些对不住你哦，现在太忙了。”

“没关系，没关系。您先忙，等有空时再说。”

“我答应了李希书记的，要把全省乙肝筛查防治的事做好，时间很紧，我压力很大的……”

“明白。这是件大事，做起来很不容易。”

……

第三次、第四次……门诊结束后，笔者仍然等着骆老，同走一段路。“你很敬业啊！”在门诊大楼熙熙攘攘的人群中，几步开外，骆老冲我大声说。

笔者迎上前去：“骆老，我这是在向您学习啊！（此乃真言）”骆老摆摆手，孩子般地笑了。

听说骆老准备再次下基层，笔者问：“您去农村，我跟着去方便吗？”

预备着老爷子婉拒，却很快听到爽快的回答：“方便。”

“那到时候我和您一起去吧！”

“好的好的。”骆老很痛快地说。

如见和煦春风吹绿原野，如闻山间溪水欢快流淌。

第五次，笔者于8点差一分走进诊室，骆老正准备开诊，见到笔者，立即热情地握手，说：“哎呀，我把你当成记者了，原来你是作家啊！”

笔者赶紧申明：“我是当过20多年的记者，只是现在退休了。作家不退休……”

骆老好似没留意听，继续说：“你的书写得很好，我没有时间，看了一部分。对不起啊！你是帮我们宣传的，以后我去哪儿（出差）都告诉你。”

笔者等着，等着，果然有了转机……

接下来的一周里，笔者和骆老有了第一次面对面的交谈，整整1小时40分钟！结束后，我们一起下楼，他突然说：“以后我就叫你‘老宋’了！”别小看这个中国人最平常的称呼，那往往是国人之间相互熟悉、认可的阶段开启了。笔者连忙点头，骆老又说：“你就叫我‘老骆’吧！”

“那可不行，”笔者这次反应出奇地快，“我还得叫您‘骆老’！”

骆老没有表示反对，笑了！是那种孩童般纯粹的笑。

“把丑话说在头里”好啊，随之而来的是真话、心里话。骆老就是这样的人，不喜欢虚与委蛇，愿意说的，没有假话。

笔者从外围走近了真实的骆抗先。

从头说起，来路崎岖，转眼便是90年前——

第一章

大医之路砥砺行

骆抗先汲取故土之精华，传承父母之勤勉善良，在骆家村渐渐长大，并且从这里起步，走上了一条千锤百炼方成才的大医之路。

南方医院的林荫路上，叶子绿了又黄，黄了又绿，寒暑更替，冬去春来。有如骆抗先的大医之路，无限延伸，没有止境。

浙江绍兴的诸暨市是於越文化的发祥地，历史悠久，春秋时属越国。秦王政二十五年（公元前222年），这里已设诸暨县，属会稽郡。历代未废。据《元和郡县志》云："县有暨浦，诸山，因以为名。"在许多国人看来，诸暨名头叫得响，主要还是因为此处乃春秋时期越国女子西施的故乡。

… 西施故里是吾乡

西施，中国古代四大美女之首。她天生丽质、倾国倾城。因自幼随母亲在苎萝山下的江边浣纱，又称"浣纱女"。传说她在江边浣纱时，清波荡漾，倒影俊俏，鱼儿们瞧见，只顾欣赏，一时竟忘了游水，渐渐沉入河底。后人形容四大美女，常说"沉鱼落雁之容，闭月羞花之貌"，其中"沉鱼"一词，便是用了这一典故。

西施为人们念念不忘的，不仅是她的绝色美貌，更有她为越国利益而甘愿被范蠡投吴王夫差所好，送往吴国之举。从此吴王越发沉湎酒色，荒于国政，最终败在越王勾践手下。可以说，越王勾践在吴越战争中失利后卧薪尝胆、奋发复国并最终得胜，西施功不可没。

传说西施心中的爱人是范蠡。勾践灭吴后，西施随范蠡泛五湖（今太湖）而去，一说沉江而亡，一说重新回到浣江（浦阳江）边，与爱人终老山林……

人美心美，西施也从此成为美的化身和代名词。

往事越千年。

两千四百多年后的1931年农历八月十八日（公历9月29日），中秋节后第三天，也是在诸暨这片土地上，离西施故里十来公里处的诸暨大唐镇骆家村，一户姓骆的农民家里，一个男婴呱呱坠地，取名骆抗先，小名钱根。他是父亲骆俨然、母亲马夏珍的长子，这对夫妇的欢喜之情可想而知。

说到此处，让我们先来了解一下骆家村。骆家村地方不大，占地面积仅0.48平方公里，却有700多年的历史。咸丰年间，村后立“凤仪庵”家庙作为佐证。家庙中的宗祠碑记上记载：“我凤仪骆氏，自始祖千十六公于宋元间，由义乌楂林徙居暨邑灵泉乡，厥后子姓蕃衍，曾立家庙于稠居之中，其地前临廛市，后枕溪流，基址所限，规模未宏。迄今户口日增，聚族而居者，百余家……”由此可知，宋元年间（一般指1271年至1279年），骆姓始祖千十六公从义乌楂林徙居诸暨草塔杨家楼塔后，再转迁于灵泉乡凤仪建村，故又名凤仪骆家村。村子沿着冠山溪而建，景色秀丽。村前为闹市，村后溪水潺潺，随后子孙繁衍，经济繁荣，村中已聚居百余户骆姓人家。

村中有一座颇具建筑特色的连体房屋，号称“五大门”。外观成为一体，却分五个门出入。中间三个大门，结构完全一样，左右两大门则是因为后来子孙繁衍而增加，每个大门里面的结构几乎是相同的。骆抗先家就居住在左边新增加的大门里边。

村中族谱记载：骆抗先的祖父骆福佑为太学生，即在国子监就读的学生。国子监是隋朝以后的中央官学，为中国古代教育体系中的最高学府，太学即明清时国子监的俗称。祖父后来成为乡村郎中，这大约是骆抗先最早接触的医生。在后辈子孙中，祖父尤其喜欢长孙骆抗先，也希望他继承自己的衣钵，只是骆抗先后来果真学医，却是有一个过程的，很大程度是因为家穷；而长孙成为名医大医，显然已经超出了祖父的期望，老人家若九泉有知，定当喜上眉梢。

骆抗先出生时，距离1931年江淮特大水灾（又称中国水灾）仅仅过去了62天——7月28日，长江中下游暴雨如注，大水席卷江淮流域8省2市，浙江便在其中。大水造成的灾民几乎占全国1/4人口，5 200万人受灾，60万人死亡（最大的估算为受灾1亿人，360万人死亡），经济损失达 20 多亿元。这次水灾被广泛认为是有记录以来死亡人数最多的一次自然灾害，且确切无疑地成为 20 世纪导致最多人死亡的自然灾害。

而在骆抗先出生的前 11 天，1931 年 9 月 18 日，大水带来的灾难还远远没有过去。这天傍晚，日本关东军在中国东北炸毁沈阳柳条屯一段铁路，反诬中国军队破坏，随即以此为借口，炮轰中国东北军北大营，史称“九一八事变”，国之大耻。此后，日寇变本加厉，魔爪越伸越长。

1932 年 1 月 28 日，日军突然进犯上海，十九路军奋起抵抗，血染沙场，最终却只能签下丧权辱国的停战协定。《申报》在这一时期的某篇社论中哀叹：“际此全国百业凋枯之时，国人助赈能力，至为有限……惟自暴日入寇以来，举国沸腾，国人急谋对外，对于内灾渐不见其注重，此诚五千万灾黎之重厄也！”

1932 年 2 月，东北全境沦陷，日寇图谋大举进攻中原的面目暴露无遗。全国同胞，如陷水火之中。此时，不到半岁的骆抗先正在母亲怀里嗷嗷待哺。战火还未烧到这个宁静的村庄，但生活的艰辛却有了一日胜过一日的迹象。

我们的祖国内忧外患，步履维艰。在这样一个历史背景下，纵使身处江南水乡，物产丰富，生存环境也是危机四伏，前途未卜。小小的骆抗先浑然不知，等待着他的人生之路将经历怎样的艰辛困苦，需破解怎样的迷惑彷徨。

前路漫漫。骆抗先汲取故土之精华，传承父母之勤勉善良，在骆家村渐渐长大，并且从这里起步，走上了一条千锤百炼方成才的大医之路。

… 艰难成长坎坷行

骆俨然四个儿女，骆抗先是老大，下面两个妹妹一个弟弟，大妹骆抗茵，小妹骆抗琴，弟弟骆抗生。父母年年月月在田地里苦熬，用微薄的收获养活几个孩子。所幸祖父是郎中，给乡亲们瞧病，总还有收入可以帮补一下。可时局不太平，战乱频仍，浙江也未能躲过侵略者的铁蹄。1937 年 11 月 5 日，日军在杭州湾北岸登陆。12 月 24 日，省会杭州沦陷，日军入城后无恶不作，4 000 多名无辜平民惨遭杀戮。据统计，整个抗日战争期间，全省伤亡超过 35 万人。

骆抗先读小学和初中，都在抗战时期。为了生存，全家人外出逃难，颠沛流离。家中一点田产，都因逃难丢荒或被人占去，不肯归还。祖父又因病去世，全家人陷入困境。温饱尚且未能解决，上学便成为奢望，但骆抗先从小酷爱读书，再苦也不愿中断学习。读小学时，学生在学校吃饭，米和菜都是各家送去，丰俭不等。家里有点钱的，都是仆人或家人推着小车送米送肉，骆抗先的父亲却是光着脚，用箩筐挑着米来，少有油水和荤菜。

那时候，村里的小伙伴都称呼骆抗先的小名钱根。钱根听话、肯学习，他小小个子背着妹妹、手里拿着书本埋头阅读的画面，至今还印在当年玩伴的脑子里。在他们看来，骆抗先后来成为医学大家，实在是顺理成章。骆抗先回忆童年，自己似乎没有过调皮捣蛋的经历，或许因为是家中老大，要带弟妹；或许因为家里太穷，没有机会任性；也或许他生性安静，留在记忆中的儿时画面，最清晰的是飞快地跑着滚铁环，耳边有风呼啸。这是那个年代男孩们共同爱好、有趣好玩又不花钱的童年游戏。

杭州沦陷后，村里大部分人都拖儿带女去逃难，骆抗先全家也一路往山区走，到了开化。家里实在有些撑不下去的时候，父母也闪过让骆抗先别念书，在家找点活干的念头。但那时他在学校里总是考第一名，他就是想读书，读很多很多书。打听到当时的政府在江西省石城县开办了一所临时中学，专门免费接纳从沦陷区来的流亡学生，13 岁的骆抗先邀了一位比他大几岁的学生哥哥，向石城进发。石城县，当时隶属江西省第八行政区，位于江西省东南部，处在江西赣州、吉安、抚州和福建三明、龙岩五地市交汇处，是客家民系重要发祥地、赣江发源地，也是中央红军长征的重要出发地。因当年交通不便，这个地地道道的山区，倒是成了一道阻隔日本侵略者的屏障。如今归赣州所辖的石城，去往浙江开化尚且有 480 多公里的距离，近 80 年前的路途坎坷，可想而知。战乱期间，身上又没有多少钱，他们只能用脚步去丈量这个路程。两个少年起早贪黑，忍饥挨饿，勒紧裤腰带，逢山过山，逢水过水，走了足足20多天，才抵达学校，总算有了安放一张课桌的地方。那时候是真苦，物质匮乏，衣食皆为凑合，可因为有书读，骆抗先觉得再苦也能忍受。长大后他称自己是“流亡学生”，对这段苦难岁月留下了惨痛的记忆，国恨家仇，不言而喻。

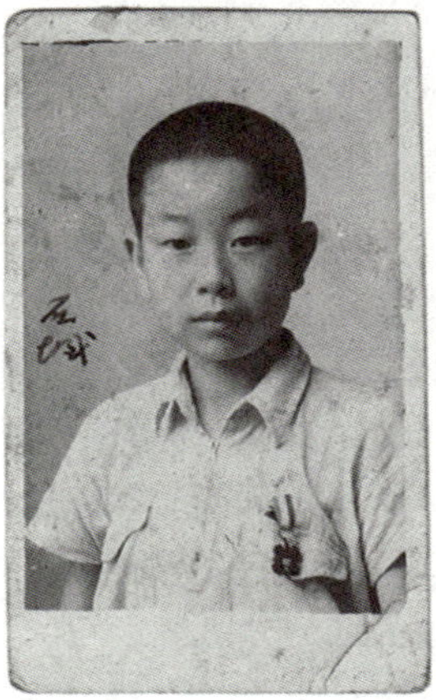

○中学时期的骆抗先

一年多后，抗战胜利，举国欢腾。骆抗先回到浙江金华，跳了一级，继续读书。遇到寒暑假，他就到处找活干，他的字写得漂亮，文笔也好，曾经去法院做书记员，高中时还无师自通学会了篆刻，可帮人刻图章，间或和父亲一起去卖手工卷烟，想法子打工挣钱帮补家里，减轻父母的负担。

那时候家里常常没有什么下饭的菜，父亲会钓鱼，就跑去小河边钓几条瘦骨嶙峋的小鱼儿，烹调时缺油少盐，就用灶头的蜡烛往锅里抹几下，用化开的烛油煎鱼，这样不粘锅——当地许多穷苦百姓都这样炒菜。那鱼儿煎熟后除了放点盐，什么调料都没有，腥味不散，刺多肉少，虽是荤菜，却实在不好下咽。骆抗先吃得多了，闻到那股气味就想吐。以至于形成了对鱼的“偏见”，多少年都不待见。这些年条件好了，饮食方面吃鱼是时尚首选，可骆抗先出差在外和同事吃饭，依旧排斥鱼，大家知道了缘由，也不再劝他，有意不点鱼。

骆抗先最初是喜欢文学的，他后来决定学医，主要是因为家里穷。辛辛苦苦种几块薄田，早晚侍候着，还不一定有好收成，最怕闹个水灾旱灾，颗粒无收的时候也是有的，多半靠天吃饭，日子过得太难。祖父离世，也促使他重新考虑今后的出路，他觉得学医是个好营生，像祖父那样做个乡村郎中，最好能够在镇上租间临街的房子，开

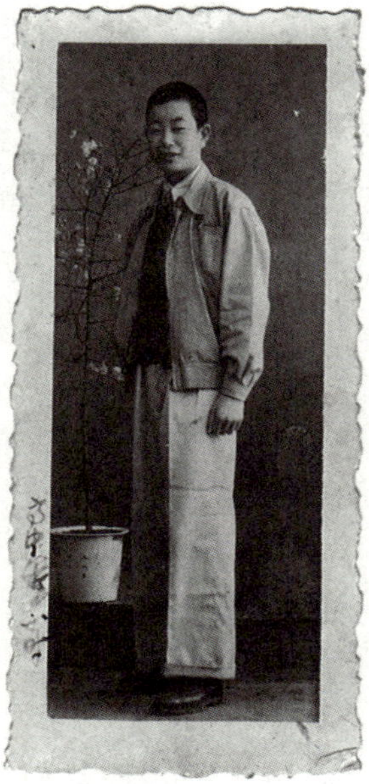

○青年骆抗先

家诊所，端端正正坐在属于自己的小诊室里，给十里八乡的乡亲们看病，来的都是客，熟悉了便是朋友。闲时背个药箱走村串户，病家来不了，就上门去瞧，乡里乡亲，小事一桩。自己也能够风雨无忧，养家糊口足矣，还受人尊重。想归想，下决心学医，还是经历了一个过程。

民国时期考大学，曾经于1938年实行过统一的全国性高校招生考试，按计划招生，也分文理科，但只存在了短短三年，就因为战争而中断，又回到了过去的各省各校各自招生，直到新中国成立后才恢复全国统一高考。

骆抗先读书成绩优异，从南京到北京，他一路考过去，结果竟有六七所大学发来录取通知，他最终选择了南京中央大学。这所大学是民国时期全国最高学府，也是当时国立大学中系科设置最齐全、规模最大的大学，拥有理、工、医、农、文、法、师范7个学院、43个系科、26个研究所。被这所大学录取实属不易，可见骆抗先的“学霸”实力。1949年4月23日，中国人民解放军解放南京，六朝古都获得新生。8月8日，国立中央大学接南京市军管会通知，更名为“国立南京大学”。1950年10月10日，接华东教育部通知，校名去“国立”两字而为“南京大学”。

考上大学时，正值1949年新中国成立前夕，骆抗先18岁，是人生中最好的年华。骆抗先到校后，在理学院学了一年基础课程，其间还聆听过著名作家丁玲到校讲课，文学是他的心头之好，莎士比亚文集中有些精彩的段落他都能背下来。但之后他把对文学的喜爱藏进内心深处，忍痛割爱，毅然改读医学院，主要还是不想担惊受怕再挨穷日子。一旦学了，从此再无他想。而且这个行医的初心，早已从谋生到喜爱，后一直被不断提升、扩展，一辈子甘愿做一件事，力争做到极致。

后来家乡的人笑称：骆抗先和鲁迅同乡，鲁迅弃医学文，他却弃文学医，可说是造福于民志向相同，路数正好相反。

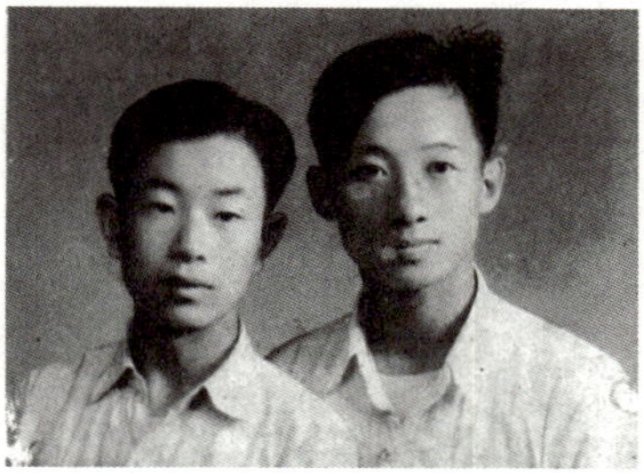

○骆抗先（左）与同学合影

1951 年，南京大学医学院划归部队系统，更名为中国人民解放军第五军医大学，骆抗先参军入伍，成为解放军的一员。

大学五年，骆抗先没有回过家。从南京到诸暨不算远，要搁到现在，坐高铁也就是两个小时内的事，但那时交通不甚方便，旅费更是沉重负担，总不能向父母开口要盘缠。他只能寒暑假都留在学校，还好，可以看书学习。有了书，他就什么都丢在脑后了。他该修的功课门门优秀，还擅长舞文弄墨，头两年曾经在《新华日报》发过“几块豆腐干文章”，后阶段专心专意学医，写东西就少了。但他扎实的文科基础、流畅的文笔和一手漂亮的钢笔字，对他日后学习、理解医学知识，著书立说，与患者沟通交流，发挥了很大作用。他还担任学生会宣传部部长，组织和参加了不少社会活动。

这段时间，除了学业上的大幅长进，骆抗先最大的成就莫过于收获了爱情。一位端庄文雅的大家闺秀、江苏女子杨家粹，看上了成绩拔尖、面容清秀、个头不高的同学骆抗先。杨家粹本来在苏州大学数学系就读，一年级时有些课程要到附近的国立中央大学上课，在那里认识了骆抗先，一年后转校，和骆抗先成了同班同学。骆抗先在大学依旧保持“学霸”地位，因成绩屡屡为全年级第一，他两次荣立三等功。

以世俗的眼光看，骆抗先当时不过是一介穷书生，家境贫寒，以后还指不定有怎样的发展。杨家粹却全然不顾：爱了，就这么简单。只要有爱，不管是否有房、有车、有钱、有官位；爱了，就这么纯粹，两颗心紧紧相连，哪怕有苦、有难、有挫折、有坎坷。曾经有人在背后议论：骆抗先还挺会找老婆的，杨家粹的父亲可是个人物；多年后，好些人说杨家粹眼光独到，挑了个有学问、有本事、情感专一的大教授。可只有他们自己明白：无非是缘分，是感情。

后来骆抗先才慢慢知道，杨家粹有一位那么值得骄傲的父亲杨承宗！1932 年，杨承宗从上海大同大学毕业后，校长曹惠群先生推荐他到国立北平研究院物理镭学研究所工作。不久，他开始跟随郑大章学习放射化学，郑先生是师从居里夫人学习放射化学的第一位中国研究生、中国早期放射化学的奠基人。抗战胜利后，经研究所严济慈所长推荐，钱三强向居里夫人的女儿、著名科学家伊莱娜·约里奥－居里介绍了杨承宗的情况，经过同意，杨承宗于 1947 年奔赴法国，在巴黎大学镭研究所随伊莱娜·约里奥－居里从事放射化学研究，1951 年 6 月获得巴黎大学理学博士学位。是留在法国继续从事研究工作，还是回到千疮百孔、刚刚开始掀起建设高潮的祖国？何去何从的问题摆在了他面前。

这时，杨承宗接到了钱三强欢迎他回国的信函，并收到一笔钱一张清单，请他代购仪器设备带回祖国。这天夜里，杨承宗兴奋得怎么都睡不着，憧憬着为新中国效力。他谢绝了法国科研机构的高薪聘请，带着“疯狂采购”到的 13 箱珍贵仪器设备，以及相关的资料，踏上归途，投身新的事业，成为新中国放射化学的奠基人。

兴许这也是无声的激励，杨家的准女婿骆抗先不由得对自己有了更加严格的要求。尽管学校设备简陋，连个显微镜都少有，他还是从大量的书籍里找资料、查图片，求教老师，努力弄清即使是细小的问题。学校的硬件条件不足，遗体标本却可以两个学生分到一个，便于学生们探索、了解人体奥秘。骆抗先靠着这些“大体老师”（即遗体标本），把人体构造弄得清清楚楚，这对日后行医和教学无疑大有裨益。

那时部队大学原则上不准谈恋爱，骆抗先和女朋友好了（那个年代，两个人爱上了，就叫“好了”），基本上是处于悄无声息的“地下”状态，哪能在女生宿舍楼下喊话、送玫瑰、点一圈心形的红蜡烛。对骆抗先来说，这份感情丝毫没有影响学习，相反倒因了爱的动力，钻研起来更加起劲。女友比他大一岁，知道他的家庭状况，不但不让他在钱上为难，还不动声色地助他一臂之力，这使得自尊心很强、不肯轻易接受帮助的小骆非常感激。脾气温和的他，与有点小性子的女友也正好互补。“学生时代，她管着我，帮了我很多”，这是骆抗先对恋爱的精练小结。那年头谈恋爱，花前月下不多，何况是在军校，纪律又严，但两情相悦的温馨总在心底。军队学校实行供给制，他们两个学生兵，每个月加起来也没有几个钱，只是女兵比男兵多点卫生费。骆抗先凡事节约，倒也基本够用。但他一直想买一部英文版的《西氏内科学》，手里的钱差一截子，他和杨家粹说起，当即得到响应，两人凑钱去书店把书买了回来。这是由国际著名医学专家共同撰写的一部医学巨著，被誉为“标准内科学参考书”。1927 年首版后，成为世界各国医学院校的教材，具有很强的权威性、实用性和参考价值，对临床医学实践可以起到很好的指导作用。买到了心仪的书，骆抗先非常高兴，宝贝似的经常捧着细细阅读，结合临床实习做笔记，杨家粹也跟着他开心。

关系确定后，骆抗先和女朋友杨家粹去北京的准岳父家，杨家的书卷气息很浓，这是他特别向往和欣赏的。准岳父和准岳母很欢迎他这个彬彬有礼、学业有成的小骆。那天，全家人一起去北京当时颇有名气的莫斯科餐厅，这是骆抗先第一回吃西餐。一进餐厅，侍从在门口拿个盘子，请客人脱帽。他把军帽放在盘子里，露出了兵哥哥的平头，似乎有点儿不习惯。坐下来又不会用刀叉，女朋友紧急进行临时培训，他一紧张几次不小心，还是中国式的搞法，像摆筷子似的，将刀、叉竖着放在盘子中，待意识到要改成把刀、叉分开放在盘上，大致呈三角形时，已经来不及了，殷勤的服务员过来就收走了餐具，连同盘子里没有吃完的食物，这让骆抗先又尴尬又可惜。数年后他和同事聊起来，笑着说：“那回我吃了个很狼狈的西餐。”

度过了五年大学生涯，骆抗先和杨家粹的爱情水到渠成。1954 年毕业分配时，在大学医院实习的骆抗先因为品学兼优，被列入留校的名单里。这时他和女朋友的关系对外还处在“潜水”时期，没有报告组织。此时如果再不公开，偌大一个中国，毕业分配极可能南北东西各去一处，相隔千里，到时候再要调到一起岂不麻烦！骆抗先这样回忆 67 年前的毕业分配：“读书时我们都有意思了，没有告诉组织。要分配啦，就向组织表白了，原先组织是不知道的。这样就把我俩一起分到齐齐哈尔。她搞药理，我在临床。我们后来分别去进修。她 1955 年去原来的第一军医大学附属医院，现在的吉林大学白求恩第一医院，我去天津。1957 年，我俩约好，我从天津到长春，和老杨去登记，花两毛五分钱办了证，然后回齐齐哈尔。我们在旅途就结婚了，避免了回到部队一大帮人闹哄哄的婚礼。”他们给自己设计的婚礼，不是旅行，却在旅途。没有婚纱，没有宴请，没有《婚礼进行曲》，甚至没有任何仪式，带着 20 世纪 50 年代鲜明的时代特点，又别有独特的简约和宁静。骆抗先一辈子就是这么个不爱热闹不喜张扬的性格，难得杨家粹也赞同，也欢喜，大约只要和心爱的人在一起，哪里都可以是办喜事的场所，包括行进中的、周围都是陌生人的火车车厢。他们之间这桩在世俗眼光中似乎不那么门当户对的婚事，瓜熟蒂落，结成正果。

骆抗先夫妇的单位是地处黑龙江齐齐哈尔市的中国人民解放军第十一军医学校（后几次更改校名，为南方医科大学前身），虽然在一个大院，但各有各的岗位。

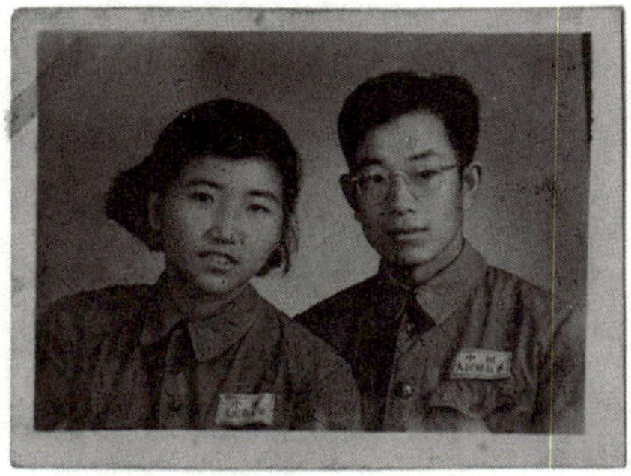

骆抗先与爱人合影

1958年7月，学校集体转业，与第2164医院合并，改名为“齐齐哈尔医学院”，学制由原来的3年改为5年，移交给黑龙江省人民政府；1962年1月，学校重归军队，隶属总后勤部，校名为“中国人民解放军齐齐哈尔医学院”。骆抗先等人再次穿上军装。1966年10月，校名改为“中国人民解放军军医学院”。

挺长的一段时间，骆抗先夫妇和学校的其他六对夫妻被安排住在大院的一溜平房里，互为近邻。

星期天或节假日休息，这七对小夫妻有时会约着一起聚个餐，规矩是每家做一个拿手菜，凑成一桌开吃。夏天在门前的空地上摆张桌子，各自搬个板凳或椅子坐下，会餐就开始了；冬天气温在零下十几二十摄氏度，滴水成冰，积雪厚的时候能没过膝盖，露天聚餐必须改成室内。谁家的房子都不大，哪家都能当餐厅。14个人挤在一块，暖炕上、椅子上随意坐，站着夹菜更方便。满屋热气腾腾，说笑声快把房子抬起来了。后来各家陆续有了孩子，骆抗先家也搬离了这栋房子，快乐的集体聚餐就长久留在了记忆里。日常生活中，骆抗先夫妻的生活很简单，不挑剔，不讲究。骆家在齐齐哈尔时的邻居、后来一起到广州、再后来成为亲家的刘伊丽教授说：他们两口子最特别的地方就是自创的煮衣服模式。当时每家的火墙外面有个炉子，他们就专门拿个锅，装上冷水，把搓过的衣服放进锅里煮沸，经过高温消毒，既省事又卫生。

刘伊丽记得很清楚，上大学时，骆抗先学的是英文，基础好，加上运用于临床，水平又有提高。科里有些医生在大学里学的是俄文，他就利用晚上时间，热心地给他们补习英文，鼓励他们多结合实际学习。他似乎从来不怕别人超越他，就担心大家的医疗技术进步得不够快。

在齐齐哈尔，骆抗先当了7年内科医生，常常要接诊看传染病的儿童，医治过多例麻疹、白喉、脑炎等患者，积累了不少临床经验。当医生，首先得见惯生死。和许多刚毕业的医学生一样，骆抗先最初遇到回天乏力、患者离世的时候，常常是“患者家属哭我也哭”，人间最是生离死别揪心啊！但新陈代谢的自然法则无情地告诉他：疾病不相信眼泪，死亡也不相信眼泪。作为医生，最重要的还是要提高自己的医疗水平，为患者治疗、服务，治病疗伤，安抚情绪。骆抗先觉得自己的工作重要而且神圣，他深切的同情心是当一个好医生的源泉、动力。

有一次，一位部队的师级干部前来就诊，诉说面部神经时常抽搐，疼痛和不好看还在其次，关键是夜晚睡不了觉，问骆抗先能否帮他解决这个难题。骆抗先告知有种办法可以遏制抽搐，但可能出现的副作用是面部神经偶尔会有麻痹感。师领导毫不犹豫，说那好，只要能解决主要矛盾。果然，经过骆抗先的医治，患者的抽搐很快消除，面部麻痹感也没有出现。师领导向医院领导反馈，十分赞赏小骆这个年轻人。不久，医院派骆抗先到天津医科大学总医院（现为天津医科大学附属医院）进修，在内科一年，儿科医院传染病科一年半。那段时间，骆抗先注意诊疗中发现的问题，整理了许多病例，做笔记、写论文，总结经验。只要对临床有用的知识，他就不怕费功夫，千方百计也要弄个明明白白。

1961 年，骆抗先的生活中有一件值得记载的大事：他加入了中国共产党。今天，当他的党龄即将进入花甲之年时，当他对人生中很多事情的具体年份都已经记不清楚时，他想都不用想就说："我 1961 年入党，这个不会错。现在来看，做个党员是值得的。"这就是骆抗先：真实、简朴、纯粹、忠诚。对于骆抗先，入党与升官发财无关，与功名利禄无关，他把我们党"全心全意为人民服务"的宗旨贯穿在救治患者、消除乙肝的实践中；他把新时期实现中华民族伟大复兴的中国梦，变成了每一天全神贯注做好工作的实际行动。他的入党誓言，始终融入他热爱的本职工作，他的使命担当化作了矢志医疗、科研的力量，年年月月，有增无减。

忙忙碌碌中，骆抗先的大女儿于 1958 年呱呱坠地，1960 年二女儿问世，几年后三女儿也在齐齐哈尔出生，家里添了乱也添了欢笑。那时骆抗先经常出差，搞流行病学调查或送医送药去部队、下基层。有时一去几个月，春节也不在家。特别不巧的是，三个女儿出生时，骆抗先都出差在外，有时忙得一塌糊涂走不开，有时在深山老林赶不回来，错过了见证女儿降临人间的机会，也没能照料妻子坐月子，这可是女人一生中最需要陪伴照顾的时候。

杨家粹每次临产都指望不上骆抗先，只好自己往医院跑，好在同事和邻居都热心帮忙。最盼他在身边的时候他不在，杨家粹也生气，说这日子没办法过了。同事们知道他们感情好，劝一劝气就消了一半，再等到骆抗先回家，屋里屋外地忙乎，怎么诉苦、数落他都静静地听着，杨家粹阴着的脸也就云开雾散见太阳了。

为了解决带孩子的实际问题，他们夫妇商量，把大女儿送去北京外公外婆家代为照管，二女儿刚满一岁便托付给浙江诸暨的爷爷奶奶。几年后才接回身边。

虽然两个女儿的童年都有段时间离开了爸爸妈妈，但回想起来，温馨时刻依然清晰难忘。大女儿小齐记得爸爸冬天帮她买冰刀，学滑冰。把冰刀装在冰鞋底下，冰刀接触的冰融化成水，进一步降低了冰刀与冰之间的摩擦力，更有利于冰鞋滑动。这是典型的北国体育运动。夏天爸爸带她荡秋千，这也是那个年代孩子们重要的户外活动项目之一。印象中爸爸是个有情趣的人，爱讲笑话。星期天在家，三个女儿环绕，他逗她们："我能把你们一块背起来！"三个小姑娘充满默契，呼啦一下子全部扑上去，身材瘦削的爸爸当即笑着倒下了，小姑娘们更是得意，围着他拍手哈哈大笑。

难得有点空闲，骆抗先会骑着单车在前面，车尾绑一条绳子，拉着女儿骑的小单车，一大一小在院子里兜风。长大后，当年同住大院的闺蜜告诉小齐："那时我们几个小朋友趴在围墙上，看你们父女一前一后骑单车，不知道多羡慕！"

在二女儿对东北生活的童年记忆中，常常是爸爸刚回到家，有人跑来叫"骆医生""骆主任"，那十有八九是有急病号，几句话一说，他拔腿就走。起初学校的医院分科不那么细，很多科都还没有，内科的范围广，何况他也不限于看本科的患者，反正各个科来叫他都管用。

而女儿们共同的记忆，则是她们有一个常常出差的爸爸，一个总是很忙的爸爸。大女儿更是感慨地说："小时候，只要爸爸在家，晚上我任何时候醒来，他都在看书……"

骆抗先这种好像已成定式的忙碌，突然在1966年“文化大革命”开始后有了很大改变。正常的工作秩序被打乱，军队也不能完全幸免。医院常常是下午集体学习，晚上开会“斗私批修”，骆抗先被斥为“走白专道路”，是资产阶级的接班人。骆抗先唯一还能做到的，就是夜里关起家门时悄悄地看医学书。

这对生于江南、长于江南的江浙夫妻，在东北一待十多年。1969年9月，医学院奉命整体搬迁长沙，骆抗先一家随之南迁。这是个短短的过渡期，医学院最终落脚何处还未确定，单位整日都是学习、开会，骆抗先内心的疑虑一时无处可解。也因为这样，不用到处去出差，不用总在病房加班，他又属于挨批的人，在家里待的时间比过去明显多了。这段日子也就成了二女儿至今最怀念的时光。

“我们住在国防大学里边的宿舍，靠北的房子，就一间，几张床拼在一起。到了晚上经常停电，一停电老爷子什么都干不了，但我们几个孩子就高兴了。那时候因为老爷子‘靠边站’（‘文化大革命’中指单位把所谓可能有政治问题的人晾一边，不使用）了，院里很多小孩子都不和我们玩。而只要一停电，老爷子就很无奈，他放下手里的书，我们就知道有故事听了！这时我们乖乖地飞快爬上床，他就给我们讲故事。《水浒传》《西游记》是讲得最多的，那些细节他都记得很清楚。”

对于孩子来说，巴不得这样的机会多一点再多一点；而实际上，这种时刻总是太少太少……

一年后，在叶剑英元帅的支持下，医学院终于定下落户广州。

军人以服从命令为天职，骆抗先夫妻带着女儿们继续南下，来到了花城广州，以此为家。

1975年7月，中央军委决定将原由广州军区代管的军医学院改由总后勤部领导，为统一番号序列，学校改为中国人民解放军第一军医大学。2004年，学校再度集体转业地方，成为如今的南方医科大学，南方医院是它的第一附属医院。

2020年，骆抗先到广州已经整整50年了！

… 耕耘南粤待春归

1970 年春节后不久，骆抗先随学校来到广州，进入当时已停办的暨南大学原校址。广州的天气还有些冷，但到处都郁郁葱葱一片绿。随之盛开的木棉花，更是把这个南方都市装点得生机勃勃，色彩明丽。和长沙阴冷的倒春寒相比，潮湿中显得颇有温度。

那个时候骆抗先心里是彷徨的，他的处境不好。虽说从医近 20 年，他早就已经是主治医师，但运动一来，职称不评了，他在医院被视为“走白专道路”的典型，“只埋头读书，不抬头看路”。当时诊断肝炎的手段很少，基本靠用双手按压肝部、凭经验来判断，而肝穿刺（即活体组织检查术）病理学检查主要用于各种肝脏疾病的鉴别诊断，尤其在确定肝纤维化严重程度上是国际公认的“金标准”。骆抗先勤学苦练，运用此项技术非常熟练，在临床上取得很好的效果。可他为确定病因帮患者做肝穿刺的事却遭到非议，甚至被说成“双手沾满了患者的鲜血”。有了这个标签，不了解情况的人还真有些害怕和他接近，就连朝夕相处的同事，上下班见了也装不认识，有些人还有意躲得远远的，以免惹火烧身。

骆抗先本来话就不多，这时候上下班走在院子里，基本是独来独往。有一回，其他科一位认识的同事微笑着和他点了点头，他的心一下子就暖了，一直记到现在。

不理睬不要紧，只要有活干，有书看。骆抗先最馋这两样。因为所谓的“走白专道路”，他和一些同事被关进了“牛棚”，集中管理，不能回家。大女儿第一次获准去看他，忍不住眼泪汪汪，他顾不上别的，迅速把一张纸条塞进女儿的小手说：“回去交给你妈，下次来带书给我。”到家打开一看，上面写着好几本医学书名。妈妈找出来，下次大女儿去看爸爸时，用报纸包好再带上。业务书不在禁止范围内，这让骆抗先的“牛棚”生活有了一抹亮色。“牛棚”里安排政治学习的时间很多，他为此想出了一个“妙招”：把要学习的文件或政治书籍放在上面摊开，作为掩护；下面再摊开一本业务书，埋头读起来。如果有人来检查，同“牛棚”的人一声咳嗽，他立刻把下面的书合上，上面的书就堂而皇之充当一下主角。

杨家粹一个人带着三个女儿，大女儿念初中，二女儿十来岁，读小学。老三在幼儿园，两个姐姐“承包”了接送任务，她们每人脖子上挂一串钥匙，放学后接回妹妹，还要和妈妈分担家务，仿佛一夜之间长大了。幸亏单位有饭堂，餐餐去那里解决。二女儿回忆说：“那几年天天吃饭堂，春节也在那儿吃，现在我看了饭堂的饭菜就难受。”

学校的教学工作逐步恢复，骆抗先等人也从“牛棚”放了出来。当时学制是两年，成立了教学联队，由骨干医生带学生到湖南、广西以及广东的一些城市，结合临床实践开展教学。骆抗先和几位教师一起带领 30 来个学生去了汕头市第一人民医院。那批学生多是从部队基层抽调来的卫生员，有一定的实践经验，但医学理论和基础知识接触得少。在汕头一年，骆抗先最早开的课是解剖，这方面他非常熟悉，也是医学生不可缺少的一门课。除此之外，他还上内科和外科的课程。

一年后离开汕头，骆抗先等人又带着学生转战翁源半年、韶关部队医院半年。回到广州学生们就毕业了，有的回原部队工作，有的留校当老师、搞科研，也有的当医生，成了骆抗先的同事。冯筱榕副教授是其中一位。

那段时期，骆抗先跑了全国很多地方，去做流行病学调查。他和杨家粹仍然聚少离多。加上两个女儿陆续加入了“知识青年上山下乡”的队伍，常常只有小女儿跟着妈妈在家。骆抗先每每回来，都主动承担一些家务，买早餐、搞卫生等。他在生活上从来要求很低，吃饱穿暖就行，夫人也习惯了简单的生活模式，不甚讲究。邻居刘伊丽说：“她整天笑呵呵的，特别乐观。”

1976 年，中国发生了一系列非常重大的事件。最为震撼的是：1 月周恩来离去，人们十里长街送总理；7 月朱德委员长辞世；9 月毛主席又走了，泪雨飘洒神州大地；10 月“四人帮”垮台，春风飞扬在金秋里。

十年内乱结束，百业待兴，解放思想的号角吹响，实事求是的作风回归，骆抗先的心亮了！

1978 年初，原暨南大学恢复办学；4 月，中央军委批准第一军医大学的新址，定在广州市东北郊麒麟岗。麒麟岗，这是一个寓意美好的名字，在汉语中，麒麟是中国传统瑞兽。我们的老祖宗认为：有麒麟的地方，必有祥瑞。后来也以此比喻才能杰出、德才兼备的人。河南南阳的麒麟岗，传说春秋时期著名政治家、思想家百里奚曾隐居于此。他辅佐秦穆公称霸，为秦国后来兼并六国、统一中国奠定了基础，他也因此被称为“人中麒麟”。至于广州这个麒麟岗有何来历，则不甚清楚。但第一军医大学以及附属医院搬迁在此，人才济济是不争的事实。

骆抗先刚到麒麟岗时，周围全是山包、菜地、农舍，一片田园景色。部队调来一个工兵团，把属于第一军医大学的地盘全平了，开始建房子。一座新型的现代化的医学院以及附属医院经年累月逐渐完善。42 年来，麒麟岗和中国一道，和广州一道，走过了历史上最快最好的发展时期，发生了翻天覆地的变化。一批又一批的学子，从这里走向部队和地方的各个医疗单位，许多人早已经是独当一面的医护骨干。作为南方医科大学第一附属医院、第一临床医学院的南方医院，是名副其实的集医疗、教学、科研和预防保健为一体的大型综合性三级甲等医院，进入了“全国百佳医院”的行列。这些年，也是骆抗先日复一日、医术精进、医德光耀的岁月，每一天都在平凡中点亮晨昏，每一天都在平凡中丰富人生。

… 领军学界创新篇

春天来了！科学的春天来了，医学的春天来了。春风吹遍南粤，广州成为改革开放的先行之地，停滞的一切开始流动，枯萎的花木绽放新芽。骆抗先很快感觉到了丝丝春意。他心疼那些无奈荒废了的日子，尽管这时他已人到中年，却铆足了劲，下决心要把时光一点点地追回来！

现在，骆抗先可以理直气壮地做科研了；他也可以无所顾忌地把一本本专业书搬回家挑灯夜读了；他还可以反复告诉他的学生：一个好的医生是在临床“滚”出来的，你们要珍惜青春，不停地学习新东西。

从那时开始，已经被人叫“老骆”的骆抗先，紧紧抓住空余时间，更加“疯狂”地学习。是的，是“疯狂”。温文尔雅的骆抗先读起书来是忘乎所以的，是全神贯注的，也是非常执着的。他的钻研精神和业务能力迅速得到认可，1979 年，骆抗先担任了第一军医大学第一附属医院传染病科和教研室主任，这一当，就是 18 个春秋。同年，英语水平不错的他，参加了大学的英语“四会”班，即会说会听会读会写。为的是与世界接轨，更加顺畅地阅读代表世界医学先进水平的大量文献，掌握学界新动态新知识，为下一步开展医学研究、将科技成果运用于临床夯实基础。

这时的骆抗先在潜心临床救治的同时，对今后的主攻方向有了更多的思考。他从事传染病防治，发现我国法定的甲乙丙三类共 39 种传染病中，随着现代医学的进步，一部分堡垒逐渐被攻克和控制，发病率很低，比如伤寒、麻疹、白喉、血吸虫、猩红热等。在传染病的临床表面上有些萎缩的情况下，仍旧猖獗且发病率比较高的传染病中，病毒性肝炎居于前列，其中又以乙肝为传播很广、后果严重的传染性疾病。社会上普遍对这一疾病的认知度不高，防治工作未能铺开，且存在很多误区。我国是世界上的乙肝大国，广东又是中国的乙肝大省，骆抗先感到责任重大。他想：一个人的时间和精力都很有限，作为传染病科医生，乙肝防治值得我做一辈子。造福患者，造福广东，也是造福中国和人类。如果能够做好这件事，此生足矣！

就这样，骆抗先愈加明确了今后也是一辈子的奋斗目标——肝炎中的乙肝防治。一旦决定了的事，他轻易不改变主意。再难，也不会打退堂鼓，而是悄悄努力，闷声发奋。他有丰富的临床经验，但他觉得还远远不够，要攻克乙肝，必须临床和科研并举，他在继续做好临床的同时，加速建设实验室。在十分有限的条件下，几乎是白手起家，创下大业。

当时医院科室有实验室的不多，传染科在南方医院是第一个把实验室搞起来的。20 世纪 80 年代初，实验室就像一个磨坊，全是手工操作，包括试剂配制也是自己来做。1988 年，刚到传染科的何海棠走进肝炎基础实验室时，留下的印象是这样的：“条件太简陋了，就几个瓶瓶罐罐，连试验台都看不到，骆老就在卫生间的台面上标记同位素……”骆抗先就这样带着大家一起干，做了许多与乙肝相关的临床检测，在南方医院最早申请到国家自然基金，实验室建了病毒室、生化室和细胞培养室。

1991 年，骆抗先去北京开会，敏锐地感觉到 DNA（基因）检测在乙肝防治中将起到重要作用。尽管还不具备研究的基本条件，他仍然决定摸着石头过河，蹚出一条路。

那天上班，骆抗先问何海棠：“海棠，你长得像爸爸还是像妈妈？”海棠好生奇怪：骆教授怎么会关注这个问题？她回答：“像爸爸。”骆抗先点点头说：“这就是遗传基因在起作用。”他由此说到基因的稳定性和可变性，人类研究基因对防治疾病非常重要，以及我们搞乙肝防治就要弄清楚乙肝病毒基因。海棠恍然大悟，骆教授这是要向新的研究进军了！

果然，骆抗先开始了乙肝病毒基因扩增检测的试验，要尽快掌握这项通过抽取乙肝患者血液，提取乙肝病毒（英语缩写为 HBV）DNA 进行核酸检测的技术。实验室很快采购了三个水浴锅，骆抗先又想办法从德国买进了做实验必须要用的酶。没有现成的试剂盒，靠自己摸索做出来。好长一段日子里，骆抗先带着何海棠扎在实验室，除了吃饭睡觉出门诊，其他的时间都在一遍遍地做试验。广州的夏天又长又热，没有空调，只有头顶上一把吊扇吹着热风，水浴锅的热度让人直冒汗。做一次乙肝病毒基因扩增检测，要有三个温度条件，即 94 ℃、55 ℃、70 ℃三个阶段。他们手拿秒表和计数器，守在实验室水浴锅旁，看时间看数据，对乙肝患者细胞中的 HBV DNA 进行分子信息检测，要经过 35 个循环，两个多小时，才能完成。这项技术为乙肝患者后续的诊断、抗病毒治疗、疗效监测和预后判断提供了重要的指导依据。骆抗先做这项试验，在全国是最早的。消息传开，各地同行纷纷前来求教，骆抗先为此办了多期病理技术学习班传授经验。

从那以后，骆抗先创办的实验室从小到大，从弱到强，引领了病毒变异、病毒耐药等领域。现在已经达到国内先进水平，成为广东省和全军的重点实验室，是全国同行业中最有影响力的实验室之一，肝脏病理在全国也是做得最好的。

1981 年，骆抗先的职称评定为副教授、副主任医师。这时国门初开，许多医学方面的新成就、新信息陆续传入国内，让人拓宽了视野，也看到了我们与发达国家医学的明显差距。骆抗先意识到必须向世界上先进的医疗水平看齐，要争取走出国门，实地学习。1 月，他作为改革开放后我国第一批受世界卫生组织资助的出国学习人员，飞赴伦敦。当时广东一共去了三人，骆抗先是其中之一。他去英国圣玛丽皇家医学院做访问学者。这所医学院创立于 1518 年，是英国最古老的医学院。

在伦敦一年半的时间里，骆抗先恨不得把一分钟掰成两分钟用，他不逛街购物，也不去看电影、喝咖啡，除了看书、学习，还是学习、看书。实验室是他最愿意“猫”的地方，有机会就抓住不放，只巴望白天黑夜都在那里，他有太多的实验要做，有太多的问题要研究。

如此珍惜时间的骆抗先，却早就想好了，伦敦有一个地方，他必须抽时间专程去瞻仰，那就是马克思墓。1883 年 3 月 14 日，马克思客死英国。3 天后，在海格特公墓举行了葬礼。

海格特公墓在伦敦北部，这里地势高低起伏，树木茂密。马克思墓位于公墓东园，是一座高约 3 米的花岗岩纪念碑，碑顶的马克思铜质头像栩栩如生。纪念碑正面刻有镏金大字，上面是《共产党宣言》中的名句“全世界无产者联合起来”，下面是他的著作《关于费尔巴哈的提纲》中的结束语：“哲学家们只是用不同的方式解释世界，而问题在于改变世界。”骆抗先在马克思墓前久久肃立，以一位中国共产党党员的名义，向这位全世界无产阶级和劳动人民的革命导师致意！

在伦敦，骆抗先还有一件事必须自己做，那就是煮饭的时间不能省。因为出国补贴的经费很少，他舍不得多花在吃喝上，自己做饭花费小，可以省下部分钱。不是为了给自家买冰箱、音响、大彩电等电器，他想好了，要攒在手里，等以后想办法把科室的骨干也送出去学习，到时候这点钱说不定可以应急。回到广州时，他兜里还有 200 英镑，那时的月工资不过一百多元人民币，这笔“巨款”他保存着，后来果然派上了用场。

1985 年，骆抗先晋升为教授、主任医师。他想着医学发展速度很快，国际上一些发达国家的先进技术、理念，都必须了解和学习。他很希望科室有更多的人能够获得深造的机会。当时出国学习访问均把关很严，机会比较少。骆抗先多方联系他在圣玛丽皇家医学院认识的有关人员，和他们磋商接收我方派员去做访问学者。20 世纪 90 年代初，他正好去戛纳参加一个国际会议，趁着休会时间找到中国驻法国大使馆，咨询和申请办理科室同事去英国学习的事宜，费了很大劲儿，办了很烦琐的手续，回来又在解放军总政治部、总后勤部走一系列程序，终于把事情办成了。骆抗先的第一个博士生卢桥生、现任感染内科主任侯金林、感染内科书记孙剑、副主任郭亚兵、技师何海棠等人先后去英国进行学术访问，收获满满。

侯金林作为高级访问学者去英国前，骆抗先从家里拿出保存了好几年的 200 英镑交给他，叮嘱他：“出去学习，机会难得，要好好学。我们的经济条件有限，英国的物价又高，外汇补助不多，而且可能没有那么快发放，你刚出去时手头肯定比较紧，带上这点钱可以应急。”老师想得如此周到且不容推辞，侯金林满怀感激地收下了。

到了伦敦，那 200 英镑果然大显身手。当时的 200 英镑相当于人民币 3 000 多元，而侯金林在国内的月工资不过 200 元。开头个把月，很多必需的用品不能省，很多该支付的费用不能拖，而每月的补贴 300 英镑还没有到位，他靠老师这 200 英镑才顺利度过了最初的日子。两年后侯金林凯旋广州，带上了向老师汇报的优异成绩，也带回了 200 英镑，重新交到老师手里。

不久，这 200 英镑传到了下一个赴英国学习的卢桥生博士手中，学成归来时，200 英镑又回到了科室。几经辗转，传给了郭亚兵，这时，国内经济发展速度惊人，医生的工资待遇已经明显提高，出国的访问学者也有了比较好的生活、工作条件。郭亚兵想，这 200 英镑是否可以发挥新的作用，买一些珍贵的医学书籍和资料，全科的医护人员都能够分享学习，岂不是更好！回国时，他便照此办理，将钱换成了书。200 英镑完成了它的历史使命，而骆抗先的一片苦心和求学励志的精神，却一直传承下来，200 英镑的故事也在医院成为美谈。

这期间，上级曾经考虑把骆抗先提拔到医院领导的岗位上，有关人士找他谈话，征询意见，他一口就回绝了："我只能当教授，当医生。"领导尊重他的意愿，他还是留在了临床一线。

2002 年，骆抗先的职称评定为一级教授。关于一级教授的概念，百度百科是这样诠释的："一级教授是教授职称中的最高级别，高等学校教师的岗位分为 13 个等级。……被评定为一级教授的教授一般都是学界泰斗级人物，即院士级别。按照规定，一级教授基本上只有院士才能达到相关的评定标准……"这标志着骆抗先学术生涯中达到的又一个难以企及的高度，他照旧是那样淡定从容，宠辱不惊。当时，部队按规定给他配了一部专车，他却极少使用。上下班步行，办私人事不用公车。那部专车基本形同虚设。

南方医院的林荫路上，叶子绿了又黄，黄了又绿，寒暑更替，冬去春来，有如骆抗先的大医之路，无限延伸，没有止境。

第二章

和风拂面杏林春

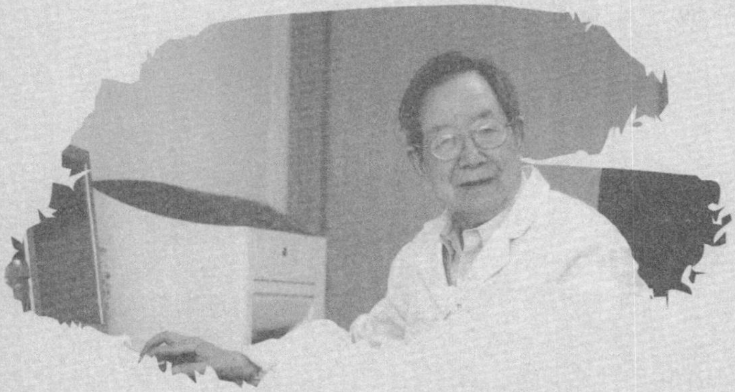

骆抗先的行医生涯中，没有“敷衍塞责”这个词。从医66年，面对难以计数的患者，他始终保持三项“零”记录：患者零投诉，医患零纠纷，治疗零事故。

这不是“大医精诚”是什么？这不是“为病家谋幸福”又是什么？

到过骆抗先诊室的人，都会感觉到那一方小天地独有的平和、温馨，如微风拂面，得杏林春暖。

历史上，杏林确有出处。故址在今江西省庐山市和安徽省凤阳县，据葛洪《神仙传》记载，三国时期闽籍道医董奉，“君异居山间，为人治病，不取钱物，使人重病愈者，使栽杏五株，轻者一株，如此数年，计得十万余株，郁然成林……”后人便将“杏林”作为中医学界的代称。再扩展开来，如今也用“杏林春暖”“誉满杏林”来称颂医德高尚、医术精湛的医生。骆抗先是应当得此赞誉的。

迄今为止，骆抗先对自己最认可的一句评价就是：好医生。他说自己确实把患者放在心里，而且一直身体力行并且告诫医学生们：好医生是从临床“滚”出来的。他说的“滚”，是在医疗一线摸爬滚打，是在实践之中百炼千锤。随着年龄愈来愈大，他有一种强烈的紧迫感：我的时间不多了，我要把剩下的生命都留给患者。

屈指算来，骆抗先在临床一线已经坚守了 66 年。5 年前（即 2016 年），有媒体在报道中做了一个“不完全统计”：“护士长告诉记者，每天上班早到 1 小时、晚走 1 小时，这是骆抗先几十年工作形成的习惯。如果按照每周三次门诊计算，62 年里他比别人多工作近 2 万个小时，多诊治患者 10 多万人次。”

骆抗先从来没有做过类似的统计，他就是尽量多看患者，看好患者，让他们少等待，早治疗。只要进了诊室，他的全部心思就在患者身上。

… 初心不改化春风

多年来，骆抗先总是8点开诊7点到，常常在走廊遇到患者和他点头致意。一次，一位山东患者7点来到诊室外等候，和骆抗先几乎同时到达，便随口问了一句："您这么早就来了啊！"没想到骆抗先竟带着歉意回答："医生是为患者服务的，应该比你们来得更早才对，对不住啊。"他习惯每看完一个患者，都起身相送，走到诊室门口，又招呼下一位患者。他说："我这样做，一来可以活动一下身子，二来体现对患者的尊重，平复一下大家等待时焦急的情绪。"直到这几年，岁数大了，腿脚远不如过去灵便，才不再起身，由他的助手接过了起身叫下一位患者的工作。

多年来，骆抗先对患者总是轻言细语，耐心询问病情，细心解答问题。看一个初诊患者，骆抗先大都要花半个小时以上。他除了看患者的检查结果、过往病历，还要倾听患者叙述，了解患者有无家族疾病史。做出了诊断，又关心患者的经济条件，来自何处。看完病，他会叮嘱患者三个月内复诊的，按规定可以不挂专家号，普通号就行，助手看了有什么问题会随时找他，可以省的钱就省；如果患者来自农村，家境不好，骆抗先就吩咐别吃其他辅助药，药效不确定，又费钱，治疗上也采取最能省钱的办法；如果是外地来的患者，有必须做的检查，骆抗先总是尽早安排复查时间，争取缩短患者在广州的逗留时间，减少开支，把钱用到最需要的地方。病因清楚了，治疗方案确定了，他就建议患者回当地医院就诊，不要千里奔波，既辛苦花销又大。遇上带钱不够、经济困难的患者，骆抗先多次解囊相助。

多年来，骆抗先常常一进诊室就是五六个钟头，其间不去洗手间，甚至难得喝口水。他诊室外的候诊区总是秩序最好的。虽然候诊时间有时会比较长，却几乎没有患者抱怨、吵闹。将心比心，挂了专家号，都希望多听骆抗先说一说，消除心中的疑惑。何况大家知道骆抗先看病不论贫富贵贱，一视同仁。耐心等候其他就诊的患者，是一种素质，也是早一点给自己机会。

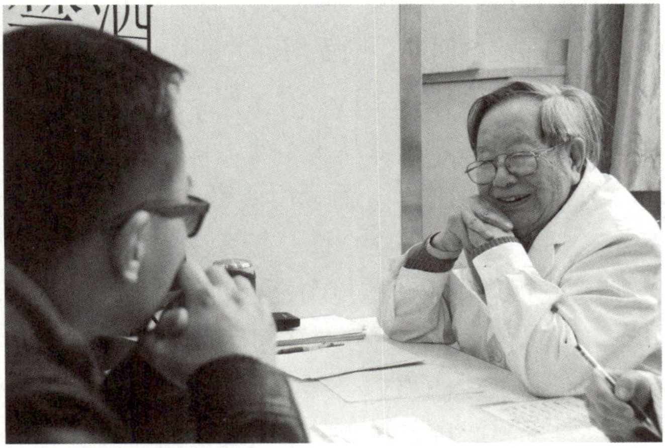

骆抗先对患者和蔼可亲

多年来，骆抗先从来不收患者的红包。有人担心不给钱医生不尽力治病，有人病好了诚心想感谢医生，有人听说别人给了红包自己不好意思不送……一来二去，好像送红包成了不成文的潜规则。但只要到了骆抗先这里，潜规则便不攻自破。他坦坦荡荡坚决不收，他踏踏实实认真治病，患者都知道：骆医生就这么牛！他眼里只有不同的患者和病情，与官位、钱财、利益无关。

但有一次骆抗先破了例。一位企业家经过骆抗先长期治疗，乙肝得以痊愈，心中的感激无以言表，执意封个大红包，被骆抗先毫不通融地加以拒绝。这位企业家知道医学进步需要科研经费，临床治疗需要先进设备，前来复查时便和骆抗先说："我是真心实意想表示一下心意，您坚决不要，那这样吧，我捐 20 万元给你们医院，用在需要的地方，算是对你们工作的支持，好吧？"骆抗先婉拒不过，请示医院后，那位患者把钱交到了医院财务部门。

除了红包，骆抗先也一概不收患者的礼物。他常常不能按时下班，诊室外等候的患者都饿了，有时买东西充饥，也会悄悄地为他送上一瓶矿泉水，或是一个苹果、一个面包、一份盒饭……骆抗先照样"不领情"，继续看病。如果退不回去，工作结束他会告诉诊室的其他人："你们吃掉吧，别浪费！"饭堂早已关门，他自己回去随便吃点饭。如果时间来不及，干脆就回办公室吃两根香蕉，外加几块巧克力，也算一餐饭。曾经有患者治好了，送一面锦旗，那不能拒收；若送个果篮，往往放下就走，追都追不回来。助手傅群芳回忆说："因为乙肝是慢性病，时间很长，有些患者在骆老这儿看了好多年。遇到老病号提来几个苹果、梨子，放下就走。骆老从来不要，也不吃，又退不回去，我们就'打劫'了。"有一天中午，看完门诊超过中午 1 点钟了。有位患者等在诊室外，要请骆抗先去吃个饭，怎么说他都不肯去，患者转而说："骆老，请您吃饭您不去，给封利是（即'红包'）您得收下，是我的一点点心意。"骆抗先饭不吃，红包更不要。还是沿着那条走了几十年的林荫道，回去吃家常便饭。

另一个例外是据说骆抗先竟收下了患者送的一件毛衣。原来那是一位经骆抗先救治后起死回生的患者，大恩大德无以回报，出院后一针一针织成的。骆抗先推辞再三，最后有感于患者对医者的这份真心，接受了这份无价的厚礼作为纪念和激励。笔者就此事向骆抗先求证，他说好像有这么一回事，应该是多年前吧！但他从来没有穿过，几经搬家，现在已经找不到，但患者的感激和爱护他心领了。

如今，骆抗先的门诊一直正常开，每周四、五、六三个上午。如果说有变化，则是他的身边添了助手和实习生。近两年，医院考虑到他的年龄，担心他太累，严格限制他加号，把每次结束门诊的时间控制在 11 点半左右，骆抗先这才稍微轻松了一点。

骆抗先的诊室换过地方，都不大。现在的诊室是门诊大楼一楼的右边，拐进一条走廊就到了。进门靠左，一前一后依墙摆了两张办公桌，坐着两位助手：小傅和阿玲。右边挨着墙横放一张床，是阿玲为患者做肝扫描时用的。与床相隔大约一米，就是骆抗先出诊时用的桌子，一台电脑占了小半个桌面，由年轻的医生助手操控，骆抗先则坐在助手旁边面对门口。进来一位患者一位家属，房间就满满当当了。最醒目的是两边墙上分别贴着同样的四个字："严禁饮酒。"如果听到患者说最近还喝酒，骆抗先的脸就会有点拉长，说话声音也大起来："不能喝酒，一点也不行！"这是最普通的常识，是乙肝患者不能触碰的"雷区"。

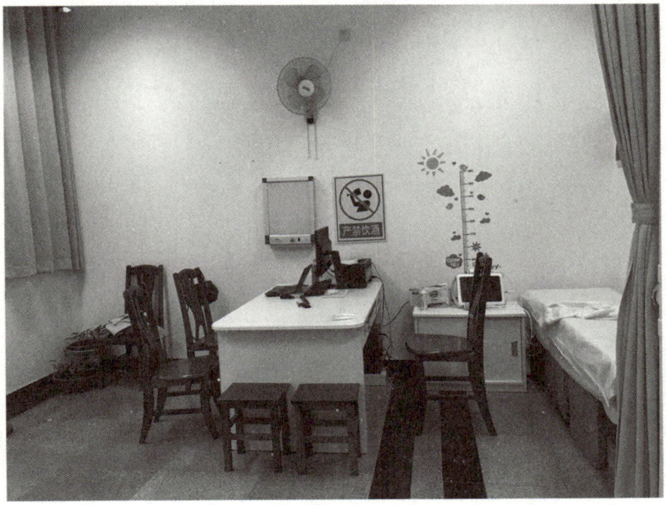

骆抗先诊室

看门诊的时候，骆抗先绝对全神贯注。那天一位科里退休的老同事进来找小傅有事，和他打招呼，他只是一笑一点头，老同事很知道他忙，转身出去了，他自言自语说了一句：“我们科的老人，就剩我和她了。”来不及多感慨，又继续和患者交谈。什么叫苦口婆心，循循善诱，看骆抗先的门诊就明白了。

每逢有孕妇来就诊，骆抗先常常不顾自己年事已高，很自然地伸手协助，让患者小心落座，平缓站起。嘴里还念叨：“小心！你现在是‘熊猫’，珍稀动物。”除了告诉她们有什么要注意的事项，还再三抚慰她们：“没有问题的，你可以和别的母亲一样，给孩子喂奶……”这当然是骆抗先的善良本性和医者职责使然，也兴许夹杂了几分三个女儿出生时，自己都因为工作不在妻子身边而留下的深深的遗憾。通过这样一种方式，骆抗先释放心底的感受，希望天下母亲在身怀六甲和一朝分娩时，都能够得到足够的爱怜和细致的照料。尤其是身体不好的孕妇，更需要加倍的陪伴和抚慰。

乙肝这个病往往要打持久战，有些患者在骆抗先门诊一看就是三年五年八年十年，甚至更久。对那些没有什么症状，或是症状很轻、病情稳定的患者，骆抗先会在患者离开时交代：“下次你就不用来找我了，在当地的医院看就可以。”但有些患者不听，一年半载后还是要到骆抗先这里来复查，或者说来讨个心安："骆教授，听您这么说我就踏实了。谢谢您！""骆老，我好转了也可以来看你呀！"

骆抗先和患者总是从最基本的常识讲起，为了让患者听明白，他还不时在纸上画简单的图，加上手势辅助。要是面对年纪大、没文化的农村长者，骆抗先就详细把病情、治疗方案、注意事项告诉陪同来的家人，有时会阐述一些原理，叮嘱他们转告长辈；也有些患者一坐下就掏出笔记本，把骆抗先说的要点记下来，回去后切实照办。

骆抗先给患者看病的一大特点是在诊疗之外，不惜费口舌、花时间，安慰和鼓励患者，真正做到了特鲁多医生墓志铭上说的"有时去治愈，常常去帮助，时常去抚慰"，这往往起到超出药物的作用。难怪很多患者说，见到骆老病就好了一半。

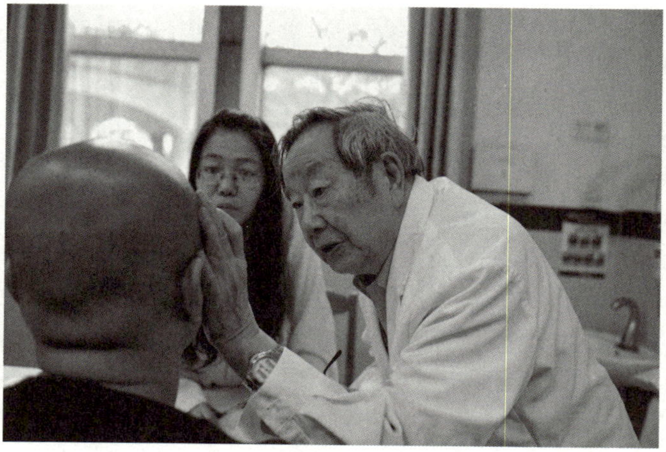

骆抗先仔细诊断患者

20多年前，广东中山的一对农民夫妇，因为妻子患乙肝而结识了骆抗先。至今提起骆抗先，他俩还止不住掉泪。丈夫哽咽地说："骆老救了我老婆，给了我们一个完整幸福的家。骆老的大恩大德，我们一直记在心里，今后也永远不会忘记。"

因为涉及隐私，也是应他们的要求，讲述他们的故事时用的是化名。

那是1997年的事了，阿刚和老婆阿彩都在乡下务农，女儿刚上小学，生活虽然不富裕，但一家人过得很开心。阿彩是个勤快人，一天到晚忙了家里忙田里。因为长期干重活，营养又跟不上，她的身体突然垮了。到镇上的医院检查，结果出来把他们吓傻了。医生说阿彩得了乙肝，而且已经发展为肝硬化，还有脾功能亢进和食道静脉曲张，必须先做手术把脾割了。手术后，医生悄悄把阿刚叫到办公室，告诉他：“你老婆这个情况，最多还能活六七年。下一步的治疗，我们已经无能为力，你赶快带她去广州大医院看吧。”

阿彩当年不到 30 岁，这么年轻就得了如此重病，医生都判死缓了，怎么办？阿刚急得直掉眼泪。阿彩知道后，想到孩子那么小，自己却连陪伴她长大的机会都没有了，还要成为他们父女的累赘，心里更是像针扎一样疼，天天以泪洗面。村里一些亲戚缺乏常识，只晓得乙肝会传染，好像避瘟疫一样，不要说到家里看望，就是碰了面也离得几米远，其他村民更是见到他们就躲。那段日子，夫妻俩不知道是怎么挨过来的。

阿刚想：“我不能让老婆坐在家里等死，哪怕有一丝希望也要抓住。”病急乱投医，他们从报纸上的医疗广告中找到一家号称治疗乙肝的私人医院，带着全副身家 2 000 多元钱到广州看病。没想到看了一个月，花了 1 000 多元，病情反而加重了，只好先回家。看着剩下的 800 元和老婆蜡黄的脸，阿刚真的有些绝望，哭都没有眼泪了。

不管怎么样，阿刚觉得自己是家里的主心骨，光着急没有用。即使老婆的病真的治不了，也要把她照顾好，让她少受痛苦。那天他打起精神去报摊上买了本《家庭医生》杂志，想找一找里边有没有介绍肝硬化患者该怎么调养。一本杂志翻了个遍，竟发现有一篇介绍治疗肝病名医的文章，阿刚顿时像捡了宝，细细阅读，看到其中一位是广州南方医院的骆抗先教授，解放军医生。他眼前一亮，赶紧拿给老婆看，俩人一合计，决定就找这个解放军，做最后一搏！

第二天一大早，阿刚夫妻揣着 380 元去坐长途车，赶到医院已经上午 11 点了。找到骆抗先的诊室，门口很多人等着，护士告诉他们：“你们要预约才能挂号，今天骆教授的号早就挂满了。下次再来吧！”瘦弱的阿彩一听腿都软了，阿刚不知道怎么预约、什么时候才能预约上，只想着这一趟白跑了，在广州住旅店花费不起，可老婆的病不能再拖啊。他说普通话有困难，磕磕巴巴求护士帮忙，护士很为难，说每次门诊都这么多人，实在爱莫能助。正说着，骆抗先听到后走出来，简单问了几句就说："你们等一下，我帮你看。"又对护士说："帮他们加个号。"阿刚悬着的心落了地，看着骆抗先走进诊室的背影，一个劲用粤语普通话喃喃道："谢谢，谢谢！"

余下的事就是等待。等啊等，每一分钟都好像很长。直到中午快1点了，骆抗先看完所有的患者，才终于轮到阿彩。

回忆第一次看病的情景，阿彩红着眼眶笑眯眯。她说普通话更困难，阿刚赶紧操一口粤语普通话说："骆老那时还比较年轻，白大衣里面露出军装，很帅的，我一见就心定了，农村人看见解放军，觉得不会骗我们。骆老态度很好，耐心地听我们讲完病情，第一句话就对我老婆说：'这病能治，我会尽力帮你看，你们不要着急。'我们当时的感觉就是整个天都光（粤语，即'亮'的意思）了，我老婆的眼泪唰地流下来，这次不是伤心，是感动。"

骆抗先详细地问了阿彩的病情，看了检验单，当时阿彩脸色蜡黄，已经开始腹水，腿也有些肿。骆抗先告诉他们阿彩的病比较重，要有长期坚持吃药治疗、注意保养的思想准备。开完药，骆抗先又再三嘱咐他们，患者不能吃酸辣硬的东西，花生嚼碎吞都不行；不能干重活，要多休息；心情要开朗，别整天苦着脸……要注意这个注意那个，末了又交代说："回家吃完我开的药马上来住院。"

阿刚去拿药时才知道钱不够，差好几百，匆匆回诊室请骆抗先改药方，骆抗先却从口袋里掏出钱来。阿刚迟迟不肯接，骆抗先急了，说："先拿去用，有了再还。药不能改。"阿刚这才拿了钱，把药如数取到手。回中山的路上，他们夫妻俩很久没那么开心过，阿彩碎碎念："遇到大好人了。"阿刚接上说："阿彩，我们有救了！"

吃完药，凑足钱，阿刚送老婆到南方医院住院，见到骆抗先，第一时间还钱。可骆抗先怎么都不肯要，说你们治病花费大，留着用。以后还要用不少钱呢！这对农民夫妇再次被深深地打动了。

住院期间，骆抗先不仅精心治疗，查房时还开导阿彩："你一定要有信心，乐观有利于治疗。"骆抗先又细心地告诉阿刚怎样照顾好阿彩，最要紧的是别让她操劳、伤心。阿彩在病房里和病友们聊天，没有一个人不夸骆抗先好，因为骆抗先的好是对所有患者的。骆抗先来查房，是病友们最盼望的事情。出院时，阿彩的心情和身体都有了好转，脸色也不那么青里透黄了。骆抗先再次嘱咐他们，一定要长期坚持看病、吃药，心态要好，不要劳累……夫妇俩全部都记在了心里。

从那以后，阿刚夫妇大约每两个月来一次广州，请骆抗先复查、开药。每次骆抗先都要细心询问情况，调整治疗方案，交代注意事项。一年两年三年五年，不知不觉十年过去了，阿彩前后在医院住了三次院，坚持吃骆抗先开的药，病情渐渐稳定下来，各项指标都转为正常，吃东西香了，身体也强壮了许多，最要紧的是她感觉找回了做人的尊严，亲戚朋友慢慢都重新接受了他们。这时候，骆抗先才把阿彩的后续康复治疗交给他的学生冯筱榕副教授，阿刚夫妇知道骆抗先的患者太多，帮他们看了十年，已经感激不尽，但又担心换个医生，会不会这么好呢？事实上，他们的担心多余了。在冯筱榕身上，他们也感受到了骆抗先那种为患者着想、为患者服务的作风。

又是十余年过去了，阿彩的身体恢复得很好。如今，阿彩每年还要到医院复查两三次，次次回来，都有一种回娘家的感觉。冯筱榕说："阿彩当初病情那么严重，摘了脾，食道静脉曲张、脾功能亢进，现在却恢复得那么好，肝硬化稳定向好，没有腹水、浮肿，食道静脉不曲张了，真可以说是个奇迹。"这个奇迹，是骆抗先和冯筱榕联手阿刚夫妇共同创造的。

现在阿刚一家人进了城，阿彩年届 50，在一个单位做保洁工作，天天干体力活，身体完全吃得消。

阿彩患病时才读小学的孩子，现在已经大学毕业，有了满意的工作，找到了自己心爱的人，不久前，他们夫妇为孩子操办了婚礼。在婚礼的音乐声中，女儿和女婿走到阿刚夫妇面前行大礼，感谢父母养育之恩，阿彩笑着笑着笑出了眼泪。这一次，是因为高兴，也是因为感恩。要是骆抗先能来参加孩子的婚礼，该多好！因为没有骆教授，就没有他们一家人的今天。过后阿彩说："那个场面像做梦一样，20 多年前哪里敢想啊！"

一些不熟悉情况的人多次问阿刚："你们怎么运气那么好？怎么能够找到骆老这么大的教授，帮你老婆——一个农民治好重病？"甚至有人以为他们和骆抗先有什么关系，或者送了重礼，骆抗先才会花那么长时间亲自诊治。其实，20多年来，阿彩都只是骆抗先众多患者中的普通一员，萍水相逢，骆抗先却对她有大恩。阿刚说："骆老是我们见过的最好的医生。他救了我老婆的命，却从来没有喝过我们一杯茶，更别说吃饭收礼收红包了。我们知道骆老忙，来南方医院复查也不敢去打扰他，有几次在院子里碰上了，骆老就停下来和我们打招呼，问我老婆身体怎样。这两年见到骆老，我们发觉他白头发多了一点，样子老了一点，总会在心里求菩萨保佑他长命百岁！"

这就是患者对骆抗先最朴实的祈祷，最真诚的感谢，最虔诚的心愿。

远在祖国西南方的春城昆明，也有一对母子和骆抗先结了缘。那是2003年，骆抗先去昆明办一个病理学习班。其间，有一位年轻的母亲带年幼的儿子来看病，言语中充满了忧愁和焦虑。原来她的儿子得了不明原因的肝炎，有的医生怀疑是丙肝。因为没有确切的诊断，治疗难以进行。骆抗先检查后安慰母子俩别着急，有办法治疗。他让孩子抽血后，将血样交给何海棠技师，带回广州检验，结果排除了丙肝。骆抗先分析诊断为自身免疫性肝炎，为孩子制订了治疗方案，又介绍孩子的母亲去北京买干扰素，遵医嘱按期注射。待到孩子病情好转，母子俩来广州找骆抗先复查，然后继续吃药。痊愈后，母子俩又专程飞来广州，抱着一大捆云南本地生长的百合花，到南方医院探望和感谢恩人骆抗先。见面的那一刻，花香四溢，心语如泉。孩子一口一个"骆爷爷"，母亲噙着泪花道谢。最初骆抗先没有认出他们，他对每一位患者和他们的家属都同样和蔼可亲、认真负责，过后却从来不会想着别人应该多谢与感恩。何海棠在旁边提醒，就是当年在昆明来看病的那对母子啊！骆抗先这才想起来，诧异地说："长这么大了！好，好！"

今天，那个曾经瘦弱的孩子长成了酷酷的帅哥，读完大学又读了研究生，已经是一名大学老师，还结婚当父亲了！怀着感激，母子俩用微信发来很多照片，照片中，母亲和儿子一家都笑得那样灿烂。母亲满怀感激地留言：“你们曾和我们一起分担痛苦、共斗病魔，希望乌云散尽后我们的健康快乐也与骆老和海棠技师一同分享。”

数十年来，发生在骆抗先和患者之间的故事，他极少提及，旁人却总也说不完。

有一天骆抗先看完患者，站起来正准备脱白大褂，看到一对夫妇在诊室门口徘徊。一问，原来他们来晚了，没挂上号，眼看过了下班时间，压根就没敢进诊室。骆抗先听了说：“你们要是今天看不上，又得花冤枉钱来回跑，说不定还延误病情。快进来！”一席话说得夫妇俩热泪盈眶。骆抗先当即穿好工作服，坐下来帮患者看病，还是照样耐心倾听，细心诊断。这类事数不清发生过多少次。

2003 年，一位几近绝望的母亲带着两岁的孩子找到骆抗先。孩子才几个月大的时候就被诊断为肝硬化，一年多过去，病情已经很重。当时，儿童乙肝治疗几乎是个未知领域，这位母亲数次遇到过医者的束手无策和委婉拒收。骆抗先却毫不犹豫地收下了患儿，用长达两年的时间，边治疗边研究，终于使患儿体内的乙肝病毒被彻底清除。

乙肝病毒很难从人体内彻底清除，成人患者的乙肝病毒表面抗原清除率不到 5%。婴幼儿感染乙肝后容易成为慢性携带者。为探索儿童乙肝的抗病毒治疗，包括阻断母婴传播，骆抗先付出了常人难以想象的努力，经他治疗的儿童患者的乙肝病毒表面抗原清除率高达 30%。看着那个肝硬化的重病孩子恢复了健康，走进校园，长大成人，他那深感幸运的母亲开心极了：“我没有想过孩子会好的，突然间好了，就像做梦一样……”说这话的时候她一直在呵呵笑，但眼睛里却充盈着泪水。

为患者治好病，是骆抗先的初心，用他自己的话说，很简单，就三个字：“同情心。”面对患者的痛苦感同身受，解除患者的痛苦拼尽全力。

…愿将诊室变“温室”

去过骆抗先诊室的人，都可以感觉到，那儿是有温度的，是人性之光的温度，是医者仁心的温度。

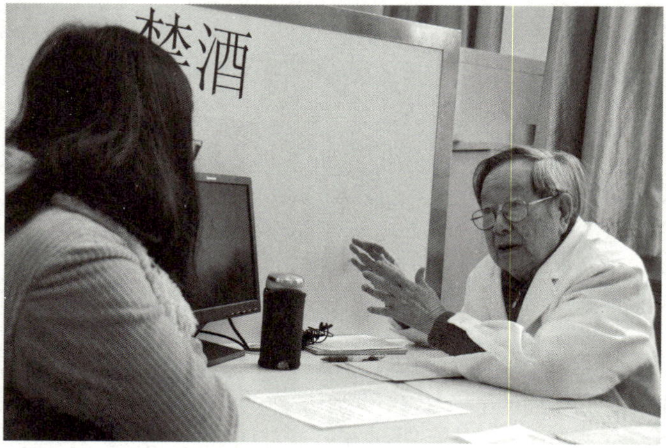

骆抗先出门诊

傅群芳 1997 年来医院，先后在病房和实验室工作了三年。2000 年到门诊，一直跟着骆抗先到现在，骆抗先叫她“小傅”。

和骆抗先接触的时间越长，小傅越觉得他是很平常又很独特的一个人：“一个普通的老人家，一直在工作，平易近人，心胸开阔。他很爱学习，现在还是如此，比年轻人更爱学习。不像有些老医生只靠经验。他有自己的主见、判断和分析，总是站在患者的角度考虑问题。骆老会把患者不明白的地方用通俗的话详细解释清楚，不厌其烦，给了患者很多安慰。他对可用可不用的药是不用的，不会乱开药……跟骆老时间久了，我们也会跟患者算经济账，考虑患者的经济，根据实际情况来给方案。患者有问题不明白，回去了还可以打电话问。如果有需要住院的，跟患者安排好，住感染科，或者肝胆外科。患者的病情稳定下来后，我们会告诉他们不要再跑来了，就地医治。有些患者慢慢听信了我们的话，就在当地看。现在骆老工作室也在培训基层医生，这样乙肝患者就不用老跑大医院。20 年了，我看见骆老没超过一巴掌（五次）发火，那几次发火也是因为患者缺乏健康的生活习惯，他着急：‘你对自己的身体都不负责怎么行！年轻人怎么能够不相信科学！’有些患者没什么大事儿，但就是要骆老看一下，听他说一说，心里才踏实。”

有一回，一个患者在小傅那儿看病，非要做 CT，小傅觉得不需要做，但怎么劝患者都不听，说是不让做他就不放心。磨了好久，小傅只好让他做了。检查结果出来了，患者拿给骆抗先看，骆抗先知道事情的原委后，少有地把小傅“骂”了一顿：“这样的情况有什么必要做 CT 呢，你要把好关，不需要的坚决不做。”有时候他为了阻止患者不要做某项检查，得来来回回说半天。但他还是坚持，直到患者明白并同意，他才放心。

在跟随骆抗先出门诊的 20 年里，中午一两点钟才结束工作属于常态，最迟三点多才看完患者。小傅常常得提醒：“骆教授，今天患者多，时间不够啊，要加快速度。”但骆抗先往往不为所动。好些时候骆抗先夫人杨教授从家里打电话来说：“老骆啊，实在等不了啦，太饿了，我们先吃饭了，你的饭留在电饭锅里……”骆抗先应个声，又专心看患者。

有个患者没挂号，一来就说：“我找骆老看过，他说再来不用挂号的。”小傅赶紧出面：“什么时候看过？”对方支支吾吾，一查病历，十年前。挂个号还能管一辈子啊！小傅又出面解释：“骆老说下次不用挂号，是指几天后拿检查结果来看那种情况。”人家不听：“我找骆老，又不是找你。”骆抗先听到了不说话，看一眼，那人不好意思，乖乖挂了号再来。幸好绝大多数患者很听骆抗先的话，小傅松了口气。

有时候门诊结束了，还有患者跑过来拦住骆抗先：“骆教授辛苦了，我问一个问题，一句话。”骆抗先马上停步，耐心倾听和解答。如果实在太晚了，小傅又要出面“做恶人”：“骆教授到现在还没有吃饭，你下次再问吧！”骆抗先不忍心，还是答完问题再回家。

每年有 52 周，骆抗先上满 52 周的班。在很长一段时间里，他还应邀每周三去广州市第八人民医院查房，那儿的乙肝患者也需要他。

小傅说："找骆老看病的人以外地来的为多，全国各地都有，东北的西藏的新疆的内蒙古的，还有好多从国外回来，检查完了，拿一两年的药回去吃。骆老会写一个英语病历，让他们带去国外，方便他们在当地就诊；有些患者是外地医生介绍来的疑难杂症，不敢处理的都到这儿来了；也有患者拿着报纸来加号：'我看了报纸介绍骆教授才过来的'；还有些年轻人过来请骆老解答一些问题，有骆老给指引，觉得老远跑一趟也值。有一年大年初一，刚好是出门诊的日子，骆老一早进了诊室。我陪骆老等足了半天，没有一个病号。从那以后，骆老才同意每年春节初一、初二和初三不安排门诊。2003 年'非典'期间，他也照常上班。"小傅跟着骆抗先，她最清楚这位邻家爷爷一般的老教授是怎样对待患者又是怎样坚守岗位的。

2020 年新冠肺炎疫情暴发，医院要求停诊，骆抗先不同意，说："患者大老远的来了，还是要看，有患者我就来给他们看。"他尽量配合患者，将就患者的时间。疫情期间只有过年按规定放了 12 天假，紧接着的那一周没有患者，然后一直开诊。非常时期患者比较少，小傅等人为安全起见，偶尔会通知几天的预约患者把他们挪到一天来看。疫情比较严重的时期，骆抗先的门诊始终对患者开放。他是传染病学家，认为严格做好防范就可以杜绝病毒传播，他知道这样的时候，患者仍然需要他，他不能缺席。

小傅最清楚，看病时骆抗先会经常了解患者的经济情况，对一些有困难的患者，尽量为他们节省费用。他觉得自己现在收入比以前高多了，患者带的钱不够，或者人家说很困难，他就主动借钱给人。说是借，从来不记数，更不催人还，有时别人主动还来，他也不要。原本骆抗先不习惯带比较多的钱在身上，可听说患者有难处，他掏腰包一看，钱不够，经常找小傅借了拿给患者，第二天再还。后来骆抗先干脆出门诊时装上一两千元现金，以备不时之需。

开头小傅看在眼里，拿个本子帮骆抗先记下，哪个患者给了多少，有没有还，后来就不记了。一是大部分借钱的患者是长期来看骆抗先门诊的，也讲信用，会把钱还上。真还不起或不来看病了，骆抗先也不会找人要。二是随着经济发展，百姓兜里的钱也比从前多，需要借钱看病的人少了。

2015 年 8 月，感染内科住院部的一位产后急性黄疸患者因为欠费面临停药的困境。骆抗先得知患者家里经济条件差，一时凑不足费用，马上就掏出身上所有的钱，交给患者家属，其他医护人员也纷纷伸出援手，患者又能够继续用药了。

前几年一个冬日的上午，李先生慕名挂了骆抗先的号，从湖南衡阳来到南方医院，看骆抗先的门诊。他患有肝硬化伴消化道出血，病情比较严重。骆抗先一番耐心的问诊，把情况都摸清了，建议他行经颈静脉肝内门体分流术（TIPS）。李先生一边点头一边神色黯然，他问骆抗先能不能过段时间，让他回去筹集到这笔手术费再来住院。骆抗先告诉他治病的事最好不要拖，钱的问题尽快想办法解决，毕竟身体要紧。他说："你等着，我现在回家里先拿 10 000 元钱给你应急，你的病可以治，首先自己要有信心。"骆抗先马上回去取来了钱，交到李先生手里，嘱咐他赶快去交钱，好尽快做手术。

李先生接过钱，好一会儿说不出话。这个大男人含着泪对骆抗先说："我和您只是一面之交，您却对我这么关心和信任，真不知道该怎么感谢您！"

2017 年的一个星期六，冯筱榕副教授在宿舍楼电梯里遇见骆抗先拿着一个厚厚的信封，急急忙忙的样子。冯筱榕问："您赶着去干吗呀？"骆抗先说："今天看门诊，有个患者病情重，要住院，经济上有困难，很可怜。我回来拿 10 000 元钱给他，作吃药、检查的费用。"冯筱榕便陪着骆抗先一起去了诊室，为保证把钱用于治疗，把钱交给了小傅，请她代患者交费。

那个患者是从湖北来的，才 35 岁，得了肝硬化，有出血现象。骆抗先看后说："你不要走，我建议你马上住院。"患者说没有带够钱，骆抗先说："我借你 10 000 元，先办住院手续，再给家人打电话，请家里来个人照顾你，也带钱来。这个病不能拖。"

钱拿来了，小傅请宁医生带着患者去办手续，但患者和家里人一商量，决定不在这里住院了。因为他的老婆上班，小孩交给老人帮着带，抽不出人来广州陪他，还是回老家再治。患者怀揣关爱走了，把钱还给了骆抗先。

许多患者想象骆抗先这样的大医生，帮助患者又出手大方，肯定收入特别高。十多年前，就有深圳的患者问小傅："傅医生，骆教授每个月的工资有好几万吧？"小傅据实答："是好几千。"对方的嘴张大成O形，怎么都不信。现在骆抗先的收入当然增长了不少，那是水涨船高，国家给他应得的薪酬。他从来很满足，说和小时候的苦日子相比，好了太多太多。他对自己称得上抠门，对需要帮助的人，却是慷慨解囊，义无反顾。

… 诊室故事暖人心

这个世界上，恐怕没有谁愿意无事就到医院去遛弯或闲逛，而必须去的人们则是那样渴望安慰、温暖和难得的愉悦。走进诊室，很多人像儿童一般看见"白大褂"（指医护人员）就心跳加快。骆抗先理解患者，他把自己的青春、智慧和爱挥洒进了看似平凡的每一次门诊；他有这个本事，让患者恐惧的心情平复下来，看到生命的希望。他平时话不多，可一个上午的门诊，除了患者自诉病情或回答他的提问，其他时间骆抗先的话没有停过，他总有那么多的东西要告诉患者，总有那么多的嘱咐要细细道来；他那不大显露的幽默，也常常在诊室里绽放成花。

一个盛夏的上午，一对青年夫妇从哈尔滨来就诊。妻子是乙肝大三阳患者："我们从哈尔滨特意来找您的。"骆抗先说："你们两个人来一趟得花好多钱，多带点药回去，一年的药才 100 元。"

患者说："我们那儿医生叫我打干扰素。"

"吃药方便，又不苦不辣。吃一二十年，不一定终身吃药，对身体毫无影响。不耐药，打干扰素也不是不行，治愈率大约 30%。本来现在就是口服药的时代，生孩子哺乳都没有影响，你问我，我就说吃药。"骆抗先轻言细语。

“我听您的。”患者回答。

“你是很简单很轻的一个乙肝，没问题的。……三个月以后再复查，非常简单，吃药就行了。我这老头儿有点名气，误了你。跑那么远来广州，不要再来了。”

患者笑了，说：“我会再来，顺便来看您呐。”

一位80岁的老太太，来自海南省海口市，由女儿陪着就诊。

骆抗先尽量用通俗的语言讲解病情，始终保持着微笑。还不时亲切地拍拍老人的手，都说完了，又嘱咐：“你年纪大了，以后可以不跑广州。在海口找个小医院。做B超最好能固定一个人做，这样就更清楚情况有没有变化……坚持吃药、复查，活到90岁没有问题，我都90岁了！”老太太大约觉得自己不过是小妹妹，直起了腰杆。

一个患者看完了走出去，呼啦一下进来了四个人，三男一女，是广东一个地级市的居民。得病的男子身患糖尿病，发病前还喝酒，结果发生肝衰竭，住院近一个月，刚出院，很虚弱的样子，老婆在旁边愁眉苦脸。骆抗先分析他的病情：“一切都清楚了，原来是轻中度的肝硬化，可以治好，喝酒惹来麻烦。这次把命拉回来了，回到原来的点上，也就是喝酒前的点上，保住命了。以后再不能喝酒了！你的肝硬化99%会好，关键是血糖必须控制好，否则可能转肝癌。记住控制好血糖，这样才能争取七八年治好。注意，酸辣硬的东西都不能吃，炒花生也不能吃，咬碎了也不行，还有小颗粒，只能煮熟了吃。以后吃一个药就行，不要乱七八糟吃药。……你只要血糖控制好了，不用来找我都行，可以在当地看……”四人明显放松了下来，患者的老婆出去时有了一丝笑意。

一个年轻的女性带着60岁的父亲来看病，他们是粤北阳山人，父亲是地地道道的农民，讷于言。女儿在旁边帮着说，很紧张的样子。骆抗先一听阳山，似乎多了几分亲近，那是骆抗先工作室第一个试点的地方。看过病历，和吴帅医生讨论了一下，他告诉患者：“你这个是很少见的情况，但不要害怕。肝硬化，又是重度的血管曲张，我们可以控制好不发展，想办法稳定你的病情，延长你的寿命。诊断确定了，你们在阳山就好办了，我们和阳山人民医院的医生很熟的，你们去那儿看，有什么问题，那里的医生们会跟我们联系，你们就不用跑这里了。跑来跑去太辛苦。”骆抗先拍着老人的肩膀：“你年纪大了，有时候记不住，我告诉你女儿，让你女儿记。”骆抗先一边用笔在纸上画图，一边说什么是静脉曲张，什么是“失代偿期”，肝脏、血管现在出了什么问题，是什么原理，“血管曲张，这个通过手术可以解决。要想办法给你父亲安个支架，这个手术要做。放支架不动刀子，跟打针一样，不那么辛苦的，放个支架就可以不吃药了。酸辣硬的东西，现在都不能吃，做手术后就可以吃了。现在先吃药，维持着，要确保心跳在每分钟 55 下到 65 下，吃药后应该可以做到。然后做了这个手术就一劳永逸了。只要这些问题解决了，你父亲就可以长寿。诊断没有问题了，你放心。安支架的医保手续有点麻烦，但也要办好，我们国家现在强调健康第一，生命第一。你们兄弟姐妹多商量，开个小会。没有问题，你父亲会长寿的，60 岁还年轻，刚进入老年……”他一口气讲了十来分钟，又拍拍那位父亲的肩膀：“不要紧啊。血小板低一点，要多注意，动作慢一点，可不能摔跤。”骆抗先一再叮嘱。父女俩的心情明显比刚进来时放松了，连声道谢，说回去就照着办。

跟着进来一个孕妇，小腹隆起，怀胎已经五个月，是乙肝病毒携带者，幸福和担忧都写在脸上。骆抗先讲完病情和治疗方法，重点在安慰：“你有什么顾虑？因为是第一胎的孩子？没问题，你生孩子跟正常人完全一样，孩子出生只需要打疫苗就行了。记住，应该喂奶，一点问题都没有，母乳对孩子是最好的。你听我的话，就踏实了。”

接着一个中年男性进来就叫“骆教授好”，湖南人，在广州打工。骆抗先看了、问了、听了，情况很清楚，跟他说：“没得过肝病的人一下子有了，晚上肯定会睡不着觉，其实你是肝炎中最轻的那种。99% 都能好的，很重要的就是不抽烟，不喝酒，不要做重体力劳动。你的工作不是太累的活儿，只管照样做，不用下岗。可以活 100 岁，不打折扣的。”

又来了一对年轻夫妻，丈夫的乙肝已经基本好了，按骆抗先的说法，正处恢复期，换一种药就行了，但是不能停药。两人心情大好，连连点头。末了，妻子问：“骆老，长期吃药会不会引起脱发呢？”虽然民间有“十个光头九个富”的说法，但谁愿意还没有富便秃了头呀。骆抗先肯定地回答：“不会”，然后幽默地说：“没事的，普京不是很好吗？”妻子笑开了花，丈夫也乐得不行。

又是一个星期六上午。

第一个患者是在佛山打工的中年男性，贵州人，独自来的。骆抗先细细看了他的病历和检查结果，小三阳，肝功能正常。

患者忧心忡忡：“我就担心肝硬化，最近一年思想负担很重，我一个人干活，两个孩子上大学。我倒了怎么办？想起来就着急，老是发无名火。”

骆抗先很肯定地说：“你没什么大问题，没有肝硬化，病毒检测指标超 2 万，肝功能正常也是肝炎了，要吃药，以后吃一种药就行了，每个月 8 块钱。为什么要吃药？是病毒指标比较高。”

“我有时候觉得肝这个地方有点疼。”患者皱着眉头倾诉。

“肝区隐隐疼，是胆囊炎引起的。”骆抗先轻轻拍患者的手，“我保证你没有肝硬化，你从来就没有肝硬化！诊断肝硬化不是靠 B 超的。”怕患者不明白，骆抗先拿过纸用笔画简图，一边打消他的顾虑：“我建议你长期吃药，很便宜的，我们国家是用最好的药去扶贫。记住烟酒不要沾，那就一生平安。你可以找当地一个小医院，定期复查，固定一个人来做 B 超，关注病毒指标的变化。以后来也可以先挂普通号，和我的助手说，需要找我，他们会告诉我的，就不用挂专家号了……”患者最终松了口气。“骆老，听您一说，我就放心多了，”他指指胸口说，“这里踏实。我还没遇到哪个医生和我有这么多交流，谢谢骆老。”36 分钟后，患者步履轻快地走出了诊室。

“骆教授，我就是奔着您来的。”大约是终于轮到自己了，这位身材高大、来自山东日照市的28岁男青年有点兴奋，边走进诊室边说。

“哎呀，这成本太高了。”骆抗先细细看了病历，告诉他，“你没什么大问题，六个月复查一次。尿酸高一点不要紧，吃点小苏打。早上吃两粒，或者是晚上吃两粒。豆子、内脏不要吃，或少吃吧。不用担心你太太，她没有问题的，你们过夫妻生活，等于你经常给太太打疫苗啊，她有抗体了，发病率很低的……”

男青年笑了：“我现在要吃抗病毒药吗？”

“不要，千万不要，现在的药很好，不要随便吃抗病毒的药。你要争取降一点体重，多一点活动。生孩子没影响，受精卵里头没有病毒，孩子出生后打一针，你打一针球蛋白，孩子三四个月以后就有60%抗体了。”

“太好了！骆教授，我看过您的博客。我家还有您的书，我是慕名而来。您要我多活动，大运动量的健身可以吗？”

“可以的，跑马拉松、打篮球都没有问题。”

男青年站起来，开心地以运动的姿态离开了诊室。

跟着进来的中年男人对着骆抗先深深鞠了一躬：“骆医生，您好。”他是2003年高考体检的时候发现小三阳的。

骆抗先宽慰道：“你的情况比较好，十年左右不抽烟喝酒，会自愈的。等于你100个肝细胞里头只有10个有病毒，几乎不复制病毒了。”

“那我为什么晚上经常腹部有点痛啊？”患者撩起衣服，摸着疼痛的地方。

他重复问了四次，骆抗先摸了摸他腹部那个位置，回答了四次：“你那是胆的位置。胆囊是个储藏室。难受就吃点药，不难受就不吃。”

“我老担心，想多做些检查。我吃东西有什么禁忌吗？”

骆抗先一并答复：“没必要，你没问题。除了烟酒之外，其他都可以吃。”

患者终于乐了：“我是自己吓自己啊。”

惠州一个年轻人由妻子陪同来看病。骆抗先问他："你平时抽烟喝酒吗？"

年轻人很老实："也抽烟也喝酒。"

骆抗先问他戒了没有，他的妻子抢答："他前几天还喝酒呢。他还抽烟，以前每天抽一两包，现在少一点，还是抽。骆教授，您帮我说一下他，我说他老不听。"

骆抗先严肃起来："你绝对不能再喝酒了！"他乖乖点头。骆抗先又问："你能不能做到每天三根烟或者五根烟？抽烟是有瘾的，但必须戒掉！"骆抗先转向患者的妻子："你要给他买点花生之类的零食，让他慢慢戒。你们有孩子吗？""有。""那你在家里千万千万要戒烟，不能给孩子抽二手烟。烟瘾来了闻一闻，戒烟是不太容易，慢慢来。你正在吃药，如果喝酒抽烟效果就不好了……"

妻子横了年轻人一眼，年轻人连连说："骆老，我听您的。您真好！"

骆抗先摆摆手："现在是药好不是医生好……"这下子年轻人的妻子绷不住笑起来。

2020 年 9 月的一天，一个瘦削矮小的男青年坐在骆抗先的对面，脸色青黄，神情忧郁。助手看着电脑介绍了这个青年的病情，骆抗先又问了一些情况，小青年似乎有点心不在焉，问："骆教授，我最近额头上长了许多痘痘，这与肝脏有关系吗？"他的脸上尤其是额头确实有不少凸起的疙瘩，红红的。

"没有。"骆抗先显然已经看到了那些倒霉的痘痘，明确回答，接着继续问诊。小青年还想着脸上的痘痘，隔一会儿又问了同样的问题。

骆抗先再次告诉他，这些痘痘和肝脏一点关系都没有，然后告诉他乙肝病毒携带没有大问题，按照他的检查结果和病毒指标，暂时可以不吃药。平时注意适当活动和休息就行。

眼看要走了，小青年又发话："骆教授，我额头这么多痘痘，真的和我的肝脏没有关系吗？"

骆抗先伸出右手，指着他那些痘痘，加大了音量：“放心。你这是青春痘。”他又收回手，点了点自己的脸颊。“我这是老年斑。我们换一换好不好啊？我想长你那些痘痘还长不了呢！”全诊室的人都笑了，小青年也不好意思地咧咧嘴。

半天门诊下来，可以想象骆抗先的工作量有多大。年轻的时候还好说，年纪大了难免精力不济。下班时已是又饿又累，夫人杨家粹曾经说过这么一件事：老骆每次门诊都超时很多，往往回到家话也不想说。有一天中午，她在家听得门锁有动静，却好一会儿不见开门，吓了一跳，从门孔往外瞧，竟然发现是骆抗先！原来他拿着钥匙插进锁孔，双手哆哆嗦嗦，硬是打不开门，整个人快要虚脱了。夫人赶紧打开门，一边把他搀进来，一边忍不住唠叨：“以后别加号了，能按时下班你就不会这么累……”骆抗先不吭声，微微点头算是回答，过后一切照原。夫人知道说了跟没说一样，憋不住告诉了骆抗先的科研助手海棠。海棠和其他同事都劝骆抗先，适当缩短和患者的谈话时间，争取按时下班。可他摇摇头，说医生就应该这样。大家心疼他，可还是说了也白说。

当年央视记者思雅采访骆抗先后，写下了这么一段话：

作为医生，骆老和患者的关系很美妙。为什么用美妙这个词？因为我觉得是既有温度，又有敬畏。很多患者说他是位慈祥的医生，每次他问诊都很细致，首诊基本是半小时，这其实让我很崩溃，每次拍摄就是一种苦熬，也意味着我后期的工作量至少增加三倍。但对于患者来说，医生的多问细问，是一种莫大的心理安慰。而骆老则认为这是必需的，因为只有这样才能全面了解病情。有一点我非常佩服，老人家由于年纪大，记忆力不太好，但他对一些老病号，绝对是如数家珍。来找他诊治的很多是重病患者，他都很有耐心地问诊，有时候还会管别人的家务事，让老婆好好管管老公，不能喝酒，要好好给老公做饭等等。听到这些，坐在角落的我有时会忍不住笑，老人家管得真宽！我问他，为啥一个人聊这么久？老爷子很幽默，先是开玩笑说，人家给了钱的，不能让人吃亏啊！接着他又很认真地告诉我：“患者多，我的号很难挂，他们来自五湖四海，有的人挂号都得挂上半年，聊几分钟就打发了，能治好吗？对得起别人吗？”

至于为什么说患者对骆老会感到敬畏，那是因为骆老很威严，很有原则。有一次门诊，骆老发现一个患者因为不遵医嘱，导致病情恶化，痛惜之余他毫不客气，狠狠地把人训了一顿。

后来他告诉我，只有让这个患者害怕了，知道后果，才会重视。他总是坚持一个原则，和患者就是医患关系，是责任。

以上这一段记者手记，很真实，很感人。

一个年轻人（姑且叫他小金）在东碰西撞后终于第一次看了骆抗先的门诊，当天就万分感慨地在网上发布了一篇文章。他先述说小学查出小三阳后，20 多年乙肝病毒携带生涯的五大影响，字字真实，令人心酸：

1. 身体易衰退。肝功一直正常，大学后身体也还好，但久病易衰，特别是随着年龄增长，工作熬夜，有时还喝酒应酬，明显感觉体力精力与正常人有差距。

2. 心理负担重。社会对乙肝的包容性不够，各种歧视以及担心病毒变异、病情加重，……工作累的那三四年，一直不敢去检查，生怕出大事，导致极度焦虑。

3. 生活缺质量。在家一直分餐，不敢和小孩太亲近，和老婆太亲近也担心会传染。……好多吃的不能吃，好多喝的不能喝，好多玩的不能玩。

4. 事业受限制。……（大学）毕业时好多公司都不收（我），有个国内知名央企因这种情况无情把我拒之门外。找了一家不要求体检乙肝的公司，但入职后从不敢暴露，好位置、出国考察、学习等只要有体检要求的，都不敢去。

5. 交友有障碍。中学时，好多同学都对我敬而远之，有的还用这种病刺激我。大学后从不敢和同学、朋友说，就是遇到了好老婆不嫌弃我……

种种不妥不爽，让小金沮丧、焦躁。他四处求医，直到挂上了骆抗先的号。

说来也怪，小金初见骆抗先，便如故交。这些年萦绕于心的烦恼、纠结，顿时烟消云散：

今早找到了骆老，他用20分钟耐心讲解和心理疏导，让我感动不已、泪流满面。

一是没有任何架子，平易近人，说话谦和，患者想说什么说什么，没有压力感，能轻松反映情况。我的很多疑虑、很多问题，都一一帮我解答。

二是没有任何歧视，处处为患者考虑，不让多花一分冤枉钱，和患者面对面交流，不戴口罩。就诊完他告诉我，让我下次找他时不用再挂号，挂号难，也贵，直接找他的助手。

三是没有任何私心，快90岁了还出诊，是出于崇高医德和事业追求，他的助手说，骆老好到曾自己出钱给患者看病。这种救死扶伤不计得失的精神，正是我们这个社会需要的。想到我原来找过的那个医生，一次给你开一个月的药，吃了5个月后告诉我，你的情况不用吃药，当时我真有崩溃之感。

四是没有任何隐瞒，实事求是，是什么问题就告诉你什么问题，不懂的领域就介绍你看其他专家，决不会让患者走弯路。骆老听完我的话，就告诉我，你是焦虑，……还专门介绍心理专家，让助手带着我去挂号。

骆老是乙肝患者之福。我今天和他说，找到您了，肝病的事不会再找任何人看，一定按照您的建议治疗，微笑面对人生……

网友“我在回家路上等你”写道：“2011年曾两次去广州找骆老，转眼快十年了！一位非常慈祥可亲的老人，也看他博客十年了！记得一次骆老在博客上说：‘（因为）老伴住院了，不能及时更新博客和回答患者问题，非常对不起。’骆老真是医德高尚，处处为患者着想，深受患者爱戴。愿您健康长寿。”

网友“马宏宇”留言：“攻克乙肝病毒的路上，骆老辛苦了。”

网友“frenzia”说：“特别感谢骆老，我的乙肝能临床治愈，很大的功劳是他的。如果换一位医生，估计效果不会这么好，甚至现在可能还要吃药。很幸运，我的主治是骆老。”

网友“五花肉”道：“感恩骆老，长命百岁。”

外地患者慕名给骆抗先写信求教，他有求必应。几年前，一个患者的母亲从贵州来信，诉说她儿子患乙肝多年，求学和工作都遭遇种种不公，儿子因此而悲观厌世，字里行间是深深的忧虑与无助。骆抗先看了很着急，立即亲自回信，叮嘱他们要有信心，接受正确的抗病毒治疗，康复是有希望的。他还把自己比较熟悉的当地医院介绍给他们，要求他们尽快去看病治疗。骆抗先写好信交给海棠技师，再三说要寄快递。

2020 年 11 月 26 日上午 11 点，骆抗先的诊室进来了一个戴眼镜、戴口罩的中年妇女，她手捧一束鲜花，走向正在问诊的骆抗先。她知道骆抗先忙，而且患者那么多，骆抗先肯定不记得自己，但大恩刻骨铭心，她没齿不忘：“骆教授，我是您 20 年前的患者，当时病情比较重，在您这儿诊断后住了院。您每天好辛苦，有时晚上也来查房。我的病是您治好的，您是我的恩人……”骆抗先接过鲜花，轻声道谢，患者康复是他的快乐。

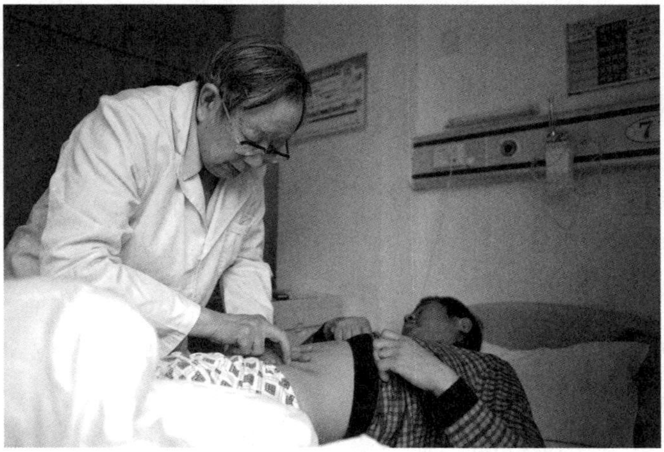

○骆抗先查房

中年妇女生怕耽误骆抗先的时间，匆匆告别而去。那束赠给骆抗先的花束上夹着一张红色的纸片，工工整整地写着："骆教授，千言万语一句话：感谢您，德艺双馨的好医生。在此携全家祝福您，身体健康，万事如意！"由此可见，医好一个患者，往往幸福一个家庭，或几个家庭，甚至是整个家族啊！

骆抗先的行医生涯中，没有"敷衍塞责"这个词。从医 66 年，面对难以计数的患者，他始终保持三项"零"记录：患者零投诉，医患零纠纷，治疗零事故。

这不是"大医精诚"是什么？这不是"为病家谋幸福"又是什么？

相传为楚大夫屈原后人的唐代医药学家、道士孙思邈，被后人尊称为"药王"。他在其《备急千金要方》第一卷中写下的《大医精诚》，历来为我国医者必读之文，是中医学典籍中论述医德的重要文献。文中说："凡大医治病，必当安神定志，无欲无求，先发大慈恻隐之心，誓愿普救含灵之苦。"既然选择行医，一要医术精，"博极医源，精勤不倦"；二要医德高尚，"见彼苦恼，若己有之……一心赴救"。该文被誉为"东方的希波克拉底誓言"，流传久远。据称孙思邈活至 141 岁，正应了"好人有好报"的老话。很多患者同祝骆抗先长命百岁，他的一位弟子，历来讲科学和唯物主义的医生，由衷地说："我太了解骆老了，他永远有愿望。到 2030 年实现了消灭肝炎，他也会有新的目标。我希望他永远活着，活生生的在那儿……"人同此心啊，都期盼骆抗先至少与孙思邈齐寿。

西方医学科学体系的鼻祖希波克拉底留下的《希波克拉底誓言》，几乎是中外医学生入学第一课的必学之文。"我愿尽余之能力与判断力所及，遵守为病家谋利益之信条，……无论至于何处，遇男或女，贵人及奴婢，我之唯一目的，为病家谋幸福，并检点吾身，不做各种害人及恶劣行为……"

古今中外之行医宗旨与誓言，有异曲同工之妙。骆抗先长期践行，不打折扣，堪称典范。

若杏林医家皆能如此，则春天长在，患者幸甚，天下幸甚。

第三章

科研著书为临床

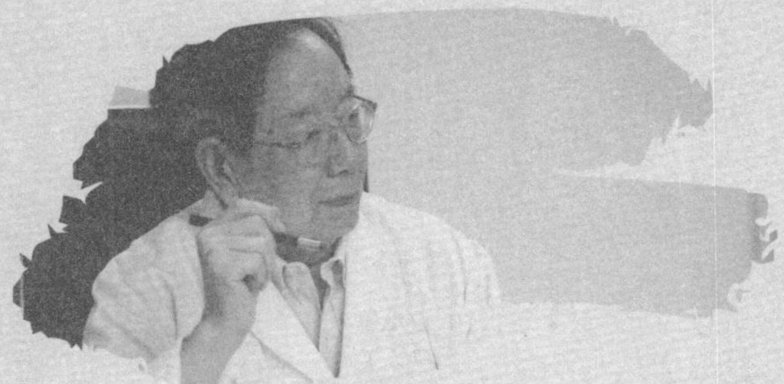

骆抗先的从医之路，是临床救治之路，也是科研探索之路。科研与临床连在一起，问题来自临床，科研服务临床。他说：“科研要为临床服务，否则有什么用！”

在许多人眼里，一位临床医生能够给患者治好病就可以了，科研、写书应该是研究医学的科学家分内的事。但实际上，真正优秀的医生，当然首先得能够治好病，而要不断提升医疗水平，又如何能够离开把最新的医学理论和科技成果运用于临床，又怎么能够不从长期的医疗实践中总结经验、探索新路、用科学的医学理论应对常变常新的医学挑战呢？骆抗先对此不仅有深深的感受和先见之明，还以科研著述的丰硕成果奉献于临床，造福于患者。这也印证了中国工程院院士、内分泌代谢病学专家宁光的看法：科研与临床是本质统一的，不一定只有在实验室里进行的才是科研，科研浸润在临床的每一个环节，是每一个优秀医生成长飞翔的翅膀。

骆抗先的从医之路，是临床救治之路，也是科研探索之路。科研与临床连在一起，问题来自临床，科研服务临床。他说："科研要为临床服务，否则有什么用！"在行医的过程中，医生应该为患者寻求最好的诊治方案。这个治疗过程，同时也是医学研究的过程。骆抗先对传染病最早的研究，可以追溯到20世纪50年代中期。

齐齐哈尔是骆抗先大学毕业后行医生涯的第一站。部队医院主要为解放军官兵服务，包括广大的军人家属。他所在的内科，军人家属来看病的不少，其中最多的是儿童，骆抗先开始接触和治疗各种小儿传染病。那时儿童的传染病五花八门，麻疹、白喉、脑炎、肝炎、肺结核、百日咳……儿童得了传染病，全家人跟着着急受累，一旦传播开来，会间接影响部队的战斗力。

每回看着生病的儿童哭得满面泪花、声嘶力竭，骆抗先恨不能立刻解除儿童的病痛。他扎实的医学知识，帮助他做出相对准确的判断；耐心细致的性格，又有利于和儿童打交道，因此比较快地适应了工作。骆抗先喜欢想问题，他结合临床的诊断、治疗，心里也有不少思考：为什么儿童特别容易得传染病？每一种传染病有什么不同的症状、不同的特性，治疗上又有什么独特的方法和药物？怎样才能减少传染病在儿童中的传播？……他觉得必须结合实际，摸清各类传染病的源头、传播规律和渠道，掌握和实施防治措施，把经验上升为科学理论，才能转头再杀个回马枪，指导医疗实践，逐渐阻断直至消灭某种传染病。他强烈地意识到，要当一个好医生，离不开科研。他开始注意收集临床中各类病例的治疗情况，对照医学书进行剖析研判。

一年后，骆抗先得到了去天津进修学习的机会，这一去就是两年半，分别在天津市传染病医院和天津医科大学附属医院。接触最多的也是儿童传染病的临床诊治。有段时期流行性脑炎很厉害，儿科医生人手少，骆抗先马不停蹄地忙，晚上还常常值夜班。但他没有被繁杂的临床工作耗尽精力，总能忙里偷闲对医治过的患者进行分析和小结，整理病案，摸索行之有效的治疗方法。积累了一定的资料后，他就分类汇总，找出论据，提取论点，进行论证，然后写出论文。两年半的时间，他有好几篇论文在《中华内科学》《中华儿科》等杂志上发表。当时像他这样只有二十五六岁，就能如此重视研究、写出言之有物的文章的年轻医生为数不多。

这段时间，骆抗先尝到了从临床中找出问题，寻求对策，再服务临床的甜头，认识到把临床和科研紧密结合的必要性。他自此对科研的热爱和重视不减，也坚定了一辈子力求临床、科研两不误的信念。

回到齐齐哈尔，骆抗先除了继续关注儿童传染病的防治，同时也对东北出现的流行性出血热展开研究。抗美援朝时期，有部队官兵染上出血热，从朝鲜送回骆抗先所在医院医治。民间把这种病叫作虎林热，而虎林是黑龙江省的一个地名，当地甚至有“犯了克山病，又得虎林热——没治了”的歇后语，可见是一种挺厉害的传染病。流行性出血热又称肾综合征出血热，由汉坦病毒引起，是以鼠类为主要传染源的自然疫源性疾病。主要症状表现为发热、出血、充血、低血压休克及肾脏损害，严重的会致人死亡。

志愿军回国后，部队官兵仍然有出血热的病例，骆抗先和同事们尽全力进行治疗和阻断传播。当时离齐齐哈尔两百多公里的嫩江有一个监狱，犯人中得出血热的比较多，出现了死亡病例。骆抗先和同事们赶去那里，一是治疗患者，二是做好消毒防疫，三是想办法搞清楚这个病的发病原理。

在调查过程中，骆抗先发现因为冬季严寒，时间长，蔬菜少，长期在这里生活的人们身体普遍严重缺乏维生素 C，这也是出血热流行的原因之一。东北地区松树多，他提出用松树叶泡水喝，以补充维生素 C，这个办法推行开来，还真管用。

同时，骆抗先发挥解剖方面的特长，就地解剖了三具因出血热去世的遗体，从而了解了这个病对人体破坏最多的地方是肾上腺，导致患者严重出血、休克直至死亡。骆抗先做了病理解剖，还留取了肾脏等人体组织，带回医院当标本，做研究。医院没有像样的实验室，一时找不到合适的地方存放，他就把用玻璃瓶装着泡在福尔马林液体里的标本暂且拿回家。家里地方也小，他便将标本瓶放在床底下。偏巧骆抗先的妈妈从浙江来看望儿子一家，帮忙照顾孙女，打扫房间时看见这个瓶子，里边装着一些稀奇古怪的东西，当场吓得不轻。骆抗先连忙解释和安慰，老人家才缓过来。

就在这么简陋艰苦的条件下，骆抗先仍然根据出血热治疗和病理解剖分析写了论文，发表在相关的刊物上。

1971 年医院南迁广州后，疟疾引起了骆抗先的关注。这是一种经按蚊叮咬或输入带疟原虫者的血液而感染疟原虫所引起的虫媒传染病。当时海南岛是疟疾高发区。20 世纪 70 年代中期，骆抗先为此去海南岛乐东县黄流公社（现为黄流镇）待了近四个月，详细了解疟疾的发病种类、分布地区和防治情况，证实了当时解放军第二军医大学研制的一种药对疟疾有确切疗效，对如何进一步有效地遏制疟疾的发生和传播有了更全面的认识。

1986 年 9 月至 1988 年 4 月，新疆维吾尔自治区（简称“新疆”）和田、喀什和克孜勒苏三地暴发了一场流行性肝炎疫情。骆抗先又义不容辞地直奔疫区，和田军分区非常支持他的工作，专门给他配备了一个司机、一个护士、一个翻译和一辆吉普车。他们四人小组在疫区工作了三个多月，进行流行病学调查。最终弄清楚了传染病毒是两位去沙特阿拉伯朝拜的人带回来的，由于当地部分民众还没有养成建设和使用洗手间的卫生习惯，大小便常常在水渠边解决，污染了当地的水源。人们不经煮沸、直接饮用水渠的水，便造成了病毒的传播。这次疫情涉及新疆 23 个县市，总共有大约 12 万人发病，707 人死亡。而部队官兵无一人感染，因为他们所有饮用水都是煮沸的，杀灭了病毒。当时还没有“戊肝”这个名词，1989 年美国雷耶斯博士成功克隆了戊肝病毒后，当年 9 月在东京召开的国际非甲非乙型肝炎和经血液传播的传染病学术会议上，正式将其命名为戊肝病毒。戊肝属于病毒性肝炎，主要经消化道传播，病毒常通过污染日常生活用水和食物感染人群。新疆疫情传播的病毒正是戊肝病毒，由此确定了新疆那次疫情是迄今为止世界上最大规模的戊肝流行。

1996 年 12 月底的一天下午六点，骆抗先还没有下班，突然电话响了，告知他一个紧急情况：武汉某军事学校突发疫情，全校师生 1 100 多人，有 700 多人转氨酶不明原因地异常升高，普遍还有拉肚子的症状。疫情面达 61%，其中有 20 多人因感染严重被送进部队医院。当时快要放寒假了，2 月 6 日便是除夕，绝大多数师生都将离校返家，有一部分学生即将毕业返回部队，如果不尽快控制疫情传播，一旦发生大面积的感染，后果堪虞。解放军总后勤部卫生防疫部门责成第一军医大学尽快派专家去现场调研和协助防治工作。身为全军传染病专业组组长的骆抗先没有二话，立即购买机票，回家收拾了简单的行李，和流行病学专家余守义一起直奔机场。

到武汉后，他们向学校领导了解了具体情况，得知最早是某班一名学员不舒服，去医院检查，查出转氨酶升高，接着同寝室的学员都去检查，全部转氨酶异常；隔壁寝室的学员也去查，还是有问题！这就引起了学校的重视，再扩大范围，全校检查，结果不得了！赶紧向上报告，请求支援。

他们会合北京的专家，一致认为必须马上控制疫情，并且着手流行病学调查。他们先是会同当地防疫人员做好控制疫情工作，对疫区进行消毒，隔离确诊的患者；同时，部队调运了几卡车中草药，学校在操场上架起几个大铁锅，按照病情轻、病情重和无病三种情况，给出不同的药方，不停地熬药，发给全校的师生们，预防和治疗同步进行，很快控制住了病情的传播，患者的转氨酶也都降下来了。他们抓紧调研，要搞清楚发病的源头在哪儿，对流行区环境、水源、食堂、宿舍、厕所等都逐项进行调查，但均未发现问题。骆抗先查看患者的血清和粪便样本，排除了食物和农药中毒的可能性。他还拓展思路大胆设想："驻地有外训基地，会不会是西方病种传播？""附近放射源有无泄漏？"经过验证，这些假设被一个个推翻。接着，甲肝、乙肝等肝炎病种也一个个被否定。当新年的钟声敲响时，骆抗先还在病区值班，观察患者；还在收集患者的粪便和血清标本，以备研究。

这时偏赶上骆抗先的夫人病了，电话打过来，希望他回去。骆抗先虽然牵挂，但想想军校疫情的事关系重大，而夫人的病有医生治疗，有女儿照顾，还是没有回去，一心要解决疫情。正是寒冬腊月，武汉冷到骨子里，屋里又没有暖气，骆抗先和余守义在办公室裹着被子抵挡严寒，坚持工作。经过一个多月的仔细勘察与反复检验，种种可能的假设全排除了，却没有找到可恶的病原。到底是什么东西在作怪呢？

因为在当地查不清楚，骆抗先觉得只有一个办法，那就是把粪便标本带回广州检测。很多年以后，余守义说："我真是很佩服老骆，我没想到，很多人都没想到，他想到了。他把粪便标本用冰箱装着，运回广州，臭烘烘的，他不在乎，就是要把原因查出来。"

回广州后，骆抗先与章廉教授成立了攻关小组，学生刘志华、助手何海棠全程参与了这项科研工作，经过排除法及流行病学分析，他们认为是一种病原不明的病毒性肝炎。骆抗先在肝炎流行初期筛选留存了大量潜伏期血清及粪便标本，是很有前瞻性的。他又五次飞赴武汉，收集了系列的患者恢复期血清。骆抗先和小组的科研人员前后攻关了三年，在医院领导的支持下，投入大量资金，制定了严谨的方案，先后买了两批共 11 只猴子，让它们感染病毒，然后做解剖，研究 TT 病毒（即 TTV，1997 年日本学者首先从一例因输血引起转氨酶升高患者的血清中发现的新病毒）感染。

那些日子，骆抗先带领组员们起早摸黑，经常泡在实验室，熬夜加班是常态。按骆抗先的安排，何海棠多次带着一时解决不了的难题，跑北京、上海、大连等地，向专家们请教。经历了多次失败后，他们通过动物实验和分子病毒学实验的反复鉴定，确定是独立于甲肝和乙肝之外的感染病毒。这是继甲型和戊型肝炎后发现的世界上第三种经胃肠传播的肝炎病毒。骆抗先等人从病原不明的病毒性肝炎患者的粪便中，分离出 TT 病毒株，获得国内第一株环形单链全基因组，报告了新发现的 7 个基因群。根据这个研究，他们在国内国家级杂志上发表了 6 篇论文，在国外杂志上发表了 9 篇论文，被美国《科学引文索引》（即 SCI，是国际公认的值得借鉴的科技文献检索工具）收录并被国内外相关研究人员多次引用。这个发现为新病毒所致肝炎的治疗及预防提供了新思路。

当时日本医学家发现了 TTV，意为“输血传播病毒”。而骆抗先等人从大便里也检出了同样的病毒。如此看来，TTV 不光通过输血传播，还可以在肠道中传播。这是在国际上最早发现 TT 病毒可以经肠道传播，是迄今发现的第一种可经肠道传播的人类 DNA 病毒。

20 多年后的今天，骆抗先回顾这项科研时说：“病毒学方面我成功了，发现了新的毒株，发表了很多文章，英国有个杂志《病毒性肝炎》也发表了，后来我还成为这个杂志的中国编委。但在临床上我发现的是不致病的病毒，致病的病毒没有发现，这又是一个失败。”这是一个医学科学研究者负责任的思考与结论。

骆抗先开始研究肝炎，是 1961 年前后。那时转氨酶检查还做不了，主要靠两只手摸肝部来确诊是否有肝炎。正赶上我国的经济困难时期，很多人营养不良，得肝炎的人很多。在我国，从发现乙肝到诊断、治疗，骆抗先都是亲历者、见证者和参与者，因而是最早与乙肝抗争、较量的医生之一。乙肝的整个防治过程，他都非常熟悉。至今 60 年了，他从事临床和科研的主要精力都放在这方面。

国际上确定乙肝这个病种，是 1964 年。1970 年观察到了完整的乙肝病毒颗粒；1971 年乙肝病毒被分离，并展现了病毒的表面和核心。在这之前，已经有很多医学工作者进行了探索。我国是乙肝大国，对乙肝防治的重视程度逐渐加强，人力物力的投入也不断增加。更有一批医生矢志乙肝防治事业，骆抗先便是其中突出的代表。

骆抗先选择乙肝这个研究方向，很重要的原因是我国约有 10% 的慢性无症状乙肝病毒携带者，广东比例更高达 15%~20%。但无症状不等于无传染性，无症状也不等于永远不会出现症状。这是需要乙肝防治工作者时刻关注、警钟长鸣的事情。他希望在有生之年，做中国“乙肝大国”的摘帽人。

整个 20 世纪 70 年代，骆抗先几乎跑完了全国除西藏之外的所有省份，主持调查了老年人的乙肝病毒（HBV）感染状态，认为中国的“高威胁人群”并不突出；阐明了代表中国主要语系的七个民族的 HBV 流行率及其民族差异等论点。在粤北一个监狱，他边治病边做了 300 多例肝穿刺，还诊断出 4 个没有症状的肝硬化患者，经过严格审核后让他们保外就医。

以下是“百度百科”对骆抗先的介绍：

在国内外首次提出高流行区广泛存在 HBsAg（注：乙肝表面抗原）阴性的 HBV 感染的论点。通过较大人群调查，发现中国至少占全人口的 2%～3% 为 HBsAg 阴性的 HBV 感染。免疫病理和分子病理学研究则从不同侧面阐明 HBV 感染状态及其发展。他通过 AsC（即乙肝病毒携带者）较大样本的肝活检组织病理研究，表明仅 10.5% 的肝组织正常，而慢性活动性肝炎占 10.1%，据此提出了无症状慢性活动性肝炎的论点。无症状慢性活动性肝炎的存在，提示对 AsC 进行长期医学观察的重要性。

……在国内以较详尽资料阐明了 AsC 的自然史，提出 AsC 自然史可分为三个时期，即免疫耐受的高复制期、免疫应答的自发活动期和免疫清除后的感染低落期。通过感染状态和免疫病理研究使对 AsC 的免疫耐受机制有了更深入的认识。

他认为 AsC 主要是个管理问题，按照 AsC 的自然史，不同时期应有不同处理。指出供血筛检亟待改进。提出因 AsC 的感染状态相当稳定，应用抗病毒药物治疗 AsC 难以奏效，故对 AsC 应进行医学观察，不宜轻易使用抗病毒药物。国内著名传染病学专家汪俊韬教授认为“这一项成果可为国家减少使用抗病毒药治疗慢性携带者造成的浪费，其节约的医药费用是巨大的”。

骆抗先与梁炽森、何超等同事进行了 13 年的研究课题“慢性乙型肝炎无症状携带者流行学、分子病理学和分子病毒学研究”，于 1996 年获得国家科技进步奖二等奖。该项目在国内外杂志发表论文 34 篇，其中国外刊物 6 篇。23 篇论文参加国内和国际学术会议。有关病毒、病理方面的论文已被 SCI 收录多篇并被国内外同行索取和广为引用，……极大地丰富了 AsC 的有关知识。

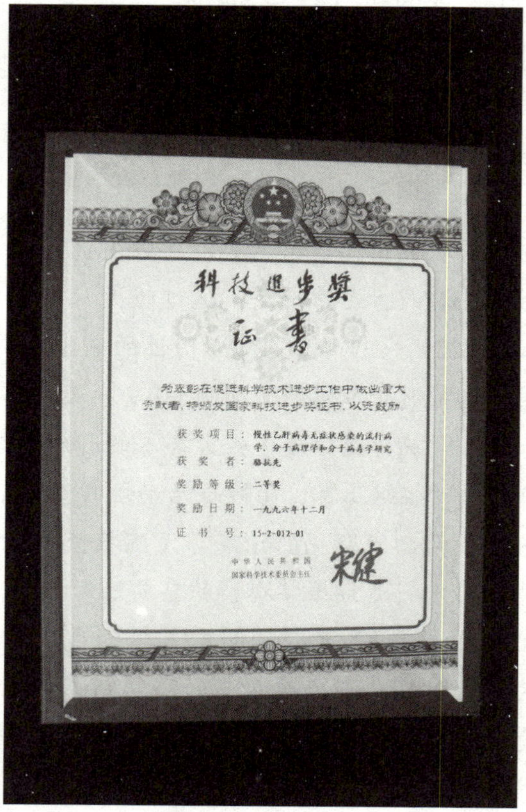

○ 1996 年，骆抗先荣获国家科技进步奖二等奖

骆抗先获得国家科技进步奖二等奖的消息传来，引起了不小的轰动，这是解放军第一军医大学首次有人获得此殊荣。学校专门召开庆功会，嘉奖骆抗先和他的团队。当时广东省的有关领导莅临大会，骆抗先的岳父、85岁高龄的著名科学家杨承宗也作为嘉宾被邀请前来参加会议。老人一向行事做人都很低调，但这次女婿获大奖，他内心的欣喜体现在脸上。虽然和女婿从事的研究工作完全不是一个行业，但科研的意义是同样的，那就是造福人类，服务社会。女婿能取得这么大的成果，他感觉也是一种传承，一种科学精神的传承。骆抗先心里则对岳父满是感激，多年来，岳父都很关心他，信任他，是他特别敬重的人，而且早已经成为他矢志科研、服务患者的潜在动力。

学生刘志华曾经说过："骆教授对科研兴趣浓厚，对学术不倦地追求，用一生去追求，至今如此。这对我影响特别大，就想知道他为什么这样做。后来发现他做科研很纯粹，就是兴趣，两个字：痴迷。而他的终极目标，是消灭乙肝。"是的，刘志华说对了！骆抗先"痴迷"科研，目的是纯粹的，目标是明确的。

为了搞科研，骆抗先多次自掏腰包，和学生一起做实验。有时为了弄清一个问题，学生需要出差跑北京、上海等地，差旅费也由他全部承担。学生经济上有困难，他也相助。年纪大了，按规定申请不到课题，自然也就没有费用，骆抗先就自己出钱。有时科里和医院给他一些研究经费，他不肯要，他不想增加公家的负担。这些年他用在科

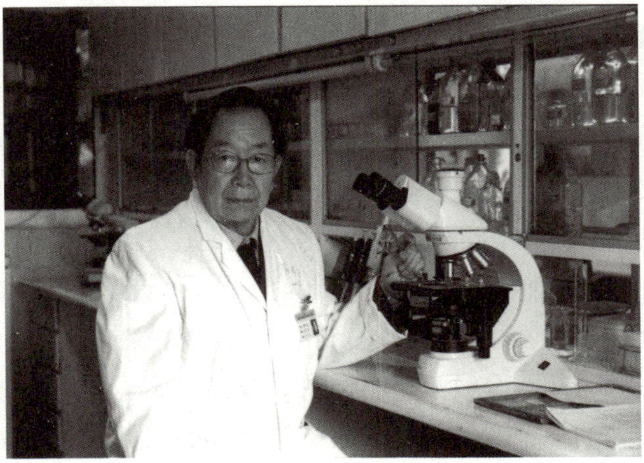

骆抗先在实验室

研上的钱，少说有四五十万元。这还只是骆抗先默认的数字，在这方面，他要么不说，要么报小数。

2017 年 8 月的一天，骆抗先把何海棠叫去，问她："今年的课题费需要多少钱？"海棠回答："其他费用不多，就是 HBV-DNA 的测序费用，估算一下，大约要 20 多万元。"骆抗先听了不假思索地说："我们的课题研究经费不多了，我来承担这些费用吧。"

虽然海棠多次看到骆抗先出钱用于课题研究，或帮助有困难的患者和同事，但那一刻她还是有点急了，说："您的工资是用来生活和养老的，再说现在杨教授住院，您年龄也大了，需要用钱的地方多着呢。"

骆抗先一下子激动起来，用手指点着桌面，一字一句地说："我们家生活简单，除了生活开支还有些结余。至于三个孩子，我把她们养大了，她们有自己的工作，难道我就不能拿一部分钱来做我感兴趣的事吗！"海棠知道说服不了他，怕骆抗先看见她夺眶而出的眼泪，赶紧转过身去，再没有吭声。

20 多万元不是小数目，骆抗先去病房和夫人商量。共同生活了这么多年，杨家粹懂得骆抗先的心，没有犹豫就答应了。不久，骆抗先拿出了 20 万元做科研经费，杨家粹为支持骆抗先，郑重地在同意的字据上签上了自己的名字。

在临床"钻"，在实验室"泡"，骆抗先认为要趁早，费时费力在所不惜。但他对写书出书却特别慎重，轻易不动手。他认为不到时候，沉淀不够，怎么能随便写？他对花样年华的弟子们说："写什么书啊？这么年轻读书都还来不及。"他担心懂一点皮毛就写理论专著，没有扎实的基础，经不起实践的检验，搞坏学风，误人子弟。趁着年轻，就该多读书多看文献，多在临床多做科研。骆抗先是在年过花甲、有了深厚积淀之后，才开始动手写那本在心中酝酿已久、素材非常丰富的专著——《乙型肝炎基础和临床》。骆抗先的这个观点也影响了他的弟子和后学们，医院感染内科那些后起之秀，尽管在这个领域已经很有成绩，很有经验，都还没有动笔。比如侯金林主任，实践和理论都有了厚实的基础，却至今没有出书，有时候推辞不了同道的邀请，也只是撰写某书中的某个章节。不是不具备写书的条件，而是希望像自己的老师那样，慎重一点，再慎重一点，做到对患者负责，对医学负责。

骆抗先终于要写书了！“万事俱备，只欠东风”，掌握电脑操作、学会打字就摆上了议事日程。骆抗先选择的打字方式是打自然码，看来确实有高人指点。这是一款非常成熟且定位在高端用户群的输入法，具有超强的整句错误定位和修正功能，兼容非常多的操作习惯，可选择各种扩充专业词库，并可挂接黑马整句输入引擎（偏重医学方面）。自然码“偏重医学方面”，好似在证实骆抗先做出了合适的选择。至于骆抗先是浙江人，普通话带着比较明显的地方口音，用拼音有没有困难？看来这个问题是解决了，因为双拼只需输入声母，韵母往往无须打出来，这就给他提供了便利。只是双手十指同时使用，显然让骆抗先不好掌握，好在边打边想，也不需要特别快的打字速度，所以他采用了“一指禅”，即用食指一个个敲字。自然码的优势在于可以组词、连句，速度比一般的拼音快，而且不会造成思维中断，省了很多功夫。对于写文章的人来说，用自然码是最合适的输入方法。但也有好些人用惯了五笔输入或全拼输入，至今不知道什么叫“自然码”，说：“骆教授打字是一个手指，一个个字敲，我到现在还不明白他是怎么敲出来的。”这回骆抗先可够“潮”了吧！

骆抗先写书有一个很大的特点：不抄书。有言道：“天下文章一大抄。”但至少在骆抗先这里不成立。他底气足，作风正，只学习借鉴，决不照搬抄袭。他有大量的临床实践作底，有大量的文献阅读支撑，更有大量的缜密思考引领。他从来不愿意人云亦云，写出来的东西必须言之有物、言之有理，经得起推敲。反复实践是他的亲身经历，而看书学习是他一直不曾放松的，他每天读很多文献，了解世界上乙肝防治最新的医学动态、信息、成果等，随手记下重要的内容，汇集起来，结合实践融会贯通，做出自己的研判，成为自己的东西。他治学的严谨为学术界的同行称道、佩服，大家都知道他不随便写，只写熟悉和擅长的东西，写出来就是字字珠玑，让它成为精品经典。

《乙型肝炎基础和临床》这部巨著，骆抗先足足用了 40 年夯实基础，又用了 4 年多时间书写。在这几年中，他照样出门诊、查病房、带学生、做实验、管理科室，一样不落。我们真的难以置信，这部他亲手用电脑敲打出的 74 万字大书，耗费了骆抗先多少心血，是怎样占尽了他除吃饭睡觉、正常工作之外几乎所有的时间。且不说如何布局谋篇，力求全面；也不说如何反复斟酌，咬文嚼字，甚至不提书中那 200 多幅图都是他自学绘图软件后自画或改画的。单讲在 20 世纪 90 年代网络还不很发达、不很普及的情况下，骆抗先为了找到更多的参考文章，得到一些珍贵的文献资料，最怕麻烦别人的他，除了自己跑图书馆、找相关书刊之外，还不吝开口求助，先后多次请各地图书馆帮助查找所需的书籍，国内没有的就请国外的朋友帮忙搜集、邮寄，个中曲折、艰辛、执着，我们怎么想象恐怕都不为过。

1997 年 3 月，这本厚重的书经人民卫生出版社出版后，很快传开，惠及整个乙肝防治领域。有些医学生人手一本，相互交流切磋；有的医院传染科必备，以供医护人员传阅；有的患者也购买来学习运用，争取“久病成良医”。该书因其封面是红色而被大家一语双关地称为“红宝书”，奉为乙肝诊疗的金标准。虽然是医学书，骆抗先良好的文字功底也在书中充分体现：言简意赅，连标点符号都认真复核，避免错漏。他的想法就是把自己 40 多年的乙肝防治临床实践经验和思考，都毫无保留地分享出来，意图与同道们交流临床经验和对相关基础知识的认识，同时基于临床讨论基础问题，试图加强基础研究与临床实际的密切联系，希望该书有益于提高乙型肝炎的临床研究水平。

巨著问世，好评如潮。或许很多人会以为，这回老爷子可以高枕无忧，轻轻松松一阵子了。哪知道骆抗先出书后并没有就此罢手，他考虑到情况在不断变化，医学在不断进步，乙肝防治也要与时俱进，书中的内容当择时有所更新，于是给这部书定了个原则：重新修订，5 年一版。2001 年 5 月，经过修订的第二版诞生；2006 年 10 月，第三版出版；2012 年 3 月，第四版面世。他说到做到，坚持每 5 年左右完成一次对书中涉及的数据和方法的亲自修订，而每次修订，他都要重写大约 60% 的内容。仅以第三版为例，文字达 150 万字，共 713 页，分为 48 章，新增写的有 5 章，包括：①病毒复制：模板 · 动态 · 致病性；②自然性免疫 · 适应性免疫；③肝脏 · 肝细胞及其再生；④肝影像学；⑤免疫虚损病例中的 HBV 感染。新改写的文字占 64.3%；378 幅图中，126 幅为新增的。由于工作量太大，第四版修订增加了新的合作者，但书的核心内容仍然是骆抗先亲自操刀。可以说，这部书是骆抗先大半辈子行医的心血结晶，为几代乙肝防治医者提供了准确诊疗的重要依据。

在第四版的序中，骆抗先写道：

我国是乙型肝炎的地方流行区，已实施疫苗计划免疫十余年，小儿感染将逐渐控制，但仍会有不少新的感染；成年人中众多的慢性感染仍是沉重的社会负荷。乙型肝炎有发生肝硬化、肝衰竭和肝癌的高危性，每年仍有数十万例肝病死亡，在相当长的时期内，我们仍将面临乙型肝炎的大量防治工作，许多问题需要探讨。

医学科学的发展越来越要求对一种疾病有更深入，也更广泛的认识，将基础知识和临床经验汇集，可方便专业人士阅读，临床医生参考一些基础专业知识，使诊断思维更活跃，治疗措施更合理。

……

本书从1993年开始写作，……近20年来，朝朝暮暮写作不息。阅读文献获得的新知识或工作中的新体会，随时编写入书。我已耄耋之年，将逐渐淡出，此版起由中青年学者参与。此版骆抗先编写组织学、血清学和临床学共36章，负责全书插图绘制或修改；陈金军编写免疫学和流行病学6章；李平编写病毒学和辅助治疗5章。

此书是为临床医生写的。第4版书大量删减基础理论，病毒学由7章缩为4章，免疫学由6章也缩为4章，流行病学由3章缩为2章。大量扩充临床部分，抗病毒药物由2章增加至4章，各类HBV感染和疾病由21章增加至26章。文字力图精简易懂，改写54.6%。图340多幅，其中新增120幅，旧图均经修饰。更换全部参考文献，作为正文的补充。

本书对一些日常诊疗事项，有相当详细的讨论，对内容的选择和把握，反映编著者的观点，也有与当前业内不尽一致的提法，有较多探索性的论述；个人写作又难免偏颇。因而，有些诊断和治疗方面的内容主要提供对临床问题的思考。请不要看作是“指导性意见”，希望得到同道们的批评。

本书写成得到科室同事们的支持，部分章节曾经他们的修改和批评，尤其是张琪医生在产假中修改了多章；何海棠做了许多秘书性工作，深表感谢。

……

此书完稿正逢我80生日，也算是对自己的一份纪念。

请细细品味“朝朝暮暮写作不息”8个字吧，然后闭上眼睛，便有一幅八旬长者挑灯电脑前，码字不停，清茶伴长夜，思绪飞扬的画面在脑子里闪回，不觉泪目。

和骆抗先提及他的著作，他总是摆手说：“我那些东西，时间长了……现在有新发展了。”他心里明镜似的，这世界一天一个样，谁都不能包打天下，得时时学习，活到老学到老；大家心里也明镜似的，骆抗先在乙肝领域的领军作用、在科研方面的榜样作用，还有他立身做人的魅力、工作行事的格局，谁敢不认？谁能不服！

骆抗先的弟子说：“老师是我见过的学习劲头最足的人，他接受很多新东西，有些还挺难的。50多岁继续学英语，60多岁重新学电脑，70多岁开博客，80岁后学统计……很简单，因为科研要用到。”

科研也好，写书也罢，对骆抗先来说，都是为了解决临床遇到的问题，都是为了没有乙肝的未来。

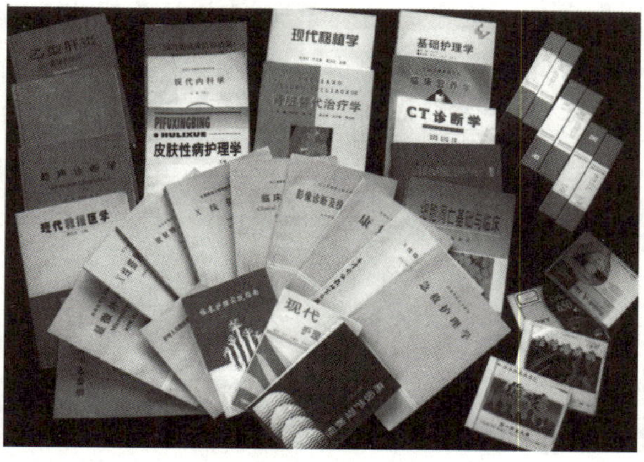

○骆抗先部分著作

第四章

『无心插柳』成『网红』

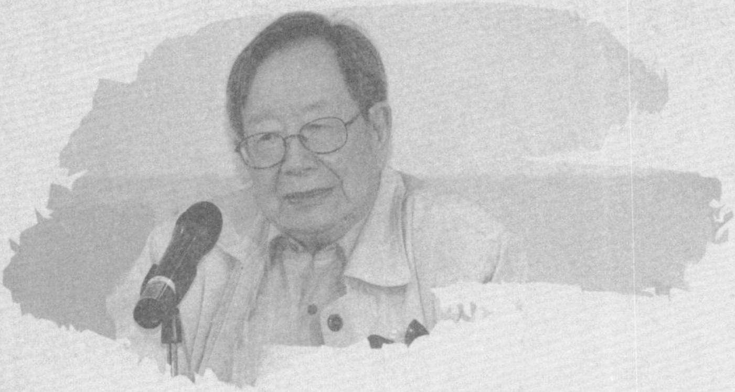

别说读者诸君，就是骆抗先本人也想不到：自己竟然在年近八旬的年纪，成了“网红”。

没有网络推手，没有刻意炒作，一切都顺理成章。但这个意外走红，却正合“骆”意。因为“红”的是他那些宣传乙肝防治知识的博文，得益的是千千万万渴望得到这些知识的人。

别说读者诸君，就是骆抗先本人也想不到：自己竟然在年近八旬的年纪，成了“网红”。

顾名思义，网红就是在网络走红的人，“是指在现实或者网络生活中因为某个事件或者某个行为而被网民关注从而走红的人或长期持续输出专业知识而走红的人”（百度百科）。骆抗先无疑属于后一种人。没有网络推手，没有刻意炒作，一切都顺理成章。但这个意外走红，却正合“骆”意。因为“红”的是他那些宣传乙肝防治知识的博文，得益的是千千万万渴望得到这些知识的人。

从医几十年，骆抗先致力于乙肝的临床医学和科研，他日复一日、年复一年地做着同样的事：看门诊、做实验、带研究生……无论怎么抓紧时间，一个人的精力有限，对数以千万计的乙肝患者来说，他感觉真的是杯水车薪，力所不能及。原本常识性的东西，很多人就是完全没有接触过。有的无知无畏，耽误了病情，症状严重了才想到去医院看病，医生往往回天乏术。有的太紧张，自己吓自己，过度检查、过度治疗，谁劝跟谁急。结果自然不理想，没毛病也吓出毛病了。骆抗先每次遇到这样的患者，怕他们不改，一边安抚情绪一边反复提醒注意事项。更多的人是一知半解，无所适从，得不到合适的治疗，急需有正确的指导和帮助。骆抗先总琢磨有什么好方法，能够让更多的人了解乙肝防治的常识，首先把好关，争取少得病，得了也要早发现早治疗。可一时没有好的渠道，他总在苦苦寻找。

2006 年，有一次出门诊，一个患者跟骆抗先说："您出门诊常常忙得饭都顾不上吃，可也只能看几十个号，还有那么多患者想挂您的号也难，怎么办？如果您开个博客，专门解答乙肝方面的问题，大家都可以看到，不是能够帮助更多患者吗？"

骆抗先眼前一亮：这个主意不错！我国是乙肝大国，约有 10%的慢性无症状乙肝病毒携带者。很多人受到误导或治疗不规范，走了弯路。开博客能让更多的人在网上看到我的科普文章，太好了！

那时博客在这个世界上出现也不过 8 年，它的正式名称为"网络日记"，通常由个人管理、不定期张贴新的文章。它进入中国有 6 年了，开博客的几乎都是年轻人，但还不那么引人注目。直到 2005 年，国内一些原本不看好博客业务的网站如新浪、搜狐等，相继加入了博客阵营，有人说这是博客的"春秋战国"时代。像骆抗先这样 75 岁高龄的长者开博客，在许多人看来实在勉为其难。可骆抗先不信邪，这么好的事情，为什么不试一下！他打定主意：做！

骆抗先的博士生刘志华担心老师工作已经很繁重，再开博客怎么忙得过来？而且这事一做就得长期坚持，要耗费大量心血，老师的身体吃得消吗？刘志华劝他再考虑一下，可骆抗先执意要做这件事，因为这恰恰可以作为他与乙肝患者、家属等所有关注乙肝防治的人交流沟通、传播科学防治知识的广阔平台和渠道。他对刘志华说："我一辈子做的事就是给乙肝患者好好看病，如果通过网络能使数百万甚至更多的人得到科学规范的诊治，当我离去时，我会觉得不虚此生。"

刘志华懂老师的心思，什么也不再说，立刻动手，一位熟悉网络的朋友帮骆抗先在新浪网开通了博客，并且当他的博客助手。就这样，骆抗先成了新浪博客最早的用户之一，他在博客的开篇中写道："慢性乙型肝炎需要较长时间的治疗，患者本人必须、也有可能了解自己的疾病，才能不被误导，才能按照自己的条件和愿望来选择治疗，才能在医患配合中发挥主观能动性。"他的"骆抗先乙肝频道"很快火了起来，访问量蹭蹭地上升。骆抗先更觉得这件事做对了！可惜由于博文后提问的跟帖不断增多，按骆抗先的精力和时间，一周回复 30 条提问已达极限，“无论如何，不可能满足广大网友的需要”。

骆抗先拿出写书时从零开始的劲头，把临床中遇到和解决的问题记下来，又不断阅读海量文献，再确定每篇博文的内容，一个字一个字敲出一篇篇博文。电脑打字他是不成问题的，这在写书时已经练出来了。但也有需要重新学习的东西，比如怎么具体操作博客，怎么开通，开通后怎么进入，博文写好后，又怎么把博文发到博客上；博文和网友们见面了，网友们往往会提出许多问题，他该怎么和网友互动……

骆抗先下决心要学习什么，那是没有学不会的。他身上的韧劲让困难退避三舍，因为困难总被他克服。他向年轻人求教，刘志华帮了很大的忙。时间一长，骆抗先担心影响年轻人的工作，还是自力更生为主。原先连手机短信都不会发，早年读书时汉语拼音也没有问世，现在还不是能够打字了！他不信学不会，事实上他真学会了！

博客的所有程序和操步骤作他都弄明白了，进展也顺利了。只是打字时双手的十指协调合作，对骆抗先来说有难度，他还是用他的老办法：以食指为主，一下一下按键，号称“一指禅”。慢是慢一点，却稳当，出错也少；只是一篇千把字的文章打下来，食指“劳累”得有些僵硬了，其他手指也不轻松，都在旁边连带着紧张呢！更加受累的还是眼睛，骆抗先的白内障随着年龄的增长越发严重，看东西有些吃力。他不理会，半夜两三点爬起来，周围万籁俱寂中，他“钉”在电脑前，一干就是几小时。文章写好了他不急着发出去，总要先放一到两周，回头再看，确定观点无谬误、文字准确易懂才正式发布：“每天有几万人在看，错了的话就误导几万人，所以千万不能错啊！”

晚上写博文，白天上班出门诊、搞科研。他在门诊中了解患者最关注的问题，以及普遍的困惑与担忧，同时不间断地阅读文献，掌握国内外最新研究课题、成果等动态，撰稿时心中底气足，下笔如有神助：“这样才能保证博客内容符合实际需求，才能给读者最正确的指导嘛！”他还花了大量时间认真阅读和回复网友评论，以及提出的问题。

他的回复内容全是实实在在的“干货”，解答详细易懂。

“无语问苍天”网友在述说了自己的情况后向骆抗先提出了下列问题：

我的病毒那么多，不要抗病毒治疗吗？像我这样的可以治好吗？如果不治疗，我未婚夫肝功能正常，结婚后可以要小孩吗？我们平时和家人都需要注意什么吗？

骆抗先的回答是：

1. 你是慢性乙肝病毒携带者，乙肝病毒没有明显损伤你的肝细胞，你的免疫系统对乙肝病毒也很宽容，所以病毒水平很高，但不需要抗病毒治疗。乙肝病毒与你“和平共处”已经十几二十年了，未来可能还要再与你共处二三十年。

2. 不仅可以生育，而且可以哺乳。别的妇女能做的，你也都能做，因为你是健康人。

3. 别的女孩怎样与家人相处，你与家人也怎样相处，因为乙肝病毒只通过血液传播。你知道“大三阳”已经10年，我奇怪你怎么对“大三阳”一点也不关心，你不要问苍天，苍天不会回答你，你很需要自己学习一些科普知识。

那个女孩看了骆抗先的回复，估计会忍不住笑起来，因为从此可安心，也因为骆抗先的小幽默。指不定“无语问苍天”的网名也要改为“有幸问骆老”了。

一个40岁的男性以“笑傲江湖一书生”的网名请教骆抗先：

我8个月前肝功能异常住院，经查是“小三阳”。服阿德福韦8个月，肝功能正常，病毒量由10的4次方降为10的2次方。请评价一下疗效。

我的父亲61岁，三年前查是“小三阳”，现在就第四项和第五项两项抗体阳性。我就纳闷了，他还喝酒，怎么会好呢？

我以后抗病毒的路怎么走呢？不能停，久了又怕耐药。

骆抗先的回复是这样的：

令尊三年前是慢性（无症状）病毒携带恢复期，61岁自然转阴，乙肝本来不是终生感染，“小三阳”转阴应在意料之中，饮酒不足为训。

你是“小三阳”肝炎，经8个月核苷类药物治疗有效，肝功能正常、病毒转阴，已成为“慢性非活动性携带”，需要坚持治疗十余年，过早停药一定会反弹。

骆抗先在此给他们父子俩指明了一条路：父亲为健康计不可饮酒，儿子须长期服药以防反弹。如此这般，“书生”方能够“笑傲江湖”。

在过往没有手机、没有博客，家庭电话也没有普及的岁月里，人们的相互联系多靠书信，许多外地患者遇到在骆抗先这里看完病再来一次又有困难的情况，往往只能给骆抗先写信。那时候骆抗先就不厌其烦，抽休息时间回复患者。信件多了一个人写不过来，骆抗先就发动身边的实习生、研究生加入回信的行列，江晓静教授当年在南方医院实习的一年中，就多次协助骆抗先给患者写信，解答他们心中的疑惑，鼓励他们按时吃药，战胜乙肝。当她后来看到骆抗先的博客时，一点儿也不觉得奇怪，因为这就是医患间书信沟通方式的创新发展，也是骆抗先一贯重视与患者交流，耐心答疑解惑的美好延续。有一次她到广州出差，专程来南方医院看望老师，基于对老师的了解，她知道骆抗先向来把名利看得很淡，聊天时大胆开玩笑道：“骆教授，您怎么干什么事都能出名啊，那么多人写博客什么事没有，您写个博客也火了！”骆抗先听了坦然一笑：“我没别的事情可以做了。这件事做着喜欢，别人也需要。”其实，没有别的事情可做是假，众多人需要是真。可这件骆抗先喜欢做的事情，花费了他多少精力和时间，有多么辛苦和困难，只有他自己最清楚，旁人谁能说得明白呢？

做到这一步，骆抗先没有满足。他想到全国还有不少偏远地区的通信或许不那么方便，部分农村患者无法上网，又缺钱看病，要让他们也知道乙肝防治知识，看来得把博文结集出版。他先后三次整理博客文章成书，就是为了方便更多的人。他在书中写道：“我一辈子做的事就是给乙肝病人好好地看病，如果通过网络能使数十万人知道乙肝病需要长期治疗，定期检查转氨酶对观察病情最重要，其社会效益远非诊治几位患者可以比拟……只要是有益提高我国乙肝防治水平的工作，我会毫无怨言地做到我生命的最后一刻。”同事们感动之余，乐称骆抗先是“互联网史上年龄最大的博客出书者”。

2008年6月，《乙肝常识问答——骆抗先乙肝频道博文集锦》一书由上海人民出版社出版。骆抗先写了一篇十分简短的“自序”，体现了他一贯谦和、坦荡的风格。他说：“我们在博客中将临床体察到的患者中的问题，无一定次序地逐渐写出，供病友们阅读。我们无任何商业背景和私利，可以公开请病友监督。对某些不当的现象和作为也会提出善意的意见，不当之处可以讨论。”

“自序”之外，骆抗先别开生面，用网友“因爱了解”写给他的一封信作序，信的字里行间写满真诚、朴实与感谢，令人动容：“作为一名德高望重的专家，您在和我们这些普通患者或者是患者家属交谈中所表现出的谦虚、严谨、亲和，很让人感动。”这位网友得病后曾经在“迷茫、盲从”的泥泞中艰辛寻找：“幸运的是，有一天我知道了骆老的博客并且从这里找到了答案”，终于悟出了“生命只有一次，命运在自己手中，珍视生命，珍惜自己所拥有的每一个日出和日落”的道理。“再一次感谢骆老，真的谢谢您，让我坚强！”

此书出版后，广受读者赞誉。

两年三个月之后，骆抗先考虑到博文更新了不少，又再重新整理后，于2010年9月由上海科学技术出版社出版了《答乙肝病友问——骆抗先教授乙肝频道博文精选》一书。当时广州购书中心为此举办了一个新书发布会，具体事宜由骆抗先的科研助理何海棠负责联系和落实。筹备时，大家还有点担心骆抗先有没有时间参加，没想到向来行事低调的骆抗先却破天荒地主动表示要去。目的还是为了让更多人知道这本书，了解乙肝防治的科普知识。发布会的气氛很热烈，广东省卫生厅、南方医科大学、南方医院的有关领导到了现场，很多读者也自发前来。向骆抗先提问环节的时间被一再延长，读者们争相提出有关的问题：“乙肝能够治愈吗？”“抗病毒的药得吃多少年啊？”“乙肝妈妈能给自己的孩子哺乳吗？”“我转氨酶居高不下，怎么办？”……骆抗先耐心地回答完现场读者的问题才作罢。

2013 年，随着时间推移，骆抗先系统梳理和解答乙肝患者要面对的问题，又在上海科学技术出版社出版了《骆抗先浅谈乙肝常识》一书，力求向读者传播的乙肝防治常识更加准确实用。他在代前言《核苷类药治疗方案将有根本性改变》一文中首先表示：“在十三亿人口的发展中大国，农村曾经依靠赤脚医生和上山采药维持较基本的健康保护。当前医保覆盖虽较普及，但农村能报销的药费仍非常有限。基层医生能利用的资源很少，当然医疗的经验不会很多，在艰难的条件下为群众服务十分不易，‘最美的乡村医生’的事迹感动人心。”可见即使工作忙、时间宝贵，骆抗先却十分了解国情，时时关注着基层医疗的变化和进展。

骆抗先在文章中继续写道：

> 我开设“乙肝频道”博客 6 年，时间不长，但有些用功而细心的网友已经发现一些前后不一致的论述，其中有些是随社会条件的改变而调整的。譬如我曾经提议核苷类药计划治疗的三个阶段：恩替卡韦—拉米夫定加阿德福韦—阿德福韦单药，那是此前发展中国家的可行方案，现在将可能随医保的发展而有根本性改善了。
>
> 政府对各种国产药压价，恩替卡韦的国产仿制药，如用得较多的润众已由原来每月的药费 960 元，降低到 700 元……医保的额度和广度提高后，对多数患者来说，可以承受长期服用恩替卡韦治疗了。这可能只是一小步，却是重要的一步，有重要象征意义的一步，我为此欣喜不已。

全书分为八部分，下设若干小问题，逐一进行解答。每个部分的标题，前面两字均为“浅谈”，从“浅谈检查”说起，再到“浅谈慢性携带”“浅谈小三阳肝炎”“浅谈妊娠和哺乳”，直至浅谈抗病毒治疗、核苷类药的耐药、肝硬化、肝癌等，结构科学、层次分明。骆抗先以非常通俗的语调和平实、偶含风趣的文字风格，阐述乙肝患者最希望了解和掌握的种种乙肝防治知识。

网友“阿依莎”请教骆抗先，像她那种情况，“可以为宝宝喂奶吗？”骆抗先答复如下：

> 母亲可以在子宫内向胎儿输入各种抗体，所以新生儿的脐带血中有了抗体。你已经是HBV DNA阴性的小三阳携带者，新生儿也进行了规范的乙肝免疫注射，就不必担心传染。当然可以喂奶，为什么不喂奶呢？母乳是孩子的“人权”，老外总挑剔我们的“人权”，那是一些混账话。不过，对你孩子的“人权”倒是应该尊重的好。

网友“上海白领”告知：

> ……医生早就建议我不要母乳喂养，说如果我坚持母乳喂养的话，孩子若感染乙肝他们不负责任，我听了比较心悸。看到了您客观、科学、温暖的科普文章，我已经决定喂养了。

骆抗先毫不掩饰内心的欣慰，用一句话回复，并加惊叹号作结：“母爱伟大，为你的孩子高兴！”

第六部分第二个问题是“各药的耐药特性”。骆抗先之所以关注这方面，直接起因来自“kmhadq”先生的跟帖摘要：

> 我用拉米夫定抗病毒治疗已经两年半，现在最担心的就是耐药了。向我的主治医生说过担心耐药，他的回答是：“接着服，等拉米出现耐药时再说。”我明白长治才能久安，不应该坐等耐药的出现……

骆抗先从中敏锐地发现了问题：

> “等拉米出现耐药时再说”对我是一声响雷，幸亏“kmhadq”先生有自己的主意。我常接诊来自各地的耐药患者，有的因误导而发生多重耐药，补救棘手。所以立意写这系列的博文，目的是：耐药重在预防！患者必须自己有所认识。其实，预防耐药并不很困难。近年长期在我门诊复诊的患者，新发生耐药的已非常少，我遗憾没有早些开博，现在需要克服老年生活的一些不便，但立志坚持到最后。

这也再次印证了：凡是患者需要的，骆抗先一定予以重视；凡是有利于患者治疗的，骆抗先一定予以坚持。

上述这些书，骆抗先自己一本不留。但凡有人问起，他就说：“如果要看，就看后来出的第三版，内容经过修订，比较准确。乙肝防治不断有新的方法、新的科研成果，以前的一些东西会过时，两版旧的书就不用看了。”

书出版后，骆抗先想着有些农村的患者经济不宽裕，也不一定知道这本书出版的信息，他就自掏两万多元，以“感染内科”的名义买了 1 000 本书，寄往偏远地区，寄到乙肝病多发高发的农村患者手里。身在武汉的江晓静教授得知骆抗先的博文结集出版，马上买回一本，细细翻阅，感觉非常好，对临床也很有帮助。她把这本书和骆抗先的博客推荐给很多患者，还有同事们，结果反馈的意见都说非常实用，很接地气，可以给患者正确的指引，对临床医生也有直接的指导作用。江教授打电话把这些情况告诉老师，骆抗先特别高兴地回答：“没想到临床医生也在看，这对我是个鼓励啊。”

转眼十几年过去了。在常人看来，利用业余时间写博客、回答网友提问是一件吃力不讨好的“苦差事”，骆抗先却乐此不疲，坚持写博文。被他用坏了的 5 台电脑尤其劳苦功高，都是工作到实在动不了了才“下岗”。而骆抗先冬天常穿的那件旧毛衣，因为打字时肘部挨着电脑桌，磨出了两个不小的洞，他却舍不得丢，照样穿着。

这些年来，骆抗先陆续撰写了400多篇共计40多万字的乙肝科普博文，博客访问量突破1 500万，回复留言1.2万多条，累计约百万字。其中每一个字、每一张图都凝聚着他的心血和智慧，饱含着他对千千万万读者，尤其是乙肝病毒携带者和乙肝患者的深情与责任担当，这一切又源于他对乙肝防治事业不变的热爱。

在“骆抗先的乙肝频道”博客里，网友们亲切地叫他“骆老”“骆爷爷”，赞誉声声，谢意满满。在亿友乙肝群体交流互助平台，署名“春华秋实”的网友附上骆抗先教授的博客地址，并写下这么一段话：

> 推荐各位战友看一看广州南方医院骆抗先教授的博客，骆老是非常有医德的教授，他和他的团队坚持写博客十年，深入浅出地普及了不少乙肝的知识，功德无量。战友们，你如果把骆老的几百篇博文看完，相信你对乙肝就有正确的认识了，也相信你能坚持规范的治疗，对乙肝不再恐惧，享受正常的人生。

请注意，“春华秋实”对网友们用的称呼是“战友们”，这是否意味着一旦与乙肝交锋，便是战斗打响，而和乙肝的抗争是一场不折不扣的“持久战”，病友们（含家属）之间便不约而同成为战友，要寻找得力将领，相互扶持、鼓励，共商战略战术，方可走最少的弯路，夺取最终的胜利。从这个意义上说，骆抗先是他们战乙肝的将帅、优秀指挥员。

2010年春节前，一位网友给骆抗先的留言，代表了无数人的心声。她说：

> 骆老新年好！虽然未曾见过您，您却是我在这个世界上，除了父母外最应该叩头致谢的一个人！您带走了我的恐惧和迷茫，又给我带来了光明和希望！我应该怎样感谢您呢？……写到这里，泪水模糊了我的双眼！

看到这样深情的话语，谁还会不理解骆抗先开博客的意义，谁还能质疑医患之间真正的情谊呢？

网友“学会Jaasmine”曾经慕名去看骆抗先的门诊，并通过网络吐露心声：

> 第一次去骆老那儿，因为身体的事被退婚了，骆老还安慰我，说那人不值得。第二次去骆老那儿，是带着未婚夫，现在娃都两岁了，非常健康。现在一直做抗病毒治疗，心里也不再有负担。骆老不仅在帮助我们治愈身体，还帮我们治愈自卑灰暗的心理。

就这么短短一段话，却那么真实可信，我们完全可以还原一个完整的故事：这位患乙肝的姑娘，去找骆抗先时带着一颗破碎的心。本来到了谈婚论嫁的年龄，也以为有了自己的如意郎君，期待着嫁入夫家，过幸福日子。没想到检查出了乙肝，结果剧情大反转，遭男方无情退婚。幸运的是，姑娘辗转找到了骆抗先，以骆抗先一贯的作风，他一定是详细地询问姑娘的具体情况，从身体到心理。姑娘顿觉见了亲人，哗啦啦倒出心中的苦水。骆抗先既医病又医心，除了给出治疗方案，还告诉姑娘：这样的男人，不懂得爱，也不值得爱。为这样的男人伤心，更是不值。当务之急是正视疾病，养好身体，好男人会有的！

承骆抗先贵言，姑娘第二次再找骆抗先时，身边多了一位值得爱的男人——甘愿与她共同对抗乙肝的未婚夫。可以想象姑娘的开心与骆抗先的欣慰。

后来，大家都知道了：姑娘已经有了两岁的娃，健康可爱。一家三口，乐也融融。

这样的故事不知道有多少，因为大多数乙肝患者即使已经痊愈，包括家人在内都讳莫如深，不愿意向人提及这段经历，常常选择把曾经的痛苦和感激深藏心底。但也有例外，一位网名“水王”的网友在群里的讲述尤其感人：“……分享一下我的故事，希望对大家有帮助，在这里最需要感谢的是骆抗先老先生，没有他可能我会走很多弯路，后悔莫及。”

“水王”和妻子是高中同学，两人自2012年大学毕业时开始谈恋爱，2015年初领证结婚。两人手拉手到了民政局，工作人员说可以免费自愿进行婚检。“水王”说：“咱们先把证领了再检查吧。”高高兴兴领了结婚证，然后去医院体检。下午“水王”正上班，独自去拿婚检结果的妻子从医院给他打来电话，声音带着哭腔：“你赶紧过来。”去了医院，医生跟他说，你的妻子是大三阳乙肝携带者，按规定你要在婚检报告上签名表示知情。“水王”当场就懵了，其实不大懂到底是怎么回事，但从小在电视上见过播放治疗乙肝的广告，始终觉得这个病很可怕。妻子默默地在一边流泪，她根本不知道自己有这毛病，平时跟朋友聚会，妻子还主动替不会喝酒的“水王”挡酒，豪爽代喝。

那天，内心充满幸福感的“水王”被突然袭来的痛苦击中。精神恍惚中回到家，父亲宽他的心说：“没事，有这病的人很多。可以医治的。”善良的母亲一边抹泪一边叮嘱儿子：“你可不能不要人家了，你不要她了，你让人家以后怎么活！”“水王”忍住眼泪告诉二老：“放心，我不会放弃她。”

紧跟而来的是踏上漫漫求医路。夫妻俩先后去了好几家医院咨询，有的说你们准备要孩子就得治疗，先把病毒降下来再要孩子；也有医生告知不需要吃药。“水王”就是在这个时候不断上网查找，结果在“乙肝吧”听闻了骆抗先教授的大名，赶快看了他的博客，了解到肝功能正常的乙肝携带者可以要孩子，也不需要治疗。

大三阳乙肝携带者需要每半年检查一次身体，“水王”妻子的病毒量一直在7次方，肝功能正常，查了两次后情况基本稳定，于2016年底怀孕，在孕期第七个月的时候开始吃降病毒药，大夫有的推荐拉米夫定，有的推荐替比夫定，“水王”看骆抗先的博文，说是吃拉米夫定，他们最后决定听骆抗先的，用药一个月后病毒量降到了5次方这个安全线以下。“水王”也注意到，骆抗先提醒患者，吃拉米夫定要注意一个问题，就是产后的停药反弹。果然，妻子生完孩子两个月后转氨酶升至400，需要立即住院降酶。孩子只好断了母乳，哭得撕心裂肺，“水王”和妻子也跟着流泪。

妻子住院后，医生说要么打干扰素，要么吃药。怎么选择？还是听骆抗先的：打干扰素！“水王”写道：

> 又是骆老的博文帮助了我，（骆老建议首次发病的大三阳乙肝携带者，经济上允许的可以打干扰素）而且年轻女性的有效率比较高……（我老婆）打完四针后去医院检查，病毒已经转阴了，20 多针转小三阳，然后慢慢转大三阳。……需要的朋友请翻一翻骆老的博客。……2018 年 11 月和今年（2019 年）3 月两次复查，情况稳定。
>
> …………
>
> 讲到这儿故事基本结束了。孩子出生打了免疫球蛋白 + 乙肝疫苗，然后按 0–1–6 接种乙肝疫苗。第 8 个月带着宝宝去查乙肝五项，……结果出来，我开心得见人就笑，那是仅次于他出生那一天的高兴。现在孩子很健康，1 岁 10 个月了，身高 90（厘米），体重 26 斤，能吃能喝。
>
> ……从老婆查出病这几年，我都快成半个乙肝专家了。
>
> 再次感谢骆抗先老先生，虽然我未能亲见老先生，但老先生是我们一家的恩人，在我最困难最需要帮助的时候帮我照亮了前进的道路。

热心的“水王”推介乙肝患者和家属们去看骆抗先的博客，对网友们的提问也细细回复，颇有点骆老之风。他还说：“我是把他的 405 篇博文全部下载下来，仔细研究，（现在基本每篇都熟记于心）……跟乙肝有关的朋友们，都应该看看。骆老真是功德无量、仁心仁术的名医。”

骆抗先的博客粉丝很多，在网上表达谢意和敬意的网友也很多，这里略举一二。

网友“8311chenhuaxin”：“尊敬的骆老，我是您和您的博客的粉丝，您真是我们广大乙肝病友的救星。……感谢您为我们所做的一切，向您致敬！”

网友“名字难取且要取”：“骆老仁术仁心，医德是感染病学第一人，大善人！”

网友“冰雪暖阳”说：“向骆老致敬！对世人散发出炽热的光和热！向奋战在一线的白衣天使们致敬。他们悬壶济世、医德高尚。我们要为有高尚医德的白衣天使们点赞。”

网友“追梦的艳儿”说：“骆老医者仁心，大爱无疆，如果人人都能做到这样，社会会变得美好。您传承了医术、弘扬了美德。您是真正在为人民服务。”

网友“然儿”：“不为开诊，只为普及科学知识，老先生做人的境界和崇高的医德，让人信服，治人心病。医未到，心先暖。做人要做先生这样的人，做事要做先生这样的事！”

…………

骆抗先只管专心给患者治病，对这些发自肺腑的感激和赞美几乎不看不听也不大知道，他关心的就是怎样使乙肝患者越来越少，乙肝早日消灭。成立了骆抗先工作室之后，又正逢微信公众号的黄金时期，骆抗先管理博客的同时开通了公众号。他说：“我就像块钟表，现在走得越来越慢了，哪天或许突然就停了，现在活一天就得干一天。我很快乐，其实也很虚荣，患者都信我，网友都喊我骆爷爷，这多高兴啊！当医生，都是要有责任的，别人把命给了你，你还能不负责任吗？”骆抗先把和网友的博客交流看作是医生职责的一部分，是没报酬有责任的分内事。

如今，由于年龄和时间的原因，骆抗先不再逐一回复患者的提问，但实际上，那些已经作出的回答，基本涵盖了乙肝科普的方方面面。

这件被网友们称为功德无量的事，骆抗先说：“我一个人做不来。以前刘志华和我一起做，现在有工作室的人帮忙。没有他们我自己做不成。”这件事，骆抗先认为自己做对了，因为惠泽无数乙肝患者和家属，如此大范围、大信息量的乙肝防治知识传播，是他出多少次门诊也完成不了的。为此他觉得特别欣慰。

骆抗先博客仍然处于正在进行时。现在骆抗先还是每半个月写一篇博文。至 2020 年 9 月 26 日，他的博客已经发表了 438 篇文章，访客达 1 574.6 万人次。骆抗先的铁杆粉丝们，有福了！

第五章

带出一支『骆驼队』

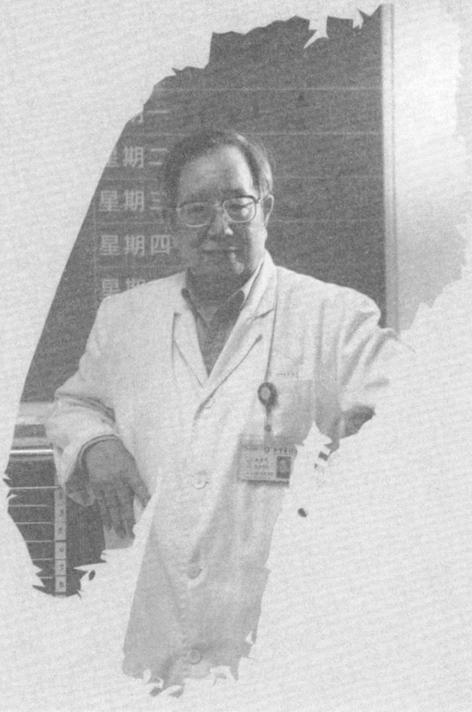

骆抗先教授学高为师，身正为范。他先后培养了70多名博士生和硕士生，这些弟子大多已成为我国乙肝防治领域的主力和骨干，而经过他授课和培训的学生则难以计数，他们都以曾经师从骆抗先教授为骄傲。

可以说是“无巧不成书”，也可以说“水到渠成”。骆抗先姓骆，骆驼的“骆”。骆驼被誉为“沙漠之舟”，有极强的耐力，每饮足一次水，便可数日不喝水；即使没有食物，也能顽强生存一个月。在一望无际的茫茫大漠中，骆驼能连续行走 20 多天，行程达 1 000 多公里，堪称奇迹。

不知道是谁最先发现，骆抗先身上有着骆驼一般沉稳、坚忍、执着、刻苦的特质。他总像骆驼那样，不惧干旱高温，无视风波沙浪，坚定地朝着绿洲的方向，朝着明天和希望砥砺前行！

正因为如此，骆抗先的学生和弟子喜欢自称是“骆驼队”的，他们崇尚老师身上那种坚韧不拔、吃苦耐劳的骆驼精神，愿意追随老师，成为“骆驼队”的一员。骆抗先无疑是永远的“骆驼队”队长。

骆教授有着骆驼般的厚道与善良，他从未离开过临床一线，对所有患者都像对自己的亲人一样。出门诊时除了问诊和讲解病情，还开导他们树立信心，积极接受正确的治疗，时间花在患者身上他觉得值。

从事科研，骆教授又有着骆驼般的甘于寂寞、百折不挠的精神。他认准了乙肝防治这条路，就执意往前走，不受外界干扰，看淡了报酬和名利。

骆抗先是我国病毒性肝炎领域最早的博士研究生导师之一，他对学生的好早有口碑：亦师、亦父、亦友。学习上遇到难题，他一再讲解、启发，直到对方弄懂为止；学生经济上有困难，只要他知道了总是解囊相助；学生可以自由进出他的办公室探讨学术，请教科研和临床问题。同时，骆抗先让学生做到的，他自己肯定首先带头，对学生的高标准、严要求也是远近闻名的。他的研究生必须完成高质量的科研工作，发表高水平的科研论文，否则不能毕业。没有达标的研究生只能暂缓毕业，不能通融，他是学校最先让自己的研究生延期毕业的导师。

身体力行，潜移默化。骆教授带出了一支高水平、高素质的“骆驼队”。

…“骆驼队”队员侯金林

现任南方医院感染内科主任侯金林算是“骆驼队”最早的队员之一，他矢志不移，成就斐然，被称为骆抗先的高徒。他在家乡山西平遥高中毕业，考入西安的解放军第四军医大学，攻读医学五年，成绩优异，1984 年毕业后来到南方医院，分配到传染科。

那时南方医院很小，只有两栋楼，骆抗先所在的传染科更旧，门诊设在检验楼旁边的小屋，从外面看，很容易误认为是卫生间。走进去才看到，一个大房间用柜子隔成了若干诊室。也就是说，最早的“骆驼队”在如此简陋、艰苦的环境和条件下迈出了第一步，开始长途跋涉。

骆抗先开始招研究生是在 1985 年，第二年侯金林就考取了骆抗先的硕士研究生，攻读三年。回忆当年的情景，侯金林说：“骆老当导师看似不大管事儿，但要求是很严格的，学习上绝对不能马虎。放暑假他不让我们研究生回去，要做事情参加实验。”不回去就有更多的时间学习知识、钻研技术，侯金林愿意！

骆抗先很赞赏侯金林学习时的那股劲，大概从他那儿看到了自己年轻时求知若渴的模样。侯金林毕业后留在传染科，骆抗先一直把他列入重点的人才培养。一份由骆抗先亲笔书写于 1990 年元旦、关于专门针对侯金林的“培养目标及措施”，内容包括医疗、教学、科研、外语、管理等方方面面，倾注了老师对这位不满 28 岁的弟子深沉的关爱与很高的期望，此处摘录几段如下：

建立相互切磋、取长补短的新型师生关系。不仅与某人为师，更广泛地向高年资同事学习。

不仅在“立业”，而且在“立身”方面，应相互劝勉和制约。读书、为人而后为师。也重视青年学者的上进和智慧。不必拘泥某些迂腐观点，应尊重中国知识分子的传统品质。

必须长期深入临床。点滴积累临床经验。

市场经济还要发展。“为患者着想”的观念不改变。无论何时何地，“病情需要你”的召唤不应拒绝。

逐渐接替一些学术组织的职务。参与科室管理。

这份培养计划，侯金林珍藏至今。每每翻看，便有暖流涌动，春风拂面。骆抗先的文字向来简单明了，他不以老师自居，要求师生之间“相互切磋、取长补短”，既要“立业”有仁术，又得“立身”有人品。无论市场经济如何发展，医生终归不能拒绝患者的召唤。他让初出茅庐的年轻人学习管理，准备担更重的责任。后来的事实证明，骆抗先计划做的和预料中可以做到的事情，全都化作了现实，而且更丰富、更有成效。

侯金林的夫人曾经告诉骆抗先的女儿，骆老起得早，他叫上侯金林，师生俩约着一起看书，有什么心得、体会、疑惑，随时交流探讨。晨光之中，师徒二人促膝交谈、共同读书的情景，如一幅美图，让人钦羡不已。

2002 年，传染科改名为感染内科，40 岁的侯金林正式挑起了科室主任的重任。一年后，他就遇到了大挑战——2003 年初抗击“非典”。受骆抗先多年的教育和影响，他炼就了过硬的心理素质和专业素养，临危不惧，带领大家沉着应对，全科室医护人员春节期间全部在岗，无一人请假。他们先后接诊 160 名“非典”患者和疑似患者，其中 20 多人为危重症，经过合力救治，有 153 名患者治愈出院。

2 月 15 日，外院转来一个“非典”合并肝硬化的患者。当时，患者呼吸困难，气若游丝，正准备抢救时，患者的呼吸道一下子涌出大量分泌物，侯金林马上和同事一起迅速为他进行气管插管，一连换了几个接痰的罐子，患者的呼吸才慢慢平稳顺畅。后来，这名患者的病情几经反复，先后 3 次出现心跳、呼吸骤停，侯金林 3 次为他做胸外心脏按压，指挥抢救，才夺回了一条生命。

那段时间，侯金林每天只有三四个小时的睡眠，常常一进病房就是 10 多个小时。在不到一个月的时间里，他还先后 12 次往返于北京、长春、杭州、长沙等地，会诊危重“非典”患者 28 例，为 3 000 多名医务人员传授“非典”防治知识。长春的第一例“非典”患者，就是他在那里确诊的。置身那场没有硝烟的战斗，他以骆驼精神顽强对“敌”，荣立军队一等功。

侯金林一直从事传染病和肝病防治临床与科研工作，早已经是主任医师、教授、博士生导师，并担任中华医学会全国感染性疾病学会副主任委员、亚太地区肝病学会执行委员，在行内知名度很高。2003 年获得国家自然科学基金杰出青年基金，曾先后主持国家及省部级重大科研项目 17 项，获国家科技进步奖二等奖 2 项、中华医学科技二等奖 2 项等多个奖项，曾经荣获“全国优秀科技工作者”“广东五一劳动奖章获得者”“全国先进工作者”等多项荣誉。他还牵头在全国开展了“乙肝母婴零传播工程”，目标就是“不让一个孩子感染乙肝病毒”。

这些年来，感染内科发展很快，已有三个病区，工作人员 140 多人，研究生 300 人。

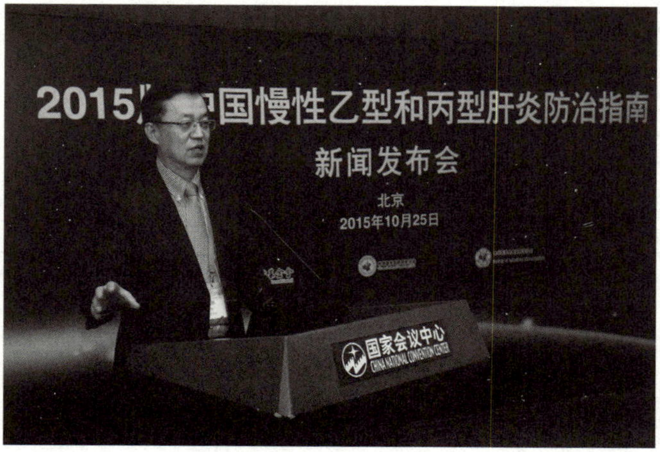

○侯金林在新闻发布会发言

回顾从医的经历，他感慨系之：“在学术研究、医疗教学专业和做人方面，骆教授都对我影响很大。”侯金林认为骆抗先给了学生三把成才的“钥匙”：刻苦勤奋、坚持执着、回报社会。“国家的需求和患者的召唤都刻在他的心里。”

2020年年初，到广州近40年，仅仅在32年前回老家过了一次春节的侯金林，早早做好了计划：一是先回故乡平遥，看望年前因为跌倒导致脑血肿和蛛网膜下腔出血的老母亲，虽然经过治疗后母亲的情况稍微好转，但仍然行动不便，离恢复尚远。他必须回去一趟，还提前准备好了大包小包的礼物。二是小外孙考试100分，早早答应带他去新西兰旅游过节，已经订好了大年初一晚上的机票。但这个30年一遇的方案，却被百年不遇、突然袭击的新冠病毒彻底打破。疫情汹涌，湖北告急。南方医院各科室医护人员踊跃报名奔赴援鄂一线，感染内科先后去了11人，包括主任、书记和一位副主任，是全院派出人员最多的科室。侯金林悄悄退了机票，他觉得自己必须留下来。起初报名援鄂未获批准，院领导认为他得留在本院，因为防疫任务也非常重。

整个春节，侯金林都保持高度紧张的状态，仿佛又回到了战“非典”时期。他回想刚参加工作时，自己是科室里唯一的年轻医生，假期轮班、代班少不了，常常是在工作岗位上过年。先后两次赴英国访问求学，异国的那几年春节都是在工作中度过的。再以后月月年年，工作愈发忙碌，以至于老母亲经常开玩笑地说：“我这个儿子呀，算是送给患者，送给国家，送给人民了。”原以为2020年春节可以弥补一下，没想到全国都摊上了抗击疫情的大事。除夕夜，侯金林百感交集，有感而发，写下了一篇《医生过年》的短文，因为真情实感而十分打动人。文章接近尾声时有这么一段话：

在这抗疫的关键时刻，脑子里涌现的都是医生的责任和担当，没有跟其他人商量，我悄悄地把回山西和去新西兰的机票都退掉了，再一次义无反顾地投入到我为之奋斗了一生的工作岗位中。说句心里话，我已经不记得这是第几次临时取消回老家过年的计划，家里人似乎也早已习惯我的“违约”，他们从未有一句埋怨，而这也更让我从心底感到深深的愧疚。

……只要战斗还在继续，我辈只能奋不顾身！祝福我的祖国，祝福我的乡亲，祝福我深深眷恋的故土，愿明年能返乡过个团圆年！

2月18日，广东疫情趋于平稳，作为国家级的传染病专家，侯金林如愿成为广东援助湖北荆州新冠肺炎疫情防控医疗队队员，安排好科里的工作，他奔赴荆州。在进入疫情最严重、确诊患者最多的洪湖后，他深入了解当地的疫情防控、救治情况，与专家们一起探讨，确立了分配管理、分级诊疗的机制，采用“五色病区分区”的方式，重症和危重症患者集中于红色区域，即洪湖市第一人民医院；橙色区域主要收治普通型患者，是重症危重症的预警区；黄区安排普通患者，属轻症；蓝区是疑似患者，要住单间；绿区则是达到出院标准需要进一步观察的患者。在降低增量、消化存量、降低死亡率和新发感染率的同时，广东医疗队还努力跟当地疾控部门形成协调网络，一手抓好医院的临床救治，一手抓好社区的疫情防控。

在洪湖，侯金林不仅提出了医疗救治和疾病防控的指导性意见，还进一步提出：国家有必要对疫情申报机制进行改变和提升，使疫情

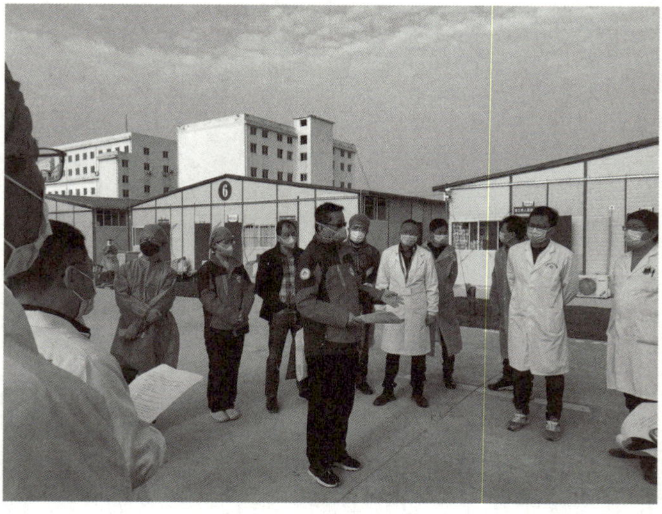

○侯金林在湖北指导新冠肺炎救治工作

申报更加透明。“机制好了，我们就可以让机制承担责任，让每个人在自己的方框里做事情，形成高效运转的机器。”同时，未来应该进一步加强基层的公共卫生防控体系建设。他坚守在洪湖医疗一线，直到当地新冠患者清零，才随医疗队返穗。

回到广州后，侯金林说：“我们做很多事情，骆教授都是精神支柱。他对我们科的影响是深远的。这个学科，抬头仰望星空，看理想；低头脚踏实地，加油干。”显然，这是对骆驼精神的传承，也是对骆驼精神的超越。

真希望 2021 年的春节，侯金林能够兑现回家过年的心愿。

…“骆驼队”队员郭亚兵

“骆驼队”另一位早期队员是感染内科的副主任、主任医师郭亚兵。新冠疫情之初他始料不及地“火”了一把：由他这个队长发起，2003 年南方医院支援小汤山医疗队的 24 名队员集体写了一封“请战书”：“我们特此向院党委请战，……随时听候调令，我们小汤山全体队员都义无反顾，奔赴一线做出我们应有的贡献。……若有战，召必回，战必胜！”这份请战书很快火爆网络，令无数人感动不已。

除夕夜，广东首批援鄂医疗队飞赴武汉。郭亚兵临危受命，担任领队。本来医院党委定下了 55 岁以上人员不批准去武汉的原则，但面对这位 57 岁的老兵、知名感控专家，破例了！

进入武汉汉口医院后，情况比预想的更严重。人满为患的发热门诊，累到接近崩溃的医生护士，命悬一线的危重患者，捉襟见肘的防护物资……着急、焦虑、担忧、各种不适应，在医疗队似乎有扩散蔓延的苗头，有些队员忍不住悄悄掉泪。郭亚兵说：“我们也害怕，怎么可能不怕？但医护人员的专业素养让我们能比普通人更快克服恐惧。”他组织大家开会鼓劲，消除心理障碍，别看他平时话不多，一说话就很有分量，队员们公认他是主心骨，有他在，信心足。

在医疗队，郭队长就是个标杆，他到武汉后几乎连轴转，向汉口医院负责人了解情况后，立即商讨病区接管方案。中午不休息准备防

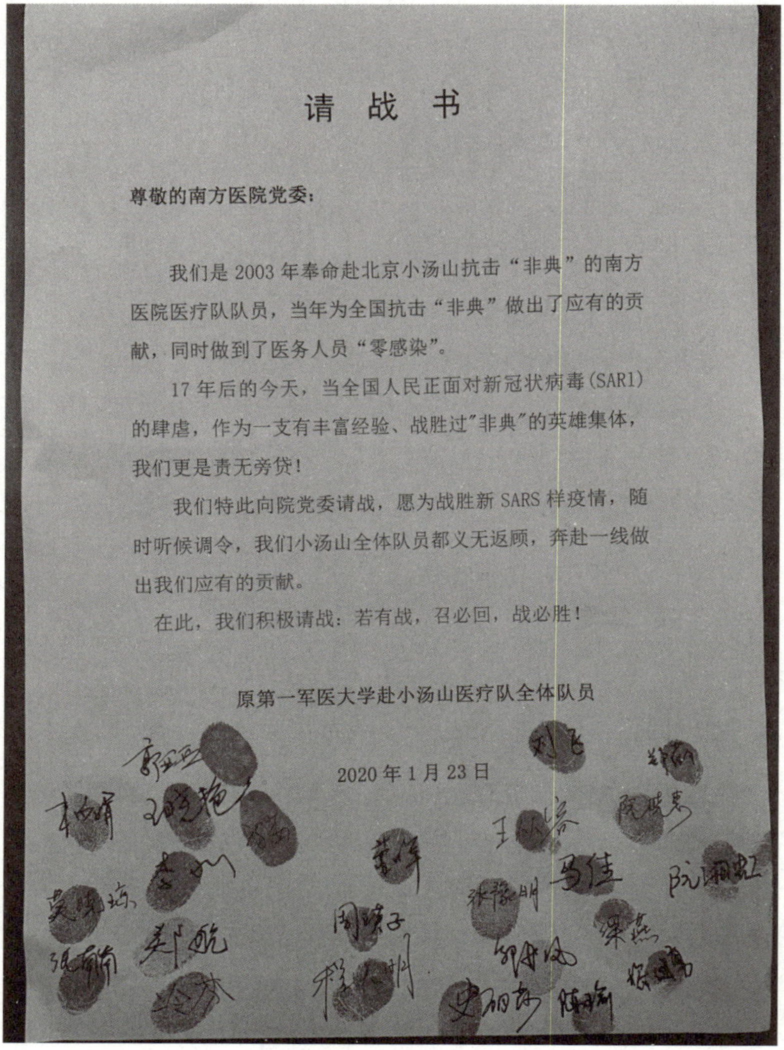

请战书

尊敬的南方医院党委：

我们是2003年奉命赴北京小汤山抗击“非典”的南方医院医疗队队员，当年为全国抗击“非典”做出了应有的贡献，同时做到了医务人员“零感染”。

17年后的今天，当全国人民正面对新冠状病毒(SAR1)的肆虐，作为一支有丰富经验、战胜过"非典"的英雄集体，我们更是责无旁贷！

我们特此向院党委请战，愿为战胜新SARS样疫情，随时听候调令，我们小汤山全体队员都义无返顾，奔赴一线做出我们应有的贡献。

在此，我们积极请战：若有战，召必回，战必胜！

原第一军医大学赴小汤山医疗队全体队员

2020年1月23日

○请战书

护讲课幻灯；下午做动员后，他又给大家详细讲解个人防护要点，做示范。晚上去病房实地考察，回来后紧急召开医疗队各医院领队会议，接着连夜参与医生的值班安排。从人员入住、工作调配、病区考察到感控防护、问题反馈、心理疏导，面面俱到，落实到位。

工作中，郭亚兵说得最多的一句话就是：“我先来！”

医疗队接手病区第一个值班日，郭亚兵先填上了自己的名字：“我先来！”

在隔离病区，郭亚兵除了是指挥员、医生，还当起了保安、清洁工、运输员。一个氧气瓶只够用 1 小时，那么多患者，每天至少要运五六十瓶氧气。郭亚兵用行动说话：“我先来！”推着 100 来斤的氧气瓶就跑。结果，大家都跟上了，20 来岁的女孩也秒变“女汉子”。

医疗队员们拧成一股绳，情况很快出现了好转。病区工作井井有条，大多数重症患者逐渐好转，陆续出院。患者们纷纷竖起大拇指夸赞：“你们个个都是英雄！”真诚的邀请纷至沓来：“这次你们太辛苦了，哪儿也没有去，以后一定要专门来武汉赏樱花啊！”“下次来，请你们‘过早’，吃武汉特色小吃！”“游黄鹤楼，记得找我当义务导游！”……

战疫情告一段落，医疗队快要回广州了。上级通知全国卫健系统评选优秀医护人员，他们队有两个名额。队领导开会讨论，那么多队员个个都很棒，真有点不好评。郭亚兵说，在座的各位领导就不要参评了，让给一线的医护人员，大家都投了赞成票。这正是“骆驼队”的传统，工作上“做了两分说一分”，对荣誉不争不抢。“骆教授的学生，潜移默化传下来的，别人都说我们低调。”郭亚兵说这话时坏坏地笑着。

初次见到郭亚兵的人，会觉得他有些严肃，其实他于沉稳、率真中还有几分好玩儿。他 1988 年进入第一军医大学，读骆抗先的硕士和博士。读书的时候，他们几个师兄弟有时会去老师家里汇报课题研究情况，骆抗先把关是很严格的，平时则比较放手，让他们自己找课题。郭亚兵攻读病毒分子生物学，从选课题到标本搜集，主要靠自己。这就必须像骆抗先那样不停地读文献，下基层，做实验。

那个时候条件很艰苦，科室有实验室的不多，传染科在南方医院是第一个搞起实验的。郭亚兵刚去时感觉实验室就像一个磨坊，设备简陋，骆抗先经常和学生一起手工操作，包括试剂也是自己配制。有时候要去中山大学或白云机场拿同位素，郭亚兵不管酷暑寒冬，都是骑单车，有过汗湿衣背的经历，也有过双手冻得发僵的时候。后来实验室一步步发展，才有了如今的规模。20 世纪 90 年代初科室有了第一部计算机，放在四楼的小玻璃房里，很宝贝。

有一次，郭亚兵为自己的课题研究，独自在韶关监狱待了两个月，其间把部分犯人的血液分离后做成细胞标本，放在液氮罐里，准备带回广州做实验。他背着装着液氮罐的大包下火车后，在广州火车站准备乘坐到同和的公交车。人很多，他放下背上的大包去看公交站牌，眨眨眼的工夫大包就不见了踪影，两个月的活白干了！唯一解恨的是那个小偷这回也没落好，虽说得手了，郭亚兵那些宝贝标本对贼来说等于废物，哈哈！他垂头丧气之余又暗暗乐了一小把。回到医院，骆抗先知道后又好气又好笑，倒没怎么责备他，但大家可是当作笑话说了好一阵子。

读研究生的日子，郭亚兵常常整天泡在实验室，做实验，写论文，跟骆抗先学了很多东西。回想学生时期，他记忆犹新："骆教授当老师要求很严，平时好像不大管你，但哪天你若不在他立马就发现了，想偷一天懒都很难。你有什么事必须请假，来迟了或偷懒，他会叫人把你喊回来，躲不了，我经常被叫。有一天我打篮球伤了脚，想歇一天，结果也被他叫人去喊回来了，我是拄着拐棍回来的。"

严格的同时，骆抗先也通情达理、体恤学生。那时珠海特区发展很快，郭亚兵想去看看。去特区要办边防证，交通也不大方便，要从大沙头坐一夜船，再坐汽车到珠海市区。他和几个同学去找骆抗先请假，老师一听就同意了，说好啊，开眼界，应该去看看。而且详细告诉他们要找谁办手续，又先打电话去告知对方，郭亚兵等人一去立即就办好了。

1997 年 9 月，郭亚兵从英国留学归来，没有马上回科里报到，而是先休息了两天，结果挨了骆抗先一顿批评。他要检查郭亚兵留学期间在实验室的工作记录，考评曾经的学生有怎样的学习成果，这一点郭亚兵不会让老师失望。

回来没几天，郭亚兵根据对英国大学里实验室管理情况的观察，结合自己的思考，一腔热情给时任科室主任的骆抗先写了封长长的"建议书"，末了说希望骆教授不必事事亲力亲为，要放手发挥科里骨干力量的作用，这样学科建设和发展会更快一些。签上大名，他把"建议书"从骆抗先办公室的门缝里塞了进去。骆抗先看了啥也没说，转交给了具体管实验室的梁教授。梁教授看了后开玩笑地对郭亚兵说：“你这是万言书，犯上啊！”郭亚兵虽然知道骆教授心宽，听得进意见，从不给人穿小鞋，可心里还是有点儿忐忑。

不久后的一天中午，骆抗先把郭亚兵叫到办公室，说他的“建议书”是动了脑子、花了心思的，对科室建设有积极作用。今天特意和他谈谈，听听他有什么具体意见。郭亚兵索性“一不做二不休”，想到什么说什么，反正是为了搞好科室工作嘛。骆抗先听得很仔细，有时候频频点头，有时候谈点自己的想法，郭亚兵知道了许多事老师其实心中有数，作为科领导，他掌握的情况是全面的，也有自己的考虑。

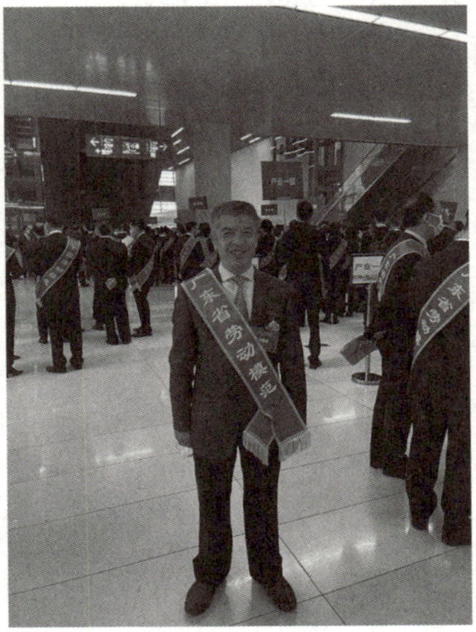

○郭亚兵被评为『广东省劳动模范』

经过这一次“建议书”事件，骆抗先对郭亚兵这种关心科室发展的态度很赞赏，以后科里有什么事，反而会多找郭亚兵商量，听取他的意见，说得对就接受。在骆抗先那里，没有官架子一说，从来也不摆谱、不装样，他当主任，就是干事情的。这一点，郭亚兵像他的老师。

…“骆驼队”队员冯筱榕

冯筱榕是 1968 年入伍的老兵，开始在内蒙古，后来到了齐齐哈尔卫生学校当护理兵。1970 年她被选送到第一军医大学读书，是骆抗先那个班的学生。刚开始听人说，这个骆老师是不讲政治、“走白专道路”的典型，可这个戴眼镜的老师，小个子，40 岁左右，待人和蔼，很少说话，她怎么瞧都不像反面教材，只是心里还是有点提防，能躲就躲了。

骆抗先讲课带着浙江口音，温和、清晰，非常生动、幽默，像讲故事似的，把学生的注意力都吸引住了。他知识面广，还特别愿意解答学生们提出的问题。“骆教授不教条不死板。我们的课堂气氛很活跃，学生听得懂，好理解，便于记忆，还回味无穷……”冯筱榕不由得对骆老师刮目相看，把“白专典型”的说辞全丢在了脑后。后来实习，冯筱榕分别去了广西的南宁和桂林，骆抗先则带队去了粤北地区。

两年后冯筱榕毕业分到南方医院传染科，工作上开始频繁和骆抗先打交道。冯筱榕亲眼看到骆抗先的临床功夫很过硬，而且对患者的态度非常好，他会根据每个人的不同情况制定治疗方案。部队医院的服务对象主要是解放军指战员，骆抗先不分当官或是当兵的，一样和蔼可亲，一样认真细致。对那些远离家乡、不慎染病的小战士，他更是疼惜。一天，有个重症肝炎的患者要上特护，那个时候特护都由医生负责。骆抗先说：“筱榕啊，这个患者的情况不大好，要特别关注。今天值班这样分配：你负责上半夜，我负责下半夜。记得定时测血压，随时注意生命体征。”当晚大约一点钟，骆抗先来了，和冯筱榕交接完就催促她回去休息，由他来看护患者。这个下半夜，可是最瞌睡、最难熬的时段呀！

后来的日子，冯筱榕越来越感觉到骆抗先不耍嘴皮子，用行动说话，为人为医都堪称楷模。很长一段时间里，骆抗先是她的领导，不当领导后继续当同事，从来都那样。30 多年后的今天，提起骆抗先，她一口气说道：“骆教授厚道、善良、守信、宽容、诚实、谦虚、正直、执着、勤奋……”这么多形容词用在骆抗先一个人身上，她觉得那叫恰如其分，精准到位。

分到传染科后是否长期留下来，冯筱榕犹豫过。她觉得相比其他一些科室，传染科可学的东西比较少，有些传染病已经完全可以控制，比如天花、霍乱、鼠疫；有些不治也好了，比如流感、流行性腮腺炎等；有些已经出了特效药或疫苗，比如肺结核、麻疹等。当时她正在各科室轮转，熟悉情况，骆抗先还特地交代她去内科要好好学习。筱榕是个直性子，学完回来告诉骆抗先：“别的科很多患者病情复杂，治疗有很多方案和办法，值得长期学，我想去别的科。”骆抗先一听不客气地说：“筱榕，你停止轮转，回科里来。就你这见异思迁的思想，不行。你知道不知道，一个肝炎，我也许一辈子都搞不明白，我们搞明白了，还会有新的问题要研究。而且我们有经验了，得留给后人。医学是一代一代往下传的。”筱榕年轻，眨巴眨巴眼睛，想想骆抗先的话确实有道理。

内科没去成，冯筱榕还是留下来了。骆抗先觉得她身上有股不服输的劲儿，喜欢当医生，学东西快，是个好苗子。果然，冯筱榕服骆抗先，处处向他学，不仅业务水平迅速提高，对患者也总是笑脸相迎，成为实打实的技术骨干。

但冯筱榕又一次“见异思迁”了，这回骆抗先没有批评她，而是直接把她“拦截”了，断了她的“迁移路”。冯筱榕回忆当时的情况时脱口而出：“我好几回‘见异思迁’呢。那次惠侨楼医疗中心的B超室要调我去，我想想那里条件不错，工作也胜任，就答应了。和骆教授一说，他坚决不同意。我打报告到院里，院党委同意了，只等办手续。但骆教授就是不放，说：‘你还是留在传染科。这里适合你，你干得也很好。’他还找到院领导，讲了好多理由，要留下我。院长感叹地说：‘你们主任太厉害了！’最后我没有走，也再没有想过要离开传染科。”

20世纪90年代中期，冯筱榕随骆抗先去昆明开一个学术会议。那是她第一次去云南，对云南著名的风景区石林很是向往。与会的许多代表都抽周末休息时间去那儿参观，一天就可以来回，挺方便的。冯筱榕也动了心思。正琢磨着怎么游说骆抗先一起去，吃饭时有几位外地的代表对他们说：“石林值得去。你们去看一下吧，祖国的大好河山啊。”

骆抗先问：“你们有照片吗？”有人立刻说：“有啊。”拿过来一沓照片，骆抗先仔细地一一看过，点点头说：“风景不错！是个好地方。这就行了，我不用去了，我在照片上都看到了。”冯筱榕一听没戏，姑且打消了去石林的念头。

会期比较长，除了开会，骆抗先待在昆明，哪儿都不去，只在房间里看书。和骆抗先同住一间房的是其他医院的秦教授，有天半夜醒来，骆抗先床上空不见人，他吓了一跳，循着洗手间门缝里透出的一缕光亮走过去，只见骆抗先端端正正坐在马桶盖上，捧着一本书看得入迷。秦教授说："骆教授，你呀……这多辛苦。"骆抗先憨厚一笑回答："你在睡觉，我开灯看书，影响你休息。我又睡不着，不看书浪费了。习惯了这个时候看书，没什么。"秦教授把这事传开了，了解骆抗先的人都说，这也就是骆抗先能做到。

会议结束前，还有一天休息时间，冯筱榕又听几位代表说去了苍山洱海，那里特别漂亮。她心有不甘，又鼓动骆抗先："那可是自然景观，人间仙境啊！"这回骆抗先松了口说："那这样，我们自费去吧。"周六晚上，他们连夜坐大巴，第二天早上赶到，在苍山脚下看洱海，山顶是茫茫白雪，身边是一片清波，水面上小船荡漾……骆抗先感叹："是很美！"转而对冯筱榕说："行了，够了吧？"冯筱榕赶紧说："谢谢主任。"当晚他们连夜回了昆明，准时赶上了第二天的会议。

坐在去开会的大巴车上，国内著名的感染病学专家、时任北京302医院副院长的张玲霞教授感慨地对筱榕说："你们这个主任哪，不食人间烟火，除了工作没什么爱好。"冯筱榕几乎要赞同这个说法了，但有一天晚饭后，她陪骆抗先去住地附近逛地摊，想不到骆抗先在一个书摊前驻足，买了一本贾平凹的小说，付完钱欢喜地捧着书说："可惜现在没有多少时间看这些文学书，我也有很多爱好……"感动充盈了冯筱榕的心，她想起张院长的话，看来那个判断失之偏颇，原来骆抗先的很多爱好都藏在心里，不过服从于医学这个大爱好了。

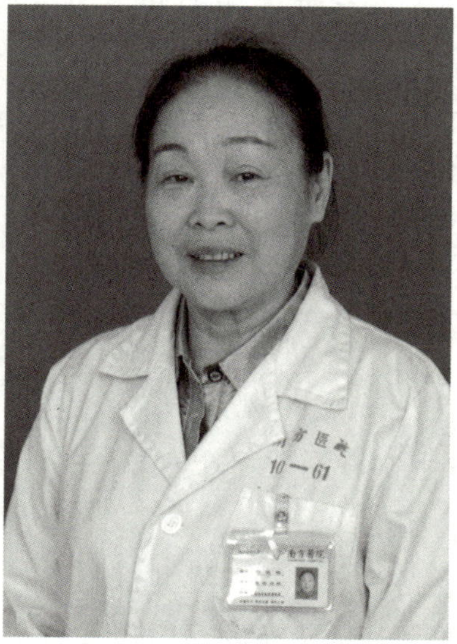

冯筱榕

后来，冯筱榕又亲

耳听到张玲霞评价骆抗先的另外 8 个字，这可是她由衷赞同的，那就是：“他是国宝，独一无二。”

如今，冯筱榕是感染内科的资深副教授、副主任医师，口碑非常好，她依然像当年读书时那样：“我有什么疑难问题，还是会去问骆教授。”

骆抗先人前人后赞：“冯筱榕在科里坚持了几十年，是临床摸爬滚打出来的。她是菩萨心肠。”

冯筱榕人前人后说：“我现在有点经验，有点成绩，都归功于骆教授。骆教授想人家多想自己少，他不张扬，目前是中国治疗肝炎第一人，没人比肩。”

见过老师学生亲如家人，见过上级下级平等和谐，也见过同事之间默契配合，而像骆抗先和冯筱榕这样，三种关系融为一身，长达半个世纪诚挚相待、真心互赞，就不多见了。

…“骆驼队”队员孙剑

也是“骆驼队”一员的孙剑，1992 年到第一军医大学就读临床医学系，五年后毕业。因为各方面很优秀，他免试成为硕士研究生。读什么学科呢？各学科中选择的余地很大，实习时他就在南方医院，去过好几个科，大家都看好这个高高瘦瘦、机灵肯干的小伙子，神经内科、妇科的负责人分别动员他，想把他留下。但孙剑毫不动摇，坚决要求去传染科，跟骆抗先学习。他可不是一时冲动，而是喜欢这里的学术氛围，喜欢骆抗先倡导的扎实工作的作风。

孙剑在学校就听说传染科的骆抗先与众不同，临床功夫了得，待患者有如家人。他多长了个心眼，在实习期的一年时间里，凡是骆抗先出门诊，他都去跟，发现果真名不虚传：骆抗先对患者一视同仁，对谁都和颜悦色，细心问，耐心听，解释病因、病情和医治方法尤其详细通俗。每看完一个患者，年过花甲的骆抗先还起身相送。孙剑觉得，这才是真正的医生。

一位老师还告诉孙剑：那里气正风清，给人的感觉非常好。传染科所在的那栋四层楼，晚上常常灯火通明，都在干活儿。骆抗先培养了几个优秀学生，现在已经是科里的主力。入夜，孙剑跑去一看，果然这栋楼多数窗口都亮着，进去一看，好些年轻人都在做实验，没人闲聊，氛围就是不同，没有谁觉得业余时间不该拿来干这个。孙剑喜欢这种安安静静做学问的地方，他的研究生生涯就此开始：“我读硕士的时候，导师写的是骆教授，后来分配我跟侯金林。我找骆教授说，我跟你俩，行吗？骆教授说，你就跟侯金林。我成了侯金林第一个硕博研究生。”孙剑是幸运的，侯金林悉心教他，骆抗先也在近旁，双重的影响和激励，使他成长更快。

那时候，骆抗先的办公室是走廊尽头隔开的一个小玻璃屋，谁走过都看得到。那么有名望的一个教授，办公室估计也就是 6 平方米左右，站三个人就转不开身了，可他从来没有说过小。归属部队时期，很多首长来过传染科，都说骆抗先的办公室太差，怎么能在这样的一个环境里工作，要尽快改善一下！但骆抗先不在乎，总说：“这儿很好，就在这儿！”大家知道，他不把吃这点苦当回事。

“年轻时，我们可怕骆教授了，经过他办公室时都蹑手蹑脚。有人提前走，当时他不说。开会时他冷不丁冒一句，‘有些同志 11：50 就去饭堂’，他不点名，凡是有过这种行为的人都会觉得是说自己。谁提前下班他不高兴。”还好，孙剑说真想不起来骆教授批评过自己。

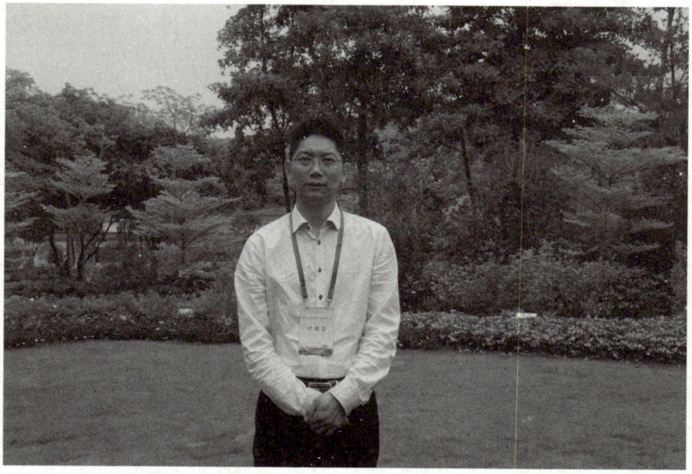

○孙剑入选科技部中青年科技创新领军人才

因为喜欢传染科的工作，也因为骆抗先这个标杆总在身边，孙剑的长进是显而易见的。1997 年，他获得国家科技进步奖二等奖，立了二等功。孙剑目前担任南方医院副院长，是广东省医学会感染病分会青年委员，已发表科研论文 20 余篇。他由衷地说：“骆教授的精神对我做人做事影响挺大的。他的确不是个普通人，对工作、对患者无可挑剔。严谨的治学态度很多人都达不到，他认准要做的事情，无论多困难，千方百计都要做成。年轻人特别需要向这样的楷模学习。”

新冠肺炎疫情暴发，孙剑请缨出征，于 2020 年 2 月 15 日凌晨，随广东第三批援助湖北医疗队抵达荆州，紧跟着来到洪湖市。此时的洪湖，风雪交加，疫情严重。一个紧迫的任务就是要对那些由于当地定点医院收治能力不足、床位不够，存积在乡镇的 2 000 多名患者进行筛查、甄别。孙剑和部分队友分为三组，立即开始排查。仅仅用 3 天时间，就走遍了 9 家新冠肺炎定点收治医院和 21 个乡镇卫生院及隔离观察点，摸清了洪湖的疫情总体情况；接着又不分日夜，奋战 10 天，指导基层医护人员分批分类，将疑似患者转运到定点医院和赶建的板房医院，就地治疗不是新冠肺炎的发热患者。

乡镇发热门诊往往条件比较差，管理也不规范，孙剑主持制定了《洪湖市发热患者管理流程》《密切接触者管理流程》《出院后随访管理流程》等多个文件。疫情得到控制后，他还为洪湖医务人员举办了三次讲座，希望在离开洪湖后，能把一些技能留给他们，这才是打胜仗的根本。

从洪湖回到广州，孙剑的工作依旧忙碌。偶尔见到骆抗先，老人家还是那么专注于事业，开口就是工作室的事情。他很感慨：“骆教授当科主任时，我们科的奖金在医院内长期是倒数第三名。我就纳闷，怎么还有那么多人愿意干？还出了不少人才。后来想明白了，就是精神引领，注意力放在为患者服务上，享受精神带来的快乐。这种精神传承下来，无形中就是力量。在我们这里，谁急了跟患者大声说话，我们都会批评：‘不能这样，他（她）是患者，你比他（她）幸福多了，有事好好说。’整个科的文化就这样，因为榜样在这里，我们从没见骆教授吼过患者，都是商量、劝说、引导。不少老教授也都是这样做的。”

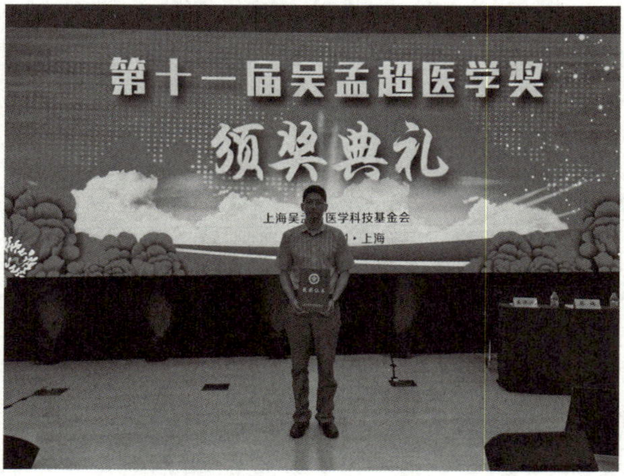

孙剑荣获第十一届吴孟超医学青年基金奖

在网络上，可以看到患者们给孙剑留下了这样的评价："孙主任专业技术能力强，服务态度好没有架子，帮患者排忧解难，是位很敬业的大夫。""（孙）医生很认真地对我的化验结果进行诊断，并告知下次复查时间，让我对病情有很好的治疗信心，不再对病情有恐惧感。""（孙）医生讲解病情比较详细，有耐心，而且很关心患者！也会主动对患者进行饮食指导等等，感觉挺亲切。"……

这些话语，您是否觉得似曾相识？"骆驼队"的队员，是同一个队长带出来的，有些相似那就再正常不过了！

…"骆驼队"队员何海棠

要说"骆驼队"，何海棠是少不了的成员。她是南方医院感染内科的技师，骆抗先的科研助理。从 1988 年到现在，33 年过去了，她一直在骆抗先身边，耳濡目染，感受特别深，收获特别大。她也是骆抗先的特殊学生，是骆抗先一手扶持着成长起来的。

刚到科里工作时，18 岁的海棠还是个孩子，老实腼腆，单纯勤快。她只有初中文凭，完全不懂医学，从河南农村来到大城市，也没有任何社会经验。初来乍到，她心里十分紧张，不知道自己能够做些什么。听说骆抗先主任是著名的专家、教授，专门对付乙肝，学问很大，更是让她觉得有几分敬畏。

骆抗先觉得这孩子好学，可塑性强，让海棠当他的实验助手。这下把海棠吓了一跳，担心自己无法胜任。骆抗先看出了她的心思，温和地对她说：“小何，治疗肝病是救命的事，不能有一点马虎。你年轻，只要肯学习，以后跟我一起做实验，不懂的就问，慢慢就会了！”海棠“嗯，嗯”地应答，心里还是有点紧张，怕工作做不好。可时间长了，她发现骆抗先待人真诚，对每个同事都轻言细语，海棠遇到不明白的问题，大着胆子找骆抗先讨教，每次总能够得到耐心的讲解，这才把心放下了。

海棠的英语水平低，许多专业术语一窍不通，无法独立进行临床检测，更别说阅读文献了，骆抗先把这事记在心里，多次鼓励她自学英语。1991 年春天，骆抗先把海棠和科里的一个青年小伙子杨守昌叫来，说：“你们俩都在自学英语，这是好事。以后我每周至少抽一个晚上两个小时，给你们上英语课，这样学起来快一些。我们就从《新概念英语》学起，好吧？”

那还用说，当然好！两个年轻人听了喜出望外，他们和骆抗先商定每周二上课，其他时间不定期。当时骆抗先已经 60 岁，做教授多年，一下子从教大学生变为教初中生，这个转折有点大。学生紧张，老师却觉得很正常，面对两个学生，他也做了认真的准备，由浅入深，从最简单的单词和语法讲起。还结合工作实际，挑选重点讲解，每堂课都布置作业让他们复习。海棠第一次上课时，感觉有点儿不真实，仿佛在做梦，一位著名教授突然成了自己的老师，单给咱两个年轻人上课，这是啥待遇啊！这个从农村来的孩子，心里涌动着感激。她不知怎么说，但全看到眼中，记在心底了！

《新概念英语》学了一段时间，科里又来了北京佑安医院的四个委培（所谓委培，就是对方单位送人来委托培养，是当时培养人才的一种方式）医生，他们也需要补习英语，除了周二晚上上课，其他时间只要骆抗先有空，一招呼，6 个学生全来了。这个老师无偿教、学生免费学的英语班，一办就是两年，直到学生们英语水平明显见长、都能够自己阅读英文文献了才算结业。委培医生临走时感激不尽，杨守昌后来也成为一名技师。海棠跟着骆抗先当助手，英语学习延续了下来，受教时间最长，很多时候只有她一个学生，学习内容转而以文献为主。骆抗先要求她用英语读，读完了还要说自己的感悟，骆抗先说："只是会读还不行，要侧重于对文章的理解，对知识的运用。"

那些年，除了学英语，海棠还跟着骆抗先整天泡在实验室，做了大量的实验室工作，她说："那时很多实验是零起点，买不到材料，试剂都是我们自己配，什么摩尔当量、基因扩增，天天算天天做……"骆抗先很细心，对实验过程要求非常严格，每一个步骤都要有实验记录。海棠勤学好问，很快就能够独立操作了。加上做事认真负责，骆抗先也放心把一些重要的实验任务交给她完成。

晚上，骆抗先经常加班做实验，海棠和几个同事也都一起协助，心甘情愿，没有人讲价钱。干活的时候骆抗先是特别专注的，不必要的话不说，表情很严肃，但加完班了，他就恢复了惯常的微笑。总问大家饿不饿。那时候医院周边远没有今日的热闹，吃夜宵的地方也不好找，有一次他见太晚了，就执意叫海棠他们去他家里煮面条。说实话，晚饭后忙了几个小时，他们也真是饿了，就不再推辞，跟着骆抗先下了楼。

走出实验室，医院大院静悄悄的。那天晚上月亮很好，他们就在银色的月光下，疲惫而又快乐地向前走，走到家属区，进了骆抗先的家门。家人早已进入了梦乡，骆抗先示意大家都坐下，先喝点水，他坚决不让别人帮忙，自己悄无声息地在厨房里忙碌。不一会儿，厨房里传出一阵阵肉香味，排骨面做好了，汤面上还飘着葱花。每人一碗，吸溜吸溜地吃起来。不知道是因为第一次吃骆抗先煮的面，还是因为加完班肚子确实饿了，反正那天晚上的面，海棠觉得特别好吃。从那以后，海棠又在骆抗先家吃过好几次这样的排骨面，但印象最深的还是第一次的味道。

海棠知道自己的文化底子薄，有骆抗先这么好的老师在身边，她处处留意学习新的知识，业余时间更是从打基础开始，先于 1992 年拿到了第一军医大学中专护理专业的毕业证，又在 2000 年完成了医学检验专业的大专课程。2003 年，海棠得到了去英国皇家医学院学习的机会。临走前，骆抗先拿着几张美元，还有几个硬币，一起交到海棠手里，说：“我就这点外币了，你拿着，在伦敦下了飞机，叫个‘的士’方便些。”海棠接过钱，好感动啊！那 120 多美元，仿佛有了沉甸甸的分量。回国前，她带回了骆抗先想买的一本书——《肝脏病学》。

2005 年，海棠申报中级职称，先按规定参加相关的考试，拿到了参评的资格证。她没有犹豫就报了病理专业，人事处的同志好心提醒她：“你报这个专业难度大，全国通过率很低的，你干吗要考这个？现在改还来得及。”但海棠觉得自己对肝脏病理很熟悉，有信心。考试时果然考了许多基础知识，不少人考完都叫难，但海棠因为总跟骆抗先做实验，可以说是胸有成竹，她考得很好，一次就通过了！那一年，海棠 35 岁。一个初出茅庐、文化不高的农村女孩，用 17 年的时间成为主管技师，海棠付出了艰辛的努力，她也忘不了骆抗先给予她的指引和帮助：“这辈子能够成为骆老的同事，向他学到那么多东西，是我职业生涯最大的幸运。没有骆老的教育、帮助，我不会有今天。”这是海棠的肺腑之言。

像海棠这样在骆抗先关心培养下刻苦自学、改变命运的例子，多年来不止一两例。他的学生们感叹：“我从没见过这样的老师。”骆抗先看人不问出身，没有门户之见，不戴有色眼镜；骆抗先用人不拘一格，重在人品。只要你对工作有兴趣、好学，踏实肯干，他就会全心全意地教你、栽培你，盼望你破土而出，蓬勃生长，繁花满枝。

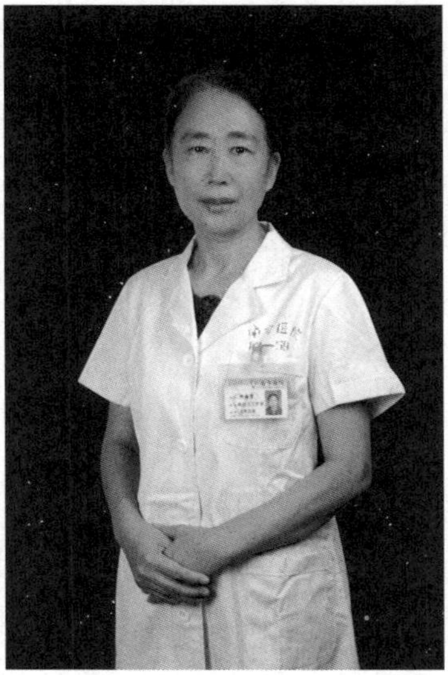

○何海棠

20 世纪 90 年代，世界格局向着多极化趋势发展，我国改革开放正处在夯实基础、蓄势待发、奋力崛起的阶段，当时有两个风行的新词，经商叫“下海”，可能风平浪静，也可能白浪滔天；失业叫“下岗”，工作没有了，一切要从头再来。很多单位的墙上贴着“今天工作不努力，明天努力找工作”的标语。这两个词都很震撼，与之相对应的是形成了一种人心思学习、人心思改变的风气。经过十年内乱的人们，尤其珍惜时光。骆抗先更是分分秒秒都舍不得浪费，海棠记得很清楚，平时他跟大家说得最多的就是：没事别在办公室里聊天儿，有空还不如背个英语单词。传染科的办公室晚上经常灯火通明。没有行政命令，没有加班费，也没有夜餐。回想起来，传染科的老同事都有几分自豪：那时候，我们办公室晚上的灯光，都成南方医院一景了！

工作中，海棠印象最深的就是骆抗先那份执着负责，全神贯注。有一次海棠有事去门诊找他，听到他正在和一个年轻患者说蛋白质多肽链的两端、亲水端、疏水端，边说边在纸上写写画画，然后讲到这些和人的身体有什么关系，患者“哦、哦”地点头，似乎很感兴趣。海棠听了差点没有笑出声来，后来她问：“骆教授，这么专业的东西，他们能听懂吗？”骆抗先一脸认真地回答：“就是要和他们讲清楚，让他们知道得病的原因、治疗的原理。他们充分了解了，才会配合医生，病才好得快。”

有时候海棠正在实验室忙着，骆抗先会从门诊给她打电话：“有个事情很急，我这里有个患者情况比较复杂，请你马上给我做一个核酸基因测序，分析比对序列，看是否存在基因突变和其他问题。”海棠领命，自然马上去做，骆抗先看到基因比对分析结果，再结合患者的病情，进行科学评估，制定治疗方案。

时间长了，骆抗先夫妇都把海棠当自家孩子。2019 年 3 月，海棠因病毒性脑炎住院，病情比较重。骆抗先知道后很着急，不顾 88 岁高龄，且自己的夫人长期住在病房，天天需要照料陪伴，好多次抽空到病房看望海棠，坐在她身边，问：“你经济上有没有困难？钱够不够？我这儿有。”海棠和丈夫都很感动，再三说：“骆老，您放心，我没困难。”看着海棠病情慢慢转好，他才放下心来。

没想到海棠出院不久，骆抗先却因结肠炎而住院。海棠看他胃口不好，吃不下东西，就和丈夫拎着一箱牛奶去探望他。骆抗先躺在病床上，看见海棠进来很高兴，说：“你们怎么又来啦！我快好了，没有什么事，不用来看……”正说着，骆抗先见到海棠丈夫放下那箱牛奶，满脸笑容变成了一脸严肃：“拿走，我这儿有吃的，何海棠，你一定要拿走！”平时骆抗先都叫她名字“海棠”，这下子叫全了姓名，说明“事情很严重”，大有不拎走就不让探望的架势。和骆抗先共事30余年，海棠了解骆抗先的脾气，他帮助别人出手大方，对自己的要求却近乎严苛，从来不收同事和患者的礼物，生活简朴得令人难以置信。刚到科室时，海棠还见骆抗先穿着打着补丁的裤子来上班，而那件1988年就见到他秋冬时节经常穿的一件灰色夹克衫，现在每逢天凉还穿在身上。有一回她有事去骆抗先家里，饭桌上摊着一堆大米，师母杨教授戴着老花镜，正慢慢把其中一些受潮发霉的米粒挑出来，说：“剩下没有坏的还能吃。”他们完全有条件过比较富裕的生活，却不肯有半点浪费。想到这里，海棠急忙说：“您别生气，我们看看您，一会儿就带走。”骆抗先这才神情和缓，笑着和海棠聊起了其他事情。临走时，海棠忍住夺眶而出的泪水，示意丈夫把那箱牛奶原样拎了回去。

许多人都觉得，骆抗先为患者、为事业付出太多，海棠心疼骆抗先，也这么认为。但骆抗先却说：“你们总以为我在付出，可我觉得我一直在获得。”海棠想：“或许用世俗的眼光看，骆老得到的只是长年的辛苦、简朴的生活，可我琢磨，骆老说的获得，是一种做人的境界：他得到了痴心事业的快乐，得到了救治患者的满足，也得到了不断提升自己的动力。他是一位值得仰望却又总是与我们平视的长者，让人感到温暖和亲近。”

这些年来，海棠始终是骆抗先的科研助理。2020年2月，又进了骆抗先工作室，仍然在骆抗先身边工作。骆抗先有什么实验室的活儿，还叫海棠。海棠也仍然像当年那样，接过来就不声不响地做，不管时间长短，保证完成任务，就像沙漠里朝着绿洲前行的骆驼般坚定、沉稳、可靠。

…“骆驼队”队员江晓静

骆抗先的学生、同事太多，愿意成为“骆驼队”队员的不在少数。不仅广州有，远在外地的也有，武汉的解放军中部战区总医院感染科主任医师江晓静教授是其中之一。从空间上看远离了骆抗先，远离了“骆驼队”，但骨子里具有的骆驼精神不变。

江晓静投奔骆抗先门下是在 1998 年。她去南方医院实习做课题，跟了骆抗先一年，在临床做科研。一年时间不算很长，但师生间一直保持联系，骆抗先去武汉出差，会告诉她；她每次来广州，都去探望骆抗先。两年前，江教授又来广州，待了 10 天。她和骆抗先一起出门诊，仿佛回到了 20 年前。骆抗先对患者还是那么细致，那么贴心。江教授说：“骆老一辈子总是在燃烧自己……他对我影响特别大。他全身心扑在工作上，做事情特别专注，为人很温暖，待学生很好，很少见到他发脾气，也没有对我发过脾气。跟他出门诊、查房，感觉他的治疗理念很新。处处为患者着想，沟通交流很顺畅。治疗、研究、临床，他都站在前沿。和他接触，你会感到他积极的人生态度，他不是说什么，而是总在做，直到现在都是这样，很吸引想做点事的人。这是我特别愿意接近他的原因。”

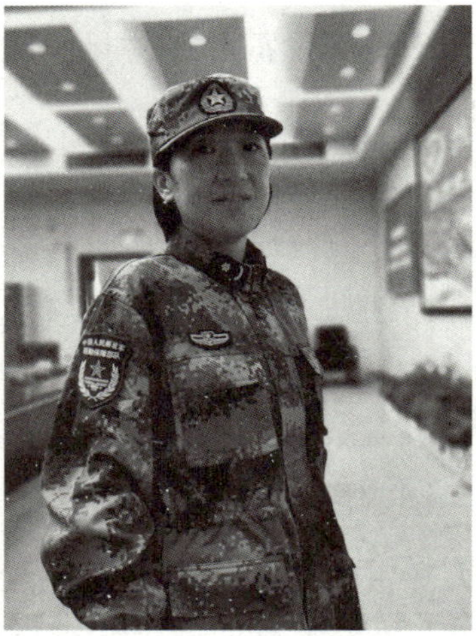

○江晓静

庚子新春，风云突变。新冠肺炎肆虐，武汉是主战场。江教授所在的解放军中部战区总医院正在疫区内，她又是军内知名的感染病学专家，曾留学德国 6 年，主攻病毒学，获得蒂宾根大学病毒学博士学位。近年来她带领团队抗击传染病，屡传捷报。此次战疫情，她再次挺身而出，担任医院抗击疫情医疗专家组组长。

江晓静娇小的身材穿着厚厚的防护服，常常出现在隔离区内指挥着抢救，也送上抚慰。她多次告诫医护人员：“即便戴着两层手套，紧握患者的手也能传递温暖和力量。”

2020 年 2 月 8 日，天黑了，江晓静正在吃名副其实的晚饭，电话响了。拿起话筒，便传来一阵剧烈的咳嗽声，患者李先生挣扎着说，他感到气促、难受。江晓静迅速判断，李先生的病情明显在加重。她立即联系值班医生马上检查，然后与病区主任一同赶到病房。果然，李先生情况不好，紧张的抢救进行了 2 个多小时，李先生的病情终于稳定下来。江晓静这才发觉肚子饿得咕咕叫，晚饭变身为夜宵了。

科里的医护人员说：“江主任已经 57 岁了，却比年轻人还拼！”“江教授就是个‘超人’，干起活来不知疲倦。”……

患者感慨道：“江主任既是专家，又像亲人，对患者很真很暖心。”

2020 年 3 月 7 日，江晓静的名字出现在中宣部、全国妇联、国家卫生健康委员会、中央军委政治工作部发布的“一线医务人员抗疫巾帼英雄谱”之中。

但江晓静说：“我给自己的人生定位是：平凡的人，做好平凡的事。我最大的成就感，就是看着康复者走出病房。”

获奖的消息，江晓静没有告诉骆抗先：“骆老是我的良师，对我一生影响很大。我 30 多岁认识他、接触他，直到现在，遇到什么事或者什么困难，一时不知道怎么办，我就会想一想，骆老会怎么做，精神上的鼓舞总是在的。”江晓静的认真行医、低调做人，就有着老师骆抗先的影子，也显示出“骆驼队”队员的风范。

2004 年，江晓静正在德国留学，得知骆抗先到海德堡参加一个国际肝病的会议，非常高兴，约着休会的那一天，专程去海德堡看望老师。当时天气比较冷，江晓静穿着毛衣，跟骆抗先转了一天。海德堡是德国著名的旅游文化之都，坐落于内卡河畔。曲径通幽的小巷延伸至古堡和小河，如诗如画。师生异国重逢，骆抗先无意看风景，基本在和学生聊天。别看骆抗先平时话不多，那主要是因为没有时间，没有合适的话题。遇上了对的人、熟悉的人，还是很能聊的，江晓静每回见到骆抗先，都是老师说的话多，她就饶有兴致地听。骆抗先很少谈别的，只说工作，怎么说都不会厌倦，江晓静也觉得声声入耳。

那天在海德堡边走边聊，骆抗先说他退居二线不当科主任好几年了，但还有很多事情做，科研、临床、带学生，和过去比，可以多花些精力做研究工作。他知道江晓静也有他写的那本书《乙型肝炎基础和临床》，这是当时国内同行们经常翻阅学习的一本书。骆抗先告诉她，因为医学知识需要不断更新，自己每隔几年就要更新再版，现在已经出了两版，又在补充修订第三版了。

从德国回来后，江晓静去北京开会，又见到了骆抗先。她正好带着一把精巧的瑞士小刀，只有食指一般大，是从德国带回来的，就送给了骆抗先做纪念。从不收受学生礼物的骆抗先这回没有拒绝，回广州时把小刀放进随身带的小行李箱，在机场过安检的时候被检查出来了。工作人员提醒他，这种小刀不能带上飞机，要么放在行李中托运，要么留在机场，于限定时间内请北京的亲友前来代领，过时不候。骆抗先听了没有犹豫，转身就去取行李重新办托运，他对同行的人说："这是江晓静送我的，要带回去。"骆抗先从来没和她说起过，还是别人把这件事告诉了江晓静，她不觉就红了眼圈。有人说骆抗先好像不食人间烟火，实际上骆抗先很接地气，非常重友情。

前些年江晓静到广州公干，特意到南方医院看望骆抗先，何海棠领着她一起去了骆抗先家。几个人聊得兴起，不知不觉已近黄昏。江晓静担心影响老师休息，准备告辞，骆抗先说："这么远来了，不能走，今天一定要请你吃饭。"骆抗先夫妇加上他们的三女儿，五人就近去了大院里的惠侨楼。骆抗先怕江晓静心里过意不去，说了好几遍："你知道吗？这是我们医院的饭店，可以刷饭卡，我的卡里头钱用不完啊，越刷越多……"他想用这样轻松的说法来让江晓静吃得安心。

两年前江晓静又到了广州，骆抗先特别高兴，非要聚一聚，说："江医生来了，我们一起吃个饭。"请了一桌人，叫上冯筱榕、刘志华等同事，还是在惠侨楼。江晓静说："骆老待人很真诚、可爱。做什么事都是全身心投入，坚持做认真做，当然前提是喜欢。只要自己做的事有意义就行了，他看淡名利，不大在意外界的评价。"

骆抗先向来重才惜才，曾经动员江晓静：“你到广州来工作吧！”江晓静笑说：“我还是退了休再去，可以享受部队的退休待遇。”骆抗先隔了一会儿才回过神：“我没想过这些，只想不能停止工作。”这就是骆抗先。想工作多，想自己少，现在的生活和待遇，他感觉很好了！江晓静敬重老师，她觉得老师到了一个境界。隔多远，都能接收到老师的磁场，完完全全的正能量。

…“骆驼队”队员刘志华

2017 年 11 月，骆抗先被评为“全国道德模范”，要去北京参加颁奖仪式。曾经的学生、现在的同事刘志华陪同前往。在录制现场的后台做准备时，有人问骆抗先：“这是不是你儿子？”骆抗先不置可否地笑，有点儿小得意。而一旁的刘志华从内心觉得，自己和骆抗先就是定义为这种“父子”关系。清代学者罗振玉在《鸣沙石室佚书·太公家教》一书中云：“一日为师，终身为父”，何况在刘志华看来，骆老是恩师，是一辈子的老师，对他的职业生涯影响最大、帮助最大。

1994 年，刘志华在西安第四军医大学读硕士研究生，研究方向是乙肝。在他阅读的乙肝领域的科研论文中，有一个名字不断出现，那就是骆抗先。当时骆抗先在行业内已经很有名气，这让他心向往之。1996 年，刘志华和导师去武汉参加全国病毒性肝炎学术会议，骆抗先在会上作报告，他在下面听。他的导师认识骆抗先，会议中的休息时间，导师带着刘志华过去和骆抗先打招呼。骆抗先十分随和，听刘志华说硕士研究生毕业后，想报考自己的博士，当即说：“你来读，我欢迎啊！”

1999 年 9 月，刘志华如愿成为骆抗先的博士生。当时骆抗先是传染科主任。在他印象中，骆抗先每一天的时间都排得满满的。白天查房出门诊、管学生，还有行政事务，停不下来。一有空闲就看书、学习、思考。他习惯半夜起来，四周一片寂静，无人打扰，正好看文献（后来开通博客后也写科普文章）。刘志华说：“骆老看文献的量没人超过。为什么要看这么多呢？骆老说，第一，我要写书，必须看大量的文献，掌握最新的学术动态。结合自己的临床思考一些问题。第二，我要出门诊看患者，要对患者负责，把最新的医学知识、治疗方法用于患者。不读大量的文献，怎么能满足这两方面的需求呢？”

骆抗先看文献特别认真，有时他会把自己看过的文献拿给刘志华阅读。上面用各种颜色的笔标注，黄的红的粉的蓝的，表露出他在阅读中始终比照自己的想法、科研方向等，考虑有无意义，是否可行。这给当学生的刘志华很多启示：“我是新手，理解可能不到位，很需要向老师请教，与老师探讨，和老师沟通的过程获益匪浅。我每次和骆老讨论课题，都觉得他知道的东西太多了，而且他会融会贯通，形成自己的想法，从科学理论与临床实际相结合的高度上给你有针对性的指导。一来二去，对课题的思路清楚了，对某些问题的认识也深刻了。”

骆抗先是临床医生，目的就是为患者解除病痛，考虑问题往往从临床需求出发，与患者自身情况结合起来。刘志华跟骆抗先出门诊，深深感到老师对患者发自内心的关怀。看到患者被乙肝折磨，老师感同身受。对那些不懂常识、从乙肝发展到晚期肝癌的患者，他总是特别痛心，说这不是一个人的痛苦，是全家人、数家人的痛苦。他们师兄弟提起老师，都感慨不已：“骆老是圣人，我们是凡人。”

当骆抗先的学生时间越长，刘志华越觉得成为老师的学生是有幸的。老师的勤奋，没有多少人能比肩；老师始终保持对未知领域的好奇心，对新的东西特别敏感，这正是学者必备的素质。老师的知识非常渊博，是造诣很深的学者。老师为人谦和，可以与学生们为学术问题争得面红耳赤，不生气不摆老资格。往往争到最后老师是对的，但老师并不因此自得，反而为学生勤于思考而深感欣慰。在学术交流方面，骆抗先从不会被别人牵着鼻子走：“我只讲我自己的学术观点，不讲别人要我讲的东西。”

每每对比老师，刘志华感觉差距非常大，很难做到那种勤奋和纯粹。他有一个师兄说，骆老“一直被人模仿，永远无法超越”。这是他们师兄弟共同的感觉。

攻读博士学位期间，刘志华的课题是研究一种新型肝炎病毒的基因序列。刚开始课题进展很顺利，可就在快要完成的节骨眼上，他遇到了一个难题，测序反应到达病毒基因序列的末端，就无法进行下去。刘志华有点着急，反复调整实验条件，重复了上百次实验，还是找不到解决的路径。那几天他的情绪有点低落，不知道该怎么办，曾一度有过放弃的念头。骆抗先听说后对他说："你花了那么多心血，可不能半途而废。成功在于坚持，你肯定能做到。"骆抗先在实验室和他一起分析原因，又查阅文献，咨询相关的专家。为了尽快解决问题，骆抗先让他带上标本，飞到北京、上海，分别向两地的测序专家求教，讨论把测序进行下去的解决方案。刘志华带着收获回到广州后继续做实验，几经周折，终于获得了病毒的全基因序列！这项研究成果发表在国际学术期刊上，并获得广东省科技进步奖。骆抗先看到学生的进步和成长，心里很是高兴。

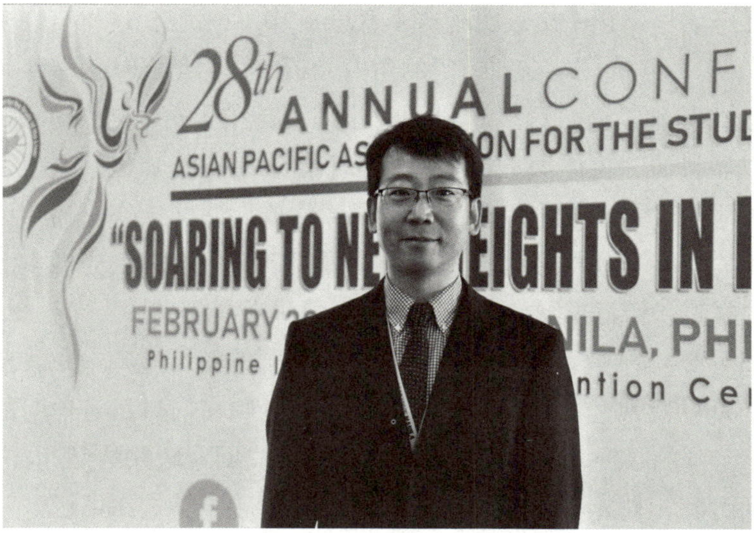

○刘志华在菲律宾马尼拉参加第 28 届亚太肝病学会年会

博士毕业后，刘志华留在南方医院感染内科，成了骆抗先的同事。

2010 年 1 月，刘志华办好了去美国留学的手续，临走前，他带着几分兴奋几分不舍的心情去老师家辞行。骆抗先拉着他坐在自己身边，问他行李都准备好了没有，走之前还有什么事要办，然后说："你去了美国要好好学习，珍惜宝贵的留学机会。还有，一定要注意身体，回来还有很多事情等着你来做呢。”

刘志华明白老师的心思，一时不知道说什么好。要走了，骆抗先站起来，把他送到门口。迈进电梯的一刻，他下意识地回头一看，原来年近八旬的老师一直站在门后面透过玻璃目送他，神态里既有离别的伤感，也充满期盼和鼓励。随着电梯门徐徐关上，刘志华心里一紧，双眼不禁湿润了，老师的眼神是那么熟悉，立刻让他想起了十几年前他去上大学离开家时，父亲也是这样看着他，久久地看着……

在美国，刘志华和老师一直有联系，不时把自己的学习、生活情况告诉老师。三年时间很快过去了，回国还是留下，他必须做出选择。身边的朋友和同学有不少留下了，在那里工作不成问题，待遇不错，他和妻子孩子也习惯了当地的生活。但思来想去，刘志华最终选择了回来，他喜欢医生这份职业，回来可以继续当医生；同时亲情乡情也让他难以割舍。另一个促使他决定归国的重要原因，是骆老师希望他回来，在电话里不止一次表明了这个意思：“快回来吧！这里有许多事等着你来做。”骆抗先站在刘志华的角度分析，认为他已从医多年，打下了一定的基础，而且医生这份职业也适合他的爱好和性格。另外，回来可以做科研，可以做更多有意义的事情。刘志华知道，这也是老师一贯的想法：希望学生们走出去学习，学成后回国工作。当年读博时，骆抗先就在寻找机会为他争取去英国留学的机会，因为做学者有必要出国学习，拓宽视野，增长见识，在学习中不断成长。

2013 年学习结束，刘志华登上了飞往祖国的航班。归途中，望着舷窗外的万里蓝天，刘志华又想起临走前，老师在门口目送他时的那种眼神。老师的眼神，是呼唤，是动力，是照亮回家之路的灯光。

回到医院，刘志华才听同事说，他去美国后，骆老纠结了好一阵子：一是舍不得；二是担心他原来在工作岗位不那么顺利，是否归来。现在好了，学生回来了！老师就像自家孩子归来一般开心。

又能够在恩师身边工作了，刘志华也有雀跃之感。一生遇见一个好老师是幸运，还能和自己敬重的老师长期共事更是福气。刘志华说：“骆老在很多方面影响了我。第一，他的医者情怀，济世为民；第二，他的学者风范，博学笃行，孜孜不倦。老师快 90 岁了，还在努力奋斗，惜时如金地工作，他认为有意义的事就去做。他的出发点就是利国利民。有这样的老师，你有什么理由不去努力呢？这种影响绝对是一生的。骆老不仅对我个人有影响，对整个学科都有影响。我们科室的风气和口碑都是很好的，这与他的所作所为有直接的关系，这其实就是一种传承，他的言行对学生、对同事是激励，是鞭策。骆老辛辛苦苦打拼几十年，为科室打下这么好的基础，创造了这么好的条件，我们一定要倍加珍惜，否则会内疚的。现在科室的发展壮大，我们深知来之不易，应该继续努力奋斗，发扬光大。”

多年来，刘志华经常想一个问题：老师这么大年纪，仍然毫不懈怠地工作、看病、做科研、写博文，他内在的原动力到底是什么？究竟是什么力量让他能够乐此不疲、不畏艰辛、不计得失、充满激情地全身心投入到工作中呢？刘志华从老师长期的言传身教中找到了答案，这个答案就源自老师心中多年的梦想——“没有乙肝的未来”。老师亲眼看见了乙肝造成的灾难和悲剧，因而立下志向，用毕生精力从事乙肝防治事业，医治了无数乙肝患者。他的梦想是摘掉中国“乙肝大国”的帽子，让我们的子孙后代不再受乙肝的伤害、困扰。现在，这个梦想尚未实现，他怎么能停下奋进的脚步？作为他的学生，又怎么能够不紧紧跟随老师，助力实现老师的这个梦想呢？

在南方医院的官网上，网友对刘志华的 88 个评价中，有 76 个“非常满意”，“不满意”的则为 0。这样的评价，他当之无愧。

…“骆驼队”队员毛乾国

2011 年 8 月 18 日，星期四。中午，福建厦门市中医院。

该院肝病中心主任、骆抗先的学生毛乾国心潮起伏。按照计划，此刻他应该正在广州南方医院感染内科和他认识的、不认识的同行们一起准备骆老 80 大寿的庆典。这个在他心中早已生根发芽的愿望，被骆老彻底“扼杀”了。满怀敬意想为他庆贺寿辰的科室领导、同事和学生们，刚刚小心翼翼地向骆老透露了一下庆生的想法，就被骆老生生给“打压”了：“不行，做什么寿！你们真要搞，到那天我就躲到外地去……”大家晓得这种事他肯定不是说着玩的，只得乖乖地打消了这个念头，像往年一样，献上一束鲜花，切块蛋糕分享，再让骆老许个愿，十来分钟完成仪式。兴冲冲要赶去广州的毛乾国，还有国内外的一些学生，全都被劝止在原地，遥寄祝福。

往年也就算了，今年可是骆老80诞辰啊！毛乾国的心情难以平复，上午一下班他就在办公室的电脑前敲字，写下了这样一封信——

尊敬的各位同事：

今天是骆老师80岁生日。

南方医院等原计划举办个仪式，为骆老师庆贺生日，但被骆老师婉言谢绝。南方医院感染内科遂决定以科室名义为骆老师举办一个范围仅限科室的庆贺活动，也被骆老师谢绝。科室想坚持举办，骆老师说如果大家坚持，他就暂时离开广州，无奈之下，拟议中的一切庆祝活动不得不取消。

自从毕业离开南方医院至今，我连一次电话也没给骆老师打过，但有问题需要请教或需要咨询时，即发电邮给骆老师，他老人家总会及时、细致回复。

原计划今日去广州看望骆老师，但昨晚打消了这念头，只是通过电话，请南方医院感染内科另一同事以口头形式代我向骆老师祝贺生日。

读博士3年期间，我学业上得到骆老师言传身教，情操上得到骆老师深入骨髓的影响，生活上得到他老人家无微不至的关怀，甚至他老人家每月给我1 000元，让我不必在本该养家的时候却要家人养我，让我安心学业。我一直打心底告诫自己：努力学习，正直做人，合理诊疗，使更多的病人在尽可能少花钱的前提下得到合理医治，就是对骆老师最好的报答。可惜，我毕业7年有余，事业却一无所长。唯独聊以自慰的是，我做到了廉洁行医，从不收病人红包，甚至先后3次拿我自己的工资接济经济困难的患者；我从不推诿病人，经常利用休息时间接待那些工作日没空来医院就诊的病人；我也做到了合理诊疗。然而，与骆老师相比，自己仍然渺小得不足一粒尘埃。

大家都知道骆老师在新浪网开设了博客，以科普肝病防治知识，并解答病人提问。大家也知道，骆老师的博文选集已出版发行。可是，也许大家并不知道，骆老师自费购买了这本选集的大部分，把购买的选集送到了农村。因为他说，城市的人方便上网看博客，但农村人无条件上网看。

我不求成为多么高尚的人，只希望自己能向骆老师靠近一步。

今天，写下这些，与我的同事们共勉。感谢大家。

毛乾国，敬上

2011-08-18，12：28：23

一口气写完信，发出邮件，毛乾国坐在椅子上闭目养神，心却静不下来，仿佛看到了十多年前的自己……

知道骆抗先的大名，是在20世纪90年代。毛乾国那时在河南新乡医学院第一附属医院工作，他手中有一本骆抗先的著作《乙型肝炎基础和临床》，这本书是他的大学同学寄来的。毛乾国仔细阅读后，觉得内容实用又好看，对自己的临床和科研都很有帮助，值得拥有。于是他又买了一本，放在科里供大家学习。书皮是红色的，被同行们称为“红宝书”。毛乾国一读再读，直到读得滚瓜烂熟。以书识人，他对这位肝炎防治领域的大家很是崇拜。

转眼到了2001年，毛乾国已经39岁，是医院独当一面的临床医生，但他也时有困惑，觉得还有好多东西需要学习，他想脱产去深造。这个年龄去读博士，似乎迟了一点，要养家糊口，压力不小，但他还是决定重返校园。至于导师，他的话是“毅然投奔骆老”，毫不犹豫地报考了骆抗先的博士。他就想面对面地跟骆抗先学习。

毛乾国实现了愿望。成为骆抗先的博士生后，他才更直观地感受到，骆抗先不仅学术造诣深，人品尤为令人仰望。当时骆抗先已经70岁了，还在看门诊，他不看完患者不下班，哪怕早就过了吃午饭的时间。外省来的患者占比例很大，骆抗先担心他们多住一天就要多花钱，总想办法为他们节约开支。对吃，老师从不讲究，两个馒头，一个菜，吃完坐一会儿，休息一下，又开始工作了。

毛乾国记得很清楚：除了门诊，不管什么时候，只要学习上遇到了难题，去问老师，老师都是立即放下手里的事情，耐心地解答。

考虑到毛乾国的年龄，骆抗先多次体恤地提醒他：“学习不要太辛苦，你的年纪偏大，别搞得自己吃不消。实在辛苦，延长一年毕业就是了。”毛乾国冲口回答：“不怕，我能行。”他想：“老师 70 岁了还日夜工作，我能不好好学习吗？把骆老的骆驼精神学到手，还有什么困难不能克服呢？”果然，他按期毕业重回工作岗位。

离开了老师，教诲还在耳边回响，老师的身影总在脑海里出现。毛乾国走到哪儿，就把老师的言传身教带到哪儿，就把“骆驼队”队员的形象树立在哪儿。2004 年，他博士毕业后到厦门市中医院工作。时间长了，同事们都知道他对骆抗先特别佩服，开玩笑说：“毛主任，在骆老影响下，大家都会‘中毒’，但你‘中的毒’太深了！”毛乾国哈哈一笑，这个评价，他愿意接受。

相距 2011 年 8 月那个不平静的中午，又是 9 年过去了。毛乾国说：“十几年前，骆老到福建讲学、会诊，我们见过面。之后这么多年，我没有专门去看过骆老，也没有给他打电话。为什么？第一他忙，第二他不喜欢花里胡哨的形式。但不去看他，我又总想去看看。斗争来斗争去，还是没去。甚至电话也没有打过一次……”他知道老师的时间宝贵，也害怕耽误老师的工作和休息。如今自己当了教授，他也要求学生平时过节别发短信问候，不要浪费时间。把工作做好，把患者治好，就是对老师最好的回报。

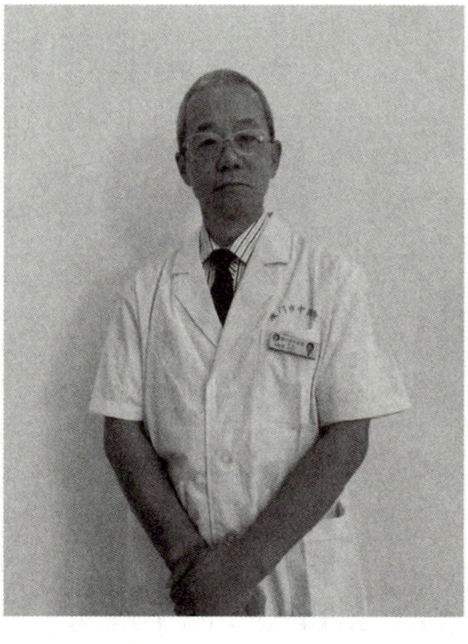

○毛乾国

从医院网站上患者给毛乾国的留言中，也依稀可见骆抗先的影子：“毛主任是难得的医术与医德兼具的好医生，有如此好医生实属难能可贵！”

“德医双馨之济世良医，医者仁心。……我亲眼见过他在门诊借钱给患者，他还很会考虑患者家属的经济负担，希望老毛一生平安，少抽点烟。”

“毛主任总是很耐心地为每位患者讲解，医者父母心，能有这样的好医生真的很难得，……希望好人一生平安。”

“2011 年 6 月我爸身体轻度浮肿，检查肝硬化失代偿期，在毛主任的细心诊断下，坚持服用恩替卡韦，定期复查保肝。到 2012 年 12 月的一次复查中发现肝功能明显好转。……这一年半以来和毛主任的交流中，可以肯定他不仅医术高明，最让人欣慰的是在当今这个金钱社会里还能拥有这么好医德的医生……”

在留言中，毛乾国和“骆驼队”队长骆抗先一样，也是“很耐心”，也是“医术高明”，也是“借钱给患者”，也是“很会考虑患者家属的经济负担”……唯一不同的是，患者关心毛主任，劝其“少抽点烟”，这可是骆抗先一辈子不沾边的事情哟。

回忆读博生涯，毛乾国有这样的感受：“那三年里，我几乎天天见到骆老，他当老师很严格，是慈祥的严，不是残酷的严，两者不一样，影响也不一样。他凡事比你做得好，几十年如一日，达到这种境界的能有几人？这种感化有震撼力。在他身边，跟他接触，一定会被他融化、感染，你都不忍心不好好工作啊！”

后来好多年不在老师身边，可老师的影响力和人格魅力丝毫不减。毛乾国说：“我读博时，女儿念高一。回到家我会常常把骆老的故事讲给她听，孩子很受感动，说骆爷爷 70 岁了还经常想着别人，我也要多关心爸爸妈妈；骆爷爷天天半夜起来看书，我也要勤奋学习……孩子确实这样做了。所以说，跟骆老三年，受用一辈子，影响两代人。我一直在努力做一个好医生，今后也要继续努力。”毛乾国撂下一句“狠话”：“学习骆老，要‘中毒’中得更加深，现在还不够！”

…“骆驼队”队员李平

提起自己的博士研究生导师骆抗先，李平说了四个字：“崇拜、崇敬！”

1980年出生的李平是兵哥哥，2001年在解放军第一军医大学读本科进入实习期，到传染科跟班认识了骆抗先，和骆抗先一起出门诊，留下了深刻印象：每个患者，骆抗先都看很长时间，有时候一个上午才看十来个患者，可以说是不厌其烦。当时他有点不明白：“乙肝这个慢性病，症状和治疗大同小异，为什么一个患者需要那么多时间？”后来才知道，骆抗先认为一样的病，不同的人，体质、习惯、性格、家庭状况等都有差异，必须分别对待，争取最好的疗效。这样的医生，患者不可能不满意。李平心里写了个大大的“服”字！

毕业后，李平到南京的部队医院工作。在医疗救治中，他常常不自觉地想起骆抗先，那是他心目中的医生典范。当他2010年决定继续深造时，便报考了骆抗先的博士研究生，重返广州，跟着八旬导师学习了三年。面试时，骆抗先见到他就说：“我还记得你，李平，你还是那个样子。欢迎你！”李平想不到老师还记得自己，很感动，自己只是一个小小的主治医生，骆老这个大教授却没有一点点架子。学习生涯中遇到这么好的老师，是他的幸运。

李平在门诊中发现，因为不断地学习、“充电”，又有自己的多年实践和独立思考，老师的观念很超前，见解很独特，总会把国际上一些最新的治疗方法应用于临床。骆抗先一直引领着乙肝治疗，很多患者经过他的诊治，身体明显好转，直至康复。

有一次，李平跟骆抗先出门诊，问诊时有个患者说自己有时会喝一杯啤酒，骆抗先马上严肃起来：“绝对不行，你怎么能喝酒呢！”李平有点儿不以为然，说：“偶尔一杯半杯啤酒不算什么事吧！”骆抗先便连他一块批评：“医生更不能这么想，必须要求乙肝患者严禁喝酒，没有条件可讲！”李平从此知道：有些事情，不能通融。温和如斯的骆抗先，底线和原则是不能触犯的。

骆抗先写书时需要引用一些国外的文献内容，这就牵涉到版权问题，他坚持给国外的出版社发邮件，请他们征求作者意见，同意才用；如果要付费，那么就给钱。决不存侥幸心理，不能违反法律，不能破了行规。

因为经常看文献、写文章，骆抗先的电脑使用率高，也就不时出点小毛病，或者需要装个新软件。这种事骆抗先会叫李平帮帮忙。但一定交代他：“不要买盗版软件，要正版！”

骆抗先特别正气。李平记得很清楚，骆抗先的博客文章结集出书后，有一个药厂的人找上门来，说：“我买一大批您的书如何？”骆抗先担心个中有商业目的，对方就说：“我买了送给偏远地方的基层医生还不行吗？”骆抗先还是没有同意，说：“真要是这样，你们就去书店买吧！”

看上去骆抗先是个很普通的人，但走近这位长者就会感觉到其不同凡人的特质和魅力。读博士生的第一年，李平有感而发，写下了一篇关于骆抗先的短文。他在文章里这样写道：

> 认识骆教授已有十年，一直以来就想写点关于骆教授的文章，可是提起笔却又不知该从何下手，怕我这长锈的脑袋，表达不出自己的真实感受；怕我这双笨拙的手，没法形象描绘骆教授。只是今夜思绪万千，实在按捺不住，想抒发一下对骆教授的敬仰。
>
> 骆教授是一个宁静淡泊的人，不受各种思潮影响，从 20 世纪 50 年代起，他就致力于教书育人和治病救人。他先后发表论文专著多部，可以说他的贡献影响了整个传染（病防治）事业。闻玉梅院士对他的评价是：“人民的医生”。
>
> ……现在骆教授虽然已经 80 高龄，但仍坚持每周出 3 次门诊，为了患者，一切都可以不顾。下午两三点下班是时常的事，曾有一次原本 12 点下班竟拖到了下午 5 点，等骆教授拖着疲惫的身子爬上楼，连开（家）门的力气都没有了。
>
> …………
>
> 骆教授是一个克己奉简的人，正如他朴实的人格一样，不喜

浮华更反对浪费。……他的衣服是那种最朴素、最简单的。一次天气降温，骆教授穿了件棉袄，仔细一看，竟然还是90年代那种“YAYA”牌的，颜色已灰里发白，但是他却还在穿，怎能让人不为之感动！

骆教授……像一座无言的丰碑，让我们仰视而又敬佩！

这些白描式的语言，发自内心，令人动容。

三年一晃而过，李平写好毕业论文初稿交给老师审阅，骆抗先看得十分仔细，提出了一些建议，他又做了修改。论文答辩的那天，骆抗先早早来到现场，给学生鼓劲。李平看到老师端坐在那里，心一下子就定了。骆抗先全程参加答辩会，还做了准确的点评。

李平毕业后回到南京，转眼又是7年。现在他是副主任医师，东部战区总医院肝病科副主任。7年里，他几次出差广州，都到母校看望老师。2018年，他专程就小儿乙肝的治疗当面请教老师。他希望做一个像老师那样的医生，即便没有完全做到，也在努力之中。

2015年，李平在医院报名参加支援西藏医疗队，到拉萨的自治区人民医院感染科工作了三个月。在那里，医护人员听说他是骆抗先的

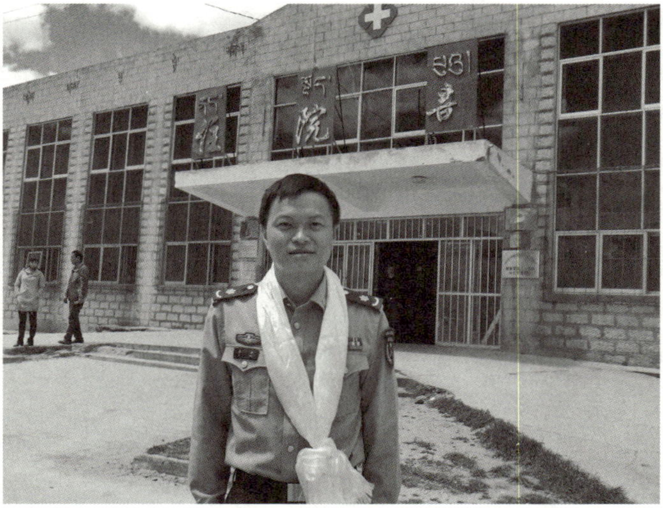

○李平

博士研究生，都是佩服加羡慕。老师在这个领域里的知名度之高，超过一般人的想象，他在心里对自己说：“我来援藏，骆教授知道肯定是高兴的，可不能给老师丢脸。”他克服了高原反应、饮食、气候等带来的不适，尽己所能，为藏族同胞治病。

2019年5月20日下午，南京东部战区总医院礼堂前的广场上，李平和其他三名战友一起穿迷彩服、蹬作战靴，胸前戴着大红花，身披写着“中国第十三批援坦桑尼亚军医组”字样的绶带，准备出征。第二天晚上，他们从上海浦东国际机场启程，万里迢迢，飞往非洲大陆，去坦桑尼亚执行为期12个月的医疗援助任务。

这年年初，李平曾经接到外出访学的邀请，也做好了准备，但当他得知医疗援坦需要人时，主动放弃访学，报名援坦。他不是不知道，位于非洲东部、赤道以南的坦桑尼亚，属联合国公布的最不发达国家之一，贫穷落后，环境艰苦。但中国军人的使命、白衣战士的职责，使他甘于接受艰苦环境的考验。

5月26日，中央广播电视台《新闻联播》播发了他们光荣出征的短讯。一色的年轻军医，一样的勇于担当，展现了新时代的军人形象。

在坦桑尼亚，李平和同事们充分发挥自身的专业优势，除了完成医疗任务，还带去了成熟的医院管理经验，力图提高受援医院管理的制度化、科学化、规范化水平，向受援医院提供多层次、多形式、全方位的医疗卫生援助。那里医疗卫生条件差，疟疾、结核、伤寒、黄热病等传染病发病率极高，李平的专业知识和医疗水平大派用场，他热心为异国的民众防病治病，深受欢迎和赞誉。他还结合当地实际，在中国驻坦桑尼亚大使馆举办了医学科普知识讲座，得到高度评价。由于受新冠肺炎疫情的影响，他们于2020年10月才回到祖国。不苦不累是假的，但此行无悔！

作为骆抗先比较年轻、后期毕业的博士生，李平说：“骆教授对我影响很大。他不仅是我学术上的老师，也是我人生的榜样。”

…………

这就是骆抗先带出的“骆驼队”之缩影，这就是“骆驼队”队员们的集体风采。

骆抗先教授学高为师，身正为范。他先后培养了 70 多名博士生和硕士生，这些弟子大多已成为我国乙肝防治领域的主力和骨干，而经过他授课和培训的学生则难以计数，他们都以曾经师从骆抗先教授为骄傲。几代人共同努力，目标一致，由此产生的力量和辐射作用，仅仅用数字如何能准确表达！

第六章

静水深流蕴真情

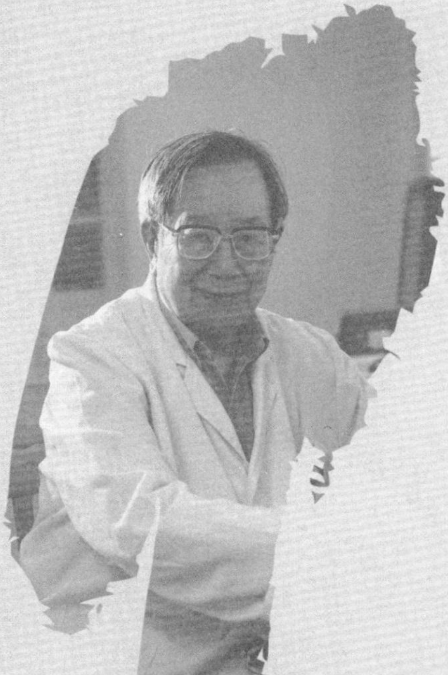

乡情、亲情、爱情、民情、天下情，骆抗先都珍惜，都拥有，更倾力付出，却又不动声色，静水深流……

静水深流，其情之深，全在一个字：真！

自从母亲于1997年辞世后，骆抗先再也没有回过家乡。一则工作太忙，几乎没有休过假。二则家中已经没有亲人，空余几间老房子，回去也是徒伤感。一个唯物主义者，对父母的长眠之地，心中有之则足矣。三则年龄大了，要做的事情太多，哪有时间呢！

向骆老提起诸暨，他平静地望着前方，若有所思地说：“村里的人都不认识我啦。”可家乡人从来不曾忘记他。

乡情、亲情、爱情、民情、天下情，骆抗先都珍惜，都拥有，更倾力付出，却又不动声色，静水深流……

… 乡情亲情长流水

如今的骆家村，是诸暨市大唐镇柱嵩村的三个自然村之一，有275户，近700人。虽说村庄面积小，人口少，但近年来开展“美丽家园”整治活动，村貌发生了明显变化。跨过一条小桥，村口立起了一座白墙黑瓦的照壁，顶上书“源远流长”，下面的白墙上有“柱嵩村骆家”字样，最右边“乡贤榜”下边，就是骆抗先的简介，其中一段话是：“（骆抗先）从医60多年来，始终坚持奋斗在乙肝防治第一线。精心诊治数十万乙肝患者，培养了一批乙肝防治人才。75岁开通乙肝科普博客，发表400多篇文章，普及乙肝防治知识，为宣传乙肝防控做出了卓越贡献。”

在简单的村史中，提及骆抗先时这样写道：“在乙型肝炎研究中取得令人瞩目贡献的骆抗先，更是瞄准科学前沿……成为肝炎病毒研究的泰斗。”

2020年，时任社区（行政村已改社区）支委的骆佳明和两位自然村干部骆利根、骆章行都已经年近花甲，他们说，年轻时曾经见过骆抗先回村，也听长辈说过他的故事，印象最深的是他酷爱看书，听说他有一回边吃饭边看书，把一个粉笔头当花生米咽进了肚子里……

几十年来骆抗先很少回乡，但每次回家，都会引起村里的轰动。那时农村人普遍贫穷、缺医少药，“大城市的解放军医生回来了！当年的小钱根回来了！”消息传得飞快，但凡有人不舒服都来找骆抗先看病，家门口的空地上竟然排起了长队。他在家的时间本来就有限，好不容易回来一趟，想好好和父母聊聊天、说说话都很难。母亲心疼他，怕他太累，把他藏在屋里，不让他露面，转而对排队的人说：“我儿不在家，出去了。”既然出去了，就等呗，乡亲们还是不愿意散去。骆抗先于心不忍，说服母亲就地免费开诊，给乡亲们一一诊治。很多人不知道看病要分科，以为骆抗先可以包治百病，什么毛病都指望他解决，他耐心和他们解释，先尽己所知给出一个初步的治疗意见，再告诉他们下一步应该怎么办，平时要注意什么，总之不会拒之门外。

朴实的村民没有什么现钱，就提只鸡、拿几十个鸡蛋来谢谢他们心目中的“大医生”，但骆抗先坚决不收，当时推不掉的，转头他就请母亲送了回去。

骆抗先难得有空回忆当年回乡探亲时的情景，他说：“父亲生病时，我回去护理了一个月，他是高血压。母亲是童养媳，小脚，不愿到广州来住，不习惯。她在家爬楼梯的时候不小心滚下来，我赶回去，她已经走了。”

母亲去世的消息传到广州，骆抗先匆匆回到办公室请假，说：“我在兄弟姐妹中是老大，母亲走了，我得回去，把后事办好……”那是骆抗先迄今为止最后一次回老家，也是兄妹难得的相聚。四兄妹工作生活在四个城市，团聚的日子很少，骆抗先的大妹早年是童养媳，不堪虐待跑到了开化，成为农村土改干部，后来入了党，学了文化，在县银行工作到退休。弟弟在上海火车站工作，在那里成了家，现在也是高龄了。小妹妹最苦，爱人去世多年，独自抚养几个孩子。骆抗先疼妹妹，那时工资不多，经常挤出一点汇给小妹，在经济上给予接济。

可惜后来小妹妹也走得早，没享什么福……

“我回家乡，村民们都找我看病。我什么病都看，但不会看皮肤病，没去皮肤科实习过。”每次回去，当足几天“赤脚医生”，又得离开了，骆抗先心里很感慨：农村的医疗条件亟待改善啊，要不乡亲们看病太难了。

现在，村里和骆抗先年龄相近、小时候一起玩的只剩下骆火均、骆楚清、骆淡清等四名长者。当年的小玩伴骆楚清还记得：“钱根读书很用心，又聪明，长大后很孝敬父母。有一次，他回来探亲，我一个家住外村的亲戚知道后跑来找钱根看肝病，钱根不是几句话打发人家，看得很仔细，告诉他吃什么药，有什么治疗方法，后来，我那个亲戚的肝病治好了！”

85 岁高龄的骆淡清老人小时候和骆抗先入读同一所小学，据他回忆：“我读一年级，钱根读六年级，我还记得钱根写的文言文得过一等奖。放学后我们常常一起跑去隔壁村玩。20 世纪 50 年代俩人都当了兵，有一回碰巧在上海那么个大地方遇见了。我们都穿着军装，我是少尉军衔，钱根的领章是中尉，他说自己是医生，帮人看病的。再后来我转业回村，见到钱根，他还是说当医生，从没有说过自己有什么了不起。”巧的是，那次骆抗先探亲期间，骆淡清突然晕倒了，家人赶紧向骆抗先求助。骆抗先跑去他家，先把他救醒，检查后给他服了药，告诉他：躺着别动，半小时后如果没有事，就可以起来了。如果还是不舒服，马上得去医院。骆抗先在他身边守了半个多小时，见他平安无事，才放心离开。50 多年过去了，骆淡清仍然不时念叨是骆抗先救了他，那年他 30 出头，骆抗先 35 岁。

有一年，有个医疗单位听说骆抗先回老家了，就请他去讲课。他站在讲台上，面对台下怀着期待的老乡同行们，心里有点儿小激动，开场白说了两句家乡话，全场的人使劲拍手。他的课也讲得好，大家都盼他多回来给他们上课。

骆抗先的心里有故乡，故乡的人们也以他为骄傲。

2017 年 11 月 10 日，诸暨市的媒体以“全国重大典型！这个诸暨人出名了，《新闻联播》报道过他”为题，推出了这位离开故里多年的诸暨老乡骆抗先："昨天（11 月 9 日），第六届全国道德模范及提名奖获得者名单公布，诸暨人、南方医科大学教授、全国肝病专家骆抗先，继去年荣获全国'时代楷模'之后，又荣获第六届全国道德模范，成为'双料'全国重大典型，可喜可贺！……这个诸暨人，是个把生命都留给病人的医生！"

近年来，家乡人但凡在报纸、电视和网络上见到骆抗先的报道，都会互相传播，有些人认识骆抗先在上海定居的侄女骆晓健——骆抗先的弟弟骆抗生的女儿，还会兴奋地打电话给她："你大伯又上报（上电视）了！"

骆晓健转头就会高兴地把消息告诉年迈的父亲骆抗生。老人家自然开心，情不自禁地和女儿回忆起自己的哥哥："你大伯本分、善良，就是一心一意做学问，为别人想得多，为病人想得多。他对你爷爷奶奶很大方，对自己很抠门。你小姑父去世了，大伯还照顾他们一家人。"

在骆晓健的印象中，大伯就是个学者模样。20 世纪 80 年代初，骆抗先从英国当访问学者回来，经过上海，在弟弟家小住了几日。他不上街、不逛商场，有一点时间就总是看书："我妈妈想多做几个菜招待大伯，他老是说，你不要费事，少做点菜，简单点好，简单点好。"

2013 年，骆晓健陪父亲到广州看望大伯一家，当时大伯母的身体已经不大好了。大家都珍惜这难得的相聚，但 82 岁的骆抗先一天也没有耽误工作，出门诊那是雷打不动。有一次，骆晓健的父亲看见大哥吃一个"冷团子"（江南地区称糯米包馅料然后蒸熟的一种食品，广州也有类似的糕点），心里难过了好久，他对骆晓健说："你大伯工资高，还那么节约，也不会享受。"

骆晓健在广州那些天，碰上记者想采访骆抗先，被他婉拒了。回到家骆抗先说："有这个时间，还不如让我多看几个患者。"骆晓健说："我很佩服我大伯，他这样的好医生太少了！"

在骆抗先的亲人中，岳父杨承宗是他始终敬重的长辈。他说："老岳父对我特别好！"虽然很少在一起生活，开头也不甚清楚他一生的传奇故事，却无形中受到岳父独特气质与儒雅风范的影响。老人被誉为"新中国放射化学奠基人"，曾跟随小居里夫人学习研究放射化学，回国后参与了原子弹的研制。

有件事，杨承宗隐瞒了30多年：那是回国前，当时担任世界和平理事会主席的弗雷德里克·约里奥·居里特地约他见面，对他说："你回去转告毛泽东，你们要保卫世界和平，要反对原子弹，你们必须自己拥有原子弹。原子弹不是那么可怕的，原子弹的原理也不是美国人发明的。你们也有自己的科学家，比如钱（三强）、你、钱的夫人（何泽慧）、汪（汪德昭）……"杨承宗听了非常激动，回国后将这番话转述给了钱三强，钱三强听后神情庄重地告诉他："我要向毛主席和周总理汇报。这是非常机密的大事，我们对谁都不要说，哪怕是我们的妻子，也不要讲。"杨承宗点头承诺。钱三强很快将约里奥·居里的话报告给了党和国家领导人。后来，党中央为此事专门派人找杨承宗核实约里奥·居里的口信，并且再次强调要严格保密。杨承宗为人率真，不曲里拐弯地藏话，可是这件事他守口如瓶。据多年后披露的消息，他带回的口信对新中国领导人下决心发展自己的核武器起了积极作用。杨承宗知道后甚感欣慰。

时光流逝，到了20世纪80年代，杨承宗才和原子能所的领导谈到了这件事。1988年10月，我国核工业的开拓者、奠基人之一，国家二机部老部长刘杰，正式公布了当年约里奥·居里请杨承宗向毛主席传话的事。他和钱三强共同保密的细节也才被家人得知。钱三强的夫人、著名科学家何泽慧听说后十分惊讶："啊！这个三强，真会保密，连我都不告诉。"作为杨承宗的女儿女婿，骆抗先夫妇也是等到全国人民都听说了，才知道这个故事。

杨承宗生前谦虚地说："我一生只做了两件事，一是为原子弹炼出了所需要的铀，还有就是在中国科技大学办了一个专业（指放射化学和辐射化学系）。"仅仅这两件事，已经令多少人望其项背，何况远远不止这些。1980年，他参与创建的中国第一所自费走读大学——合肥联合大学成立，这是改革开放后高等教育改革的一种全新探索，他出任首任校长。由于各种原因，杨承宗没评上院士，也没有得到"两弹一星"元勋的嘉奖，但他的卓越贡献和高尚人格，已自成丰碑。老岳父晚年曾经到广州女儿女婿家住过一段时间，见过他的人至今还记得杨承宗的儒雅有礼。

2011 年，杨承宗以百岁高寿在北京辞世。当时的骆抗先和杨家粹也已经是八旬长者，他们在心里怀念老父亲。骆抗先以行动传承岳父的敬业与勤奋。从骆抗先身上，可以窥见杨承宗的影子：同样的默默奉献，同样的骄人事业，同样的淡泊名利。

… 爱情亲情融一体

听说过骆抗先故事的人，大多以为他只顾工作，把夫人和孩子都忽略了，其实这并不准确。在长达几十年的时间里，骆抗先的确太忙，心思太专注，他会在大年三十跑回实验室做实验，家中来了客人也无暇多陪着说说话；他一出差就是个把月甚至更久，夫人在家独自照料三个女儿，孩子生病他也没法及时赶回来；他没有上班下班的明晰概念，在家除了吃饭睡觉，大多数时间都用来看书写书和查阅文献……但是，骆抗先又是一个负责任的丈夫和父亲，他的收入都交给夫人杨家粹掌管支配，以至于在相当长的阶段里他没有见过工资卡长啥样；只要他在家，去饭堂买早餐基本由他“承包”，做饭拖地搞卫生他是当然主力，夫人进入中年后长期身体不好，他体贴入微细心照顾，从无怨言。有一天，技师何海棠有事到家中找骆教授，一进门就看到他正蹲在地上，熟练地帮夫人穿袜子，差点儿不相信自己的眼睛。后来才知道，自从夫人得了股骨头坏死，腰腿不灵活，帮夫人穿袜子便成了骆教授每日必做的“功课”。

夫人直到高龄都记得，年轻时她的老骆为数不多的那次浪漫：骆抗先用自己第一次拿到的 70 元稿费，给夫人买了一件墨绿色的毛呢大衣，这在近半个世纪前可是有点儿“奢侈”。夫人穿起来很甜蜜很珍惜也很合身，后来发福了，这件大衣又穿在了女儿身上……在二女儿眼里，爸爸对妈妈岂止是好，简直有点儿太宠了。

骆抗先至今还后悔，觉得最初发现夫人生病时，有些疏忽了。那是 30 年前，老杨开始腿脚疼痛、行动受阻，当时还没有骨质疏松的说法，也没有引起足够的重视，后来发展到了股骨头坏死。现在一般人

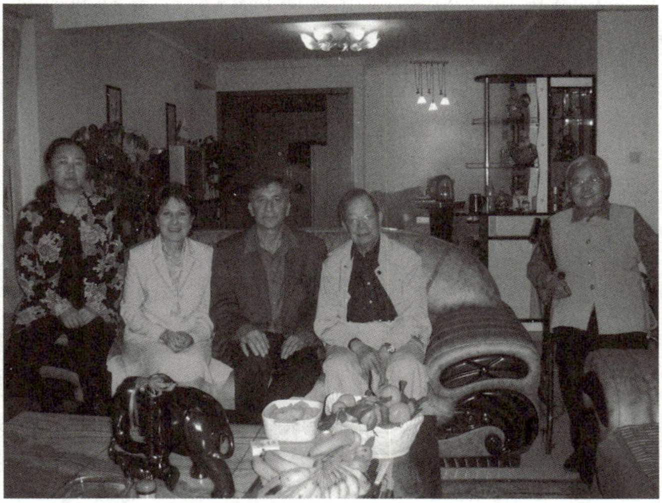
○2008年11月，外国友人到家中拜访骆抗先

都知道骨质疏松这个病，是中老年人的常见病、多发病，位于中老年人五大疾病患病率之首，如果能够早预防早治疗，结果会好很多。可惜杨家粹的病情发展到比较严重时才有确切的诊断，但已经很难逆转。

学生孙剑至今忘不了，1997年骆抗先过生日，他们几个同学一起去骆抗先家庆贺。说是贺，照例非常简单，就是一个蛋糕，一袋水果，一束花。别的什么都不让搞。那时骆抗先的夫人杨家粹已经得病了，聊天时问起师母的身体状况，骆抗先随口一说："最近出了点麻烦事，关键时候还是靠保安。老杨平时蹲下就起不来，那天半夜起来上洗手间，一下子撑不住，整个人坐了下去，怎么都起不来……"骆抗先个子小，杨家粹比较胖，他在旁边使足了力气都没有办法扶起来。他又向来最怕麻烦别人，结果就四五个小时守在夫人身边，硬是等到天亮，才打电话请保安来帮忙，这才把杨教授扶起来再躺好了。骆抗先说的时候云淡风轻，孙剑他们听了，心中不是滋味，劝道：骆教授，您应该给住在大院的同事打电话呀！以后再有这样的情况，可不能自己挨到天亮了。骆抗先淡淡一笑。谁都知道，他不到万不得已，断不肯半夜三更扰人清梦，宁愿自己苦熬。在孙剑的记忆里，骆抗先从来不提个人要求，包括家里的事，只说工作中的问题。

骆抗先在家干的活其实挺多的。大女儿、二女儿各自成家过日子，杨教授和小女儿身体都不好，他得把家扛起来。旁人看在眼里，说：“人家是 80 岁请保姆，您是 80 岁当保姆。”但骆抗先从不抱怨。

夫人杨家粹 90 岁生命中的后 30 年，很受疾病折磨，最后三四年都在住院，几种疾病交织，她大部分时间只能卧床。开始在消化科，后来去了心内科，然后才到感染内科，冯筱榕副教授是她的主治医生，住院前后管了近五年。考虑到她已是 80 多岁，决定不做手术，用支持疗法，提高她的生存质量。骆抗先对冯筱榕交代了一个原则：该咱们自己花钱的自己花，不搞特殊，不给科里添麻烦。有一次，杨家粹需要吃一种药，骆抗先自费 1 万多元买了回来，冯筱榕知道后说：“骆教授，这个药是医保规定可以报销的。您为什么自己花钱买呢？”骆抗先回答：“我怕麻烦你。需要用就买了。”

骆抗先的同事们不时去看杨家粹，感觉她是“笑嘻嘻地躺了几年”，这话不假，但个中也有缘由：老太太不是没有脾气、没有个性的人，长期卧病更给她添了几分烦恼和焦躁。但不夸张地说，大部分的负面情绪，都让骆抗先抚平了、化解了……

在病房里照顾杨家粹直到她去世的护工杨爱红说：“（杨）阿姨脾气不大好，有时候会跟（骆）叔叔发火，叔叔不还嘴，也不生气，笑一笑还是轻声细语和她说话，阿姨的气也就很快消了。”

杨家粹告诉爱红，骆抗先对她很好，自己病了那么多年，骆抗先从来没对她发过脾气。她有点孩子气地说：“现在他对我好也是应该的，以前我生三个小孩儿他都没管，他是在弥补。”骆抗先也认，对爱红说：“以前阿姨很辛苦，生三个小孩儿，我都不在身边，都是她在操心”。

年过半百的爱红感叹地说：“我到广州 20 多年，在南方医院当护工也有七八年了，一辈子没见过这么好的人。这么老了，叔叔还在为人民服务，不管对哪一个都是那么好，对阿姨更不用说了。我照顾阿姨差不多三年，叔叔天天来，没有一天不来。他出差回来，再累也要先来看看阿姨才回去，真没见过这么好的老头儿。叔叔有时候早上六点钟就来了。每次来了，就帮阿姨擦手啊，拍背啊，喂药喂饭啊，和她说说话啊，很难得！我经常对阿姨说：‘阿姨，我羡慕你，叔叔对你那么好。'那些护士也都很羡慕阿姨，说嫁了这么好的老公，阿姨有福气。"

每次走进病房。骆抗先都会亲切地和杨家粹打招呼："老太太，我来了！"这无疑是每天杨家粹最期盼的时刻。骆抗先很熟练地端水喂药，帮夫人侧过身子，他不轻不重地拍背。闲下来，他就和夫人拉拉家常，聊聊孩子。傍晚时分，他会叫爱红赶快去吃饭、洗澡，处理一些自己的事情，也可以喘口气稍作休息。只要不出差，骆抗先每天去病房两次，早上六七点，晚上五六点。病情转重的时候，他晚上 10 点洗完澡又去，守到半夜一两点才回家休息。

2018 年 5 月，杨家粹病重，骆抗先一连三个晚上守在病房里。好几次，他坐在床边，握着老伴儿的手，久久不松开。让时而昏睡、时而清醒的老伴儿感受他手心传递的温情。坐着坐着，他就流泪了。61 年的夫妻情啊，多少曾经的共同经历，如一幅幅画面在脑子里闪过，酸甜苦辣涌上心头。或许他想起了那个娇俏开朗的女孩，穿上军装时的纯洁、美丽；或许他想起了俩人安享旅途中静静的"婚礼"，他的新娘和他紧紧依偎时脸上幸福的红晕；他也可能想起了出差回来看见初生的女儿时，妻子有些嗔怪的眼神；想起了两人牵手走过的寒风冷雨、冬去春来，好像平平淡淡，却又真真切切……此刻他们都老了，他握着妻子苍白无力的手，凝视那熟悉的面容，心揪得生疼。默默地转过头去，不轻易流泪的他不让老伴察觉自己哭了，他习惯了自己承受。直到第四天老伴的病情好转，骆抗先才回家睡了个安稳觉。

前几年，在美国定居的大女儿每年回广州两三个月，探望亲人，照顾爸爸和重病的妈妈；三女儿身子骨弱，平日里会做些简单的饭菜去看妈妈；二女儿退休了，照管父母的时候比较多，尽管腰椎不大好，还是经常家里、医院两头跑，煲汤做饭送到医院给妈妈，还变着花样整出七八样可口的小菜，分放在小碟子里，让妈妈有所选择。大家都说她很孝顺，实实在在为爸爸减轻了负担。二女婿曾经犯过心肌梗死，处于慢慢恢复中，但岳母病情恶化时，也到病房陪伴，有时守到半夜，病情平稳了才回去休息。

2019 年 6 月的一天早上，二女儿突然接到爸爸的电话，一接通就听到爸爸的声音有些异常："我现在拉血很厉害……""您在哪儿？""我在卫生间。"二女儿赶紧说："您坐那儿别动，等我来。"跟着心急火燎打电话给冯筱榕副教授，简要地说明情况，请她帮忙安排一个床位。然后紧赶慢赶往家跑，把爸爸送进医院，安排好检查，确诊为结肠炎，没什么大问题，谢天谢地！二女儿这才缓过神来。可又该去给妈妈送饭了。

2019 年 8 月 18 日是骆抗先 88 岁寿辰。感染内科主任侯金林、书记孙剑和科室、工作室的冯筱榕、刘志华、何海棠等十余人一起到病房陪同杨家粹为骆抗先祝寿。杨家粹躺在病床上，笑得很灿烂。一个大蛋糕，摆在架于病床中间的折叠桌面上，触手可及；一束黄玫瑰，捧在骆抗先的手里，蕴含着美好的祝福。就这么一个非常简短的仪式，骆抗先依然于心不安，他说："以后不要这样搞了，这是搞特殊。"大家心里酸酸的，谁都明白，这恐怕是杨阿姨最后一次为她的老骆庆贺生日了……

2020 年春节的一天，骆抗先给何海棠打电话说："杨老师病得很重。我忙，你多去看看她。"海棠了解骆老，一辈子难得开口求人，特别是私事，一般不让人参与。他这么说，那是实在放不下心，分不开身了，同时也因为骆抗先知道老伴的日子不多了，他希望老伴最熟悉的人能够陪陪她。海棠连忙答应："好的，我会常去看杨老师的，您放心。"

2 月，骆抗先要去阳山出差，杨家粹的病情持续加重。冯教授告诉骆抗先："主任，杨教授情况不大好，又一次出现血便，意识也有点儿模糊。"骆抗先是医生，当然明白已经无法逆转，沉默了一下说："情况我知道，这是没有办法的事。你没看'学习强国'啊，今年是扶贫攻坚最后一年，我得赶紧做乙肝防治的事。你在，我就放心了。"最后，他还是去了阳山。从阳山回来没多久，3 月 12 号，骆抗先陪伴杨家粹过了 90 岁大寿，这时她已经很虚弱了……

那些日子海棠几乎天天去看杨教授，3 月 20 日，海棠去的时候，杨教授精神好了一点，握着海棠的手，像对女儿说话似的："海棠，你要爱自己的工作，好好干啊！"第二天骆抗先和海棠又一起去看杨家粹，她已经昏迷了。骆抗先一去就拉着她的手不放松，杨家粹仿佛心有灵犀，手指动了一下，骆抗先对海棠喊了起来：“你看，我老伴儿知道是我来了！”……海棠一阵心痛，这是杨家粹和骆抗先最后的告别呀！

当天晚上，杨家粹就走了！全身器官衰竭。唯一聊以自慰的是，妻子生命中的最后几天，骆抗先几乎都陪伴在她身边。

护工爱红说：“阿姨病危的时候，叔叔陪了几个晚上，有时还守一个通宵。我说：‘叔叔，你回去吧！太辛苦啦。’他说：‘你一天 24 小时守着也辛苦，我在这儿，你还可以休息一下。’阿姨是 3 月 21 号晚上走的。那时阿姨已经说不了话了，叔叔守了她几天，刚回去不久。眼看着阿姨不行了，我赶快打电话给叔叔，叔叔马上来了；二女儿二女婿也来了；大女儿在美国回不来；就是没有叫三女儿，怕她身体受不了这个打击……阿姨一走，叔叔流泪了，他难过啊！”

冯筱榕见到骆抗先，还没有开口说话，骆抗先就说：“老杨这个病，能活两三年已经不错啦，现在活了五年，你尽到责任了，我已经非常感谢了。”

正是疫情期间，有关领导和骆抗先商量怎么办好杨教授的丧事。骆抗先说：“不要麻烦别人，讣告都不发了，就让她安安静静走吧。”

孙剑说：“老太太走了，骆老不让搞形式。我们只好去太平间向老人家告别。骆老的风格就这样。”想起杨教授还没有住院的时候，有一年骆抗先过生日，她对孙剑说：每年老骆生日，你们都照了相，我怎么一张也没有见到？孙剑意识到，真是疏忽了！马上检讨：“不好意思，这是我的责任。”回去赶紧收集了好几年的相片，冲洗好做了本相册，杨教授拿到后很开心。孙剑想，幸亏那个时候及时做了弥补，否则就太遗憾了。

一切从简。骆抗先的二女儿忙前忙后，和单位的人一起办好了妈妈的后事。专科片区书记于红蕾陪同医院朱宏书记、李文源院长去家里看望骆抗先，嘱咐他多多保重。问他有什么要帮忙的，他说：“没有没有，都处理好了。老杨病了几年，科里的人对我们很好……”接着他就岔开话题，谈起了工作室近期要做的事情。末了他说：“我现在就要保护好自己的身体。要抓紧时间，我的时间不多了，身体没以前好了，我的事情还没有做完……”说到这儿，他禁不住流眼泪了。在这样的时候，骆抗先强压着把悲伤藏进心底，承诺依然重如泰山。书记、院长都和骆抗先同事多年，理解他的所思所想，敬服他的德高望重。

得知杨教授去世的消息，工作室的年轻人都不知道怎么才能安慰骆抗先。他们看得出骆抗先很难过，可说了一句：“骆教授，您看开点……”就说不下去了。近 90 载的历练，骆抗先的坚强中早已有了隐忍与韧性，或许只有回到工作中他才能暂时忘却时时袭上心头的痛。后来的事实证明了，工作正在渐渐冲淡骆抗先的悲伤。

但痛依然在，这是消失不了的。他对多年的同事说：“我很感谢老杨，读大学时她给我很大帮助。后来老杨三次坐月子，我没伺候过她一天，很对不起她。”二女儿隔天回家一趟，给老爸做好两天的饭菜，骆抗先第二天一热就能吃。出门诊下班有人问：“您不去饭堂，回家吃哪？”骆抗先便答：“是啊，我女儿照顾我。”话里透着对亲情的渴盼与满足。有时骆抗先跟女儿念叨：“我老梦见你妈……”只一句，就道尽了思念。

按骆抗先的意愿，杨家粹的骨灰直接被带回家安放在房间里。骆抗先说：“我和老杨是同学，几十年的感情了，年轻时我没怎么管过家。现在她走了……我是绝对的唯物主义，把骨灰放在家里，买了两束花放在两边，有时候进去坐一坐、看看书。以后等我走了，两人在一块儿。”——天荒地老，再不分离。

平时骆抗先不习惯留照片，但那一张他和老伴的合影，端端正正挂在家里。63 年的夫妻，骆抗先说：“我们平平淡淡过来了，已经过了金婚，我们还是很好的。”当初结婚没有仪式，后来金婚没有庆典，他们的婚姻似乎少了点如胶似膝，少了点甜言蜜语，不那么浓烈，但就像当年的旅途婚礼，静静的，纯纯的，暖暖的……两人之间的理解、陪伴、照顾更是长长久久一辈子，从来没有改变。

静水深流，其情之深，全在一个字：真！

第七章

超倔超怪超可爱

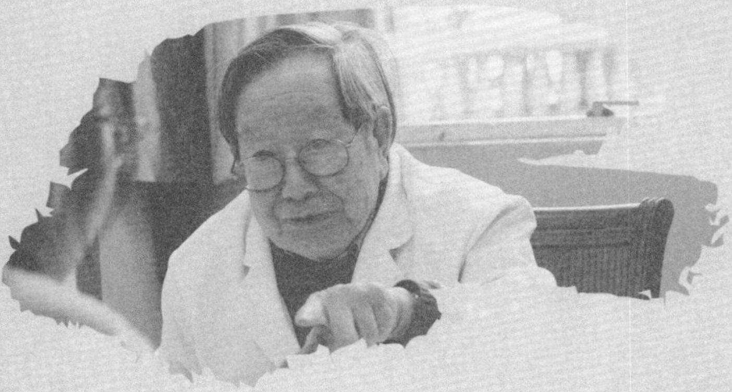

骆抗先似乎是怪，但是怪得有章法，非食古不化；好像是苦，却是只苦自己，苦中有乐；而他的可爱，才真正是深入骨髓，如有奇香，独具魅力……

有人说骆抗先个性倔得很，想定了要做的事情八头牛也拉不回；有人说骆抗先是个“怪老头”，行事为人有点与众不同。有人说骆抗先是“苦行僧”，干起活来像“工作狂”，太不会享受生活；更多的人说骆抗先越老越可爱，或许是倔，倔起来坦坦荡荡，有利于他人；似乎是怪，但是怪得有章法，非食古不化；好像是苦，却是只苦自己，苦中有乐；而他的可爱，才真正是深入骨髓，如有奇香，独具魅力……

… 说倔是倔也不倔

骆抗先的倔与怪，多年前已见“端倪”：儿时背着妹妹捧着书看，被当时光着脚疯跑疯玩的同龄乡亲们记到现在。年轻时下班但凡回到家，有人告诉他“来了个重病号”，他拔腿就走。这个画面在女儿的记忆里清晰如昨。“牛棚”里，他躲着学英语，钻研医学，不肯浪费一点点时间。“文化大革命”时，他大女儿和一批南方医院医护人员的子女作为知识青年分配下乡，后来别人陆陆续续都回城了，他大女儿是最后回来的。二女儿也下乡插队，去了条件很艰苦的公社，招工时，骆抗先说服女儿：你有机会，让别人先回来。名额给了一个快退休的教授之子。女儿想不通也没有办法，心里憋了股气，回到广州后，才慢慢理解了父亲。

科里的同事都知道这么一个故事：20 世纪 90 年代初期，电脑还远远没有普及到家庭，谁要上网看文献、查资料，只能用办公室的电脑。有一天半夜，骆抗先急着查看文献，急急忙忙出了家门，可走到办公楼的围墙大门前才发现忘了带钥匙。当时，值班护士在楼上，那时没有手机，大声叫影响他人休息，他嫌回去拿钥匙耽误时间，情急之下想着自己个子小身体灵活，不顾自己也是60来岁的人了，干脆翻围墙进去。昏暗中裤子划了一个大口子，腿也受伤流血了。骆抗先不管不顾上了楼，径直走进办公室，打开电脑就查文献。

值班护士和他打招呼："骆主任，您又来了！"他笑着点点头也没有说什么。直到护士发现地上一滴滴的血迹，才得知骆抗先的腿受伤了，赶快帮他处理、包扎伤口。他道声谢又集中精神看文献了……第二天，护士把这事一说，大家心疼之余又忍不住笑，都说骆抗先倔得很，做事情太痴了。

骆抗先当传染科主任多年，与人应酬的事向来不擅长，嫌费时间。有时因为工作关系要打电话，他往往叫助手先拨通，等助手把寒暄的话说了，才把话筒交到他手里。骆抗先接过话筒直接进入主题，三下五除二把事情讲完，又立即挂断电话。每年从年头忙到年尾，科里利用周末时间组织大家去附近的景区游览，骆抗先大多是不去的，怎么怂恿他都不为所动。他嘱咐大家一定要好好放松，自己却留在家里查资料、看文献。过年科里小聚，骆抗先实在没有理由不去，何况还要说几句，感谢大家一年的辛勤工作，他就准时出现，提前退场。

有一年开完年会全科聚餐，两桌人。又到了聚会时的敬酒环节，谁都知道骆抗先滴酒不沾，也不会去劝他。偏偏那次有个"愣头青"不明就里，端着两个酒杯走到骆抗先跟前："骆主任，一年就一回，您把这杯酒喝了吧！"

骆抗先不慌不忙，想着像往年一样，稍稍推挡就过去了。可"愣头青"不肯罢休："平时您不喝，今天得喝！喝了明年我们科发展更快。"骆抗先当然不会认同喝酒竟有如此功能，照样不接杯。"愣头青"继续游说："是男人哪有不喝酒的啊！"旁边几个年轻同事在酒精的催发下也兴奋起来，怂恿道："主任，就喝给他看！""这点事难不倒骆教授！"……

那会儿不知道是激将法起了作用，还是在这岁末年关、辞旧迎新的时候骆抗先不想扫大家的兴，还真接过酒杯一饮而尽。大家安静了一秒钟后掌声大作。只是这一次，骆抗先提前离席的时间更早了。放下酒杯没多久，他就因为不胜酒力悄悄“溜了号”！大家对他的退场方式习以为常，聚餐照常热闹进行。

1998—2000 年，骆抗先申报了三次院士，这当然不仅仅是他个人的事情，更是南方医院的大事。骆抗先对此很淡定，很随缘，不走关系，不打听消息。往年每逢年底，科里都会以骆抗先的名义给北京、上海等有工作联系的专家们寄送明信片，以表问候和感谢。申报院士的三年，他吩咐助手停止这项工作，因为这些人中有院士、专家，他要主动避嫌。第三次申报进入最后一轮，剩下他和上海一位女专家角逐，虽然说还是功亏一篑，但骆抗先却是平静如常，而那位申报获得通过的女院士一直很尊敬骆抗先，所有得知此事的人也都非常敬重他。在许多人心里，骆抗先是无冕院士。此时骆抗先年近古稀，申报院士快要超龄了，他果断表示不再申报。此后工作却是做得更好了。

多年前的一天，骆抗先和几个同事去广州市区开会。会议结束，别的同事还要留下来培训，他一个人先赶回医院上班。同事说：“骆教授，您稍等等，我打电话要单位派个车来接您。”他不肯，说：“不用管我，我自己坐公交车就可以啦。”向来不上街的他毫无防范地上了 32 路车。车开后，他掏钱买票，才发现钱包已经不翼而飞。前后左右一看，右后侧有一个人眼神飘忽，举止猥琐，疑似小偷，看骆抗先发现了，趁着到站慌不择路挤下车，骆抗先紧跟着下车去追。周围车水马龙，人也多，那疑似小偷故意绕着车跑，骆抗先绕着车追了一圈，但最后疑似小偷已经隐入人潮，不见踪影。当时他已是年近古稀的人了，急着赶回医院，身上却无分文。司机心善，怕他路远难回去，叫他快上车，不用买票，到站下车就行了。骆抗先再三谢过司机，回来一说，有人提示：骆教授，您怎么不打个出租车，到了医院找我们拿钱就行了！可这么麻烦别人的事情，骆抗先哪里想得到呢！

卢桥生是骆抗先的第一批四个硕士生之一，同时也是第一个博士生。1985 年他大学毕业，赶上国家政策开始推荐研究生，他品学兼优，被推荐给了骆抗先。第一次去见导师，路上设想了导师可能提出的种种问题，自己该如何作答，结果见到骆抗先后就懵了。导师态度和蔼，单刀直入地问他："你家是干什么的？"

卢桥生愣了一下，闪过"我家是不是太贫寒了"的念头，随即老老实实回答："我家在江西乡下。"

"你家没有人当官，为什么会推荐你来读研究生呢？"导师平和地发出了第二问。

卢桥生有点儿无所依托的感觉，挣扎着说："没有，我家没有人当官。我也不知道为什么推荐我，"沉默两秒，小声加上一句："我的成绩还好。"

骆抗先似乎松了口气，点点头说："好，我要查一查，如果真是这样，我就同意收你这个学生。"

原来是这样！卢桥生刚被吓出的一身冷汗，马上唰唰唰地干了。这个有点怪的老师，一下子让他觉得亲近起来。

正式成为骆抗先的研究生后，卢桥生才知道，四个研究生中，三个是男生，还有个师姐，他年龄最小。后来因为是骆抗先的第一个博士生，直到现在，他都被骆抗先的历届弟子称为"大师兄"。相处久了，他们和骆抗先仿佛是一家人，有时还会在导师的家里讨论课题、请教问题。到了饭点，肚子"闹革命"咕咕响，很自然就在导师家蹭饭。而师母大多也教过这些研究生的课，生活中像妈妈，对他们很好，以至于卢桥生有时被导师数落了几句，就跑到师母面前"告状"，然后"母子俩"一笑了之……

骆抗先是个特别实在的人。有一次学校通知他们要拍一段导师带研究生共同研讨的视频，地点在电教室。骆抗先早早到了，别人还没有开始拍，他倒是正儿八经地和几个学生开上了会，大家不觉进入了角色，表情特自然，都没有注意到摄像师什么时候开拍的。后来只听得一声："好，拍完了，谢谢你们！"卢桥生便站起来打算离开，谁知即刻被骆抗先叫停："会还没有开完，急什么！"原来骆抗先跟电教室的人说好了："你们拍你们的电视，我们开我们的会。如果你们拍完了会没有完，就借用一下你们的地方把会开完。"这样的事情电教室工作人员也是第一次碰到，暗笑骆抗先真会"揩油"，更佩服他工作起来的那股劲儿，果然名不虚传。

1987 年底的那段时间，实验室的工作很忙，卢桥生手上有个研究差不多结束了，他准备第二天就回老家过年，剩下个“尾巴”回来再完成。岂料和骆抗先一说，骆抗先便斩钉截铁地说道：“你把这个实验做完了再回去。”

卢桥生心里着急，又不敢反驳，当晚在实验室熬了个通宵，开头一边做还一边嘟嘟囔囔：“老板（当时大家都这么叫导师）就是倔得很！非要我赶着做，非要我赶着做，有什么了不起，我就做给你看……”也怪，他觉得做起来很顺手，兴致也高了。天大亮的时候，哈哈，全部完成了。

就在卢桥生稍稍有点儿得意之际，向来提前上班的骆教授来了，手里拎着一大包东西。他正想问问情况，卢桥生抢先开了口：“老板，我干完活了，可以放我回家了吧！”骆抗先分明有了笑意，也不夸他，只说：“忙了一夜吧，我来看看。”又问道：“你回去给家里人买了礼物吗？”

卢桥生这下可找到发泄的机会了，便说：“哪有空啊，这不是忙着给您干活吗！”其实，他一个学生哥，平时回家都是几件换洗衣物塞进旅行袋就走，囊中羞涩，也嫌提东西婆婆妈妈的不方便，就没给父母家人带过礼物。

“我给你准备了一点，难得回一趟家，应该有个见面礼。”骆抗先不理会他话里有话的牢骚，把那一大包东西递给卢桥生，说“拿着”。

伶牙俐齿的卢桥生顿时语塞，当时的感动到如今几十年过去了还记得。

袋子里都是广东特产，具体是什么卢桥生记不清了……但记得家里人听说是导师送的，有些吃惊：这个老师管学生的学习，还管回家探亲的礼物啊！打开包装，吃起来那叫一个香。

骆抗先很少发火，在卢桥生印象中，有一次导师是真生气了。那天导师发现液氮罐没有及时加液氮，而罐子里装的都是他的心肝宝贝：肝组织一类的冷冻标本。如果液氮不足，又不及时补充，那些冷冻标本会受到损害。加好液氮后，骆抗先难得地“开骂”了：“我忍了你们好久了，我 60 岁了，今天我要骂人……”就这么几句，他哪里会骂人哦，但这就够有分量了，实验室里鸦雀无声，从此无人再犯。

到了毕业季，卢桥生收获的不仅是优异的成绩，还有来自导师送给四位研究生每人一份的厚礼：第一个礼物是骆抗先亲手刻下的篆书私章，长方体褚红色玉石的一面为“骆刊”二字，下方则刻着他的名字“卢桥生”，笔力笔锋，皆显示出导师自学成才的“童子功”。要知道，这块刻章的石料，可是导师平时留存多年的专门用于刻章的玉石啊！中国早有“金有价而玉无价”的说法，在卢桥生看来，导师馈赠的玉石刻章，真正是无价。第二个礼物是导师亲笔题写的一首诗：“已是余晖染西天，怎奈山径犹绵延，拚将老命填沟壑，喜见诸子扬长鞭。”诗行竖写，从右往左，诗后续写道“卢桥生硕士纪念”，左边是印章盖下的红字“卢桥生”，落款为“骆抗先刊，一九八八·六·十八。”骆抗先时年 57 岁，在这 28 个字的诗行中，有对岁月流逝的感叹，更有拼洒余晖跃坎坷的志向，还有对学生成长的无限欣慰和长久期待。毕业 30 余年了，卢桥生从广州到英国，再回到广州，2000 年又远赴美国，其间曾经多次搬家，这两样珍贵的礼物，他一直带在身边，妥妥地珍藏，想起来便暖心、提气。2020 年 9 月 27 日，当他在大洋彼岸的家中再次端详这个私章和这首诗时感慨道：“尘封 32 年的记忆宛若昨日。泪奔……”谁说骆抗先怪呀，那个刻章端的周正大气，何怪之有？谁说骆抗先倔呀，那首诗蕴含了对学生的深情，如水温柔。

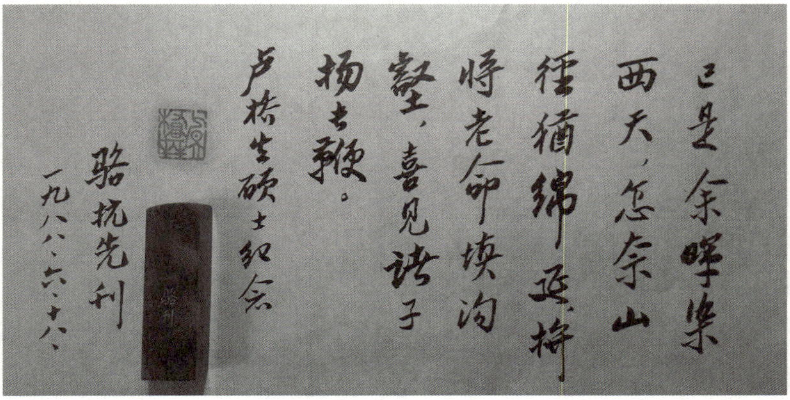

骆抗先赠与学生卢桥生的诗和印章

定居美国20年，卢桥生现在纽约州立大学实验室工作，他始终和导师保持着联系。听人说师生俩曾经闹了点矛盾，卢桥生一笑："即使有过矛盾，也早已经烟消云散，我和骆老还是家人，是家里人的关系。"这些年卢桥生几乎年年回国，每次都回"娘家"南方医院，都要看望他的导师。不轻易出外吃饭的骆抗先，有时会破例去参加同事们为卢桥生安排的聚餐。他始终是骆抗先喜爱的那个博士生，是感染内科师弟们的"大师兄"。

2019年，卢桥生又一次风尘仆仆回到南方医院，入住医院旁边的南方大酒店。他特地没有事先告诉骆抗先，想给导师一个惊喜。万万想不到，第二天一早，有人敲门，打开门一看，竟是88岁高龄的骆抗先！他喜出望外，连忙把导师请进房间。骆抗先说："昨天听他们说你回来了，住在这里，我起得早，就想先来看看你。"这是怎样一份情意啊，卢桥生难以用语言表达。

2020年突然暴发的全球新冠肺炎疫情，阻挡了卢桥生回国的脚步。他在大洋彼岸回望祖国和家乡，回望广州南方医院，也回望他敬爱的导师——骆抗先。

… 说怪也怪却不怪

多年来，骆抗先除了必要的出差，极少出医院的大门。周边的商场、酒店他几乎不涉足，唯有附近的银行，偶尔得去一下。久而久之，银行的职员对骆抗先的印象很深。2020年初，一位医生去银行办卡，客户经理过来接洽，见他在单位一栏写着南方医院骆抗先工作室，马上情不自禁地说："骆抗先是大教授啊！我见过，人真好，每次来我们这里办事，都很和气，像爷爷似的。他总提一个旧旧的环保袋，那个袋子丢在大街上都没人要，太节约了……"在年轻人眼里，骆抗先什么包包买不起呀，偏偏钟情环保袋，似乎有点怪，可骆抗先的儒雅亲和、睿智超脱，依然使他震撼和佩服，语气中满是尊重、敬仰。

在南方医院，和骆抗先共事时间最长的，要数资深老教授、博士生导师、心血管内科原主任刘伊丽和王茂荣这对教授夫妇。他们从

1956年起，就在齐齐哈尔一个单位工作，来到广州后，两家先是住隔壁，现在是同一栋上下楼的邻居。刘教授快人快语、开朗爽快。她长期坚守在临床一线，有丰富的理论知识和实践经验，擅长于冠心病、心血管急危症的诊治。虽然比骆教授小两岁，但她也是87岁的长者了，还天天在工作，除了出门诊、做研究，还开办了一个“刘伊丽微课堂”，每周分析一个案例。她笑着说：“我自己找活儿干。”

刘教授和骆抗先还有个特殊关系——亲家，王家唯一的儿子和骆抗先的大女儿喜结连理。说起来这俩孩子从小是青梅竹马，早就玩儿在一块。等到他们都长大成人了，挑明这个关系的，倒是骆抗先。两家那么熟悉，他也不拐弯抹角，直接对刘伊丽说：“我们当亲家吧，你看怎么样？”

单是做家长的同意不算数，关键是两个孩子愿意，这是硬道理，他们就这么成了亲家。实际上，在不是亲家之前，他们就是好同事、好邻居，尽管他们的生活习惯和方式不同。刘教授说：“老骆生活上要求很低，我们觉得他过得很清苦，他自己没有这个感觉。他不羡慕别人，也不去效仿。那时房子小，他家里比较乱，四季的衣服都堆在一起。他的心思只在他的工作上。老王，就是我先生，60岁生日的时候请老骆吃饭，他起初都不想来。不是不愿意，就是没有这个习惯。这么多年，我们两家也就是一起吃过一次年夜饭，还是我去张罗的，在大院里的惠侨楼。老骆从来不下馆子，把生活过得很平常。孩子他们从美国回来，骆抗先也不改变他的生活规律，照常工作。孩子要走了，他送到楼下。也许就是这样，他事业上才能那么专注，做出那么多成绩。”

骆抗先和亲家公王茂荣是多年的交情，平时相处乃“君子之交”，淡如水，清如水，没有利害关系、利益链条。十多年前，老王病逝，去殡仪馆送别那天上午，正好是骆抗先出门诊的日子，他送了花圈，人没有去，照常出门诊。伤心的刘伊丽回到家里，想想就气不打一处来。骆抗先来看她，她流着泪劈头盖脸狠狠地骂了老骆一顿：“老骆老骆，你怎么一点人情味儿都没有啊，老王最后一面你都不去见，你就知道你的病人……”骆抗先低着头，好一会儿才嗫嚅道：“病人怎么能不看呢，很多是外地来的。”然后就不吭声了。

没有最后的送别，老王也在骆抗先心里活着。几十年相识，老王了解骆抗先，去了天堂照样能够理解。骆抗先看上去很平静，心却柔软得很，放着所有该放的人、该放的事。科里的老同事何超走的时候，技师何海棠晚上打电话报告了这个消息，骆抗先很难过，说：“明天我出门诊，早上我先去和他告别。”第二天一大早，骆抗先去了太平间，深深鞠躬，痛别一起搞科研、一起写论文的老战友。

刘伊丽是爽快人，说完就算，早放下了。她也是医生，平时也把患者看得很重。多年来，她都给患者留电话，从来不怕患者来找她，随访患者的本子都保存了好多个。她怎么能不理解骆抗先呢！她有些感慨地说：“回过头来想，老骆也是对的。因为我自己看病人同样是放不下。老骆很独特，心胸宽，我们平时说他什么，他不生气。”

还有一次，刘伊丽不记得和骆抗先说什么事，脱口而出一句话：“我这辈子做错了一件事，就是和你当亲家。”说完她心里咯噔一下，话说得太重了！她的本意并不是这样的。但骆抗先依旧不动怒，两家人楼上楼下，平时没有事不怎么来往，各忙各的，有事则有商有量，心无芥蒂，还是一家人。

大外孙出生后，骆抗先和所有首次当外公的男人一样，非常开心。他对女儿小齐说：“等我 60 岁退休了，就帮你带孩子。”

一时半会儿还没法兑现诺言，骆抗先也想着帮女儿女婿分担一点儿杂活，有空时他自告奋勇去幼儿园接外孙。幼儿园就在大院里，虽然不远，但路上车多人多，骆抗先一路把外孙的手拽得紧紧的，全然不理会小外孙的“抗议”：“外公，你把我拽疼了！”外公哪儿听啊，仍然紧拽不松。一来二去，外孙不干了：“妈妈，以后不叫我外公接我了。我的手都被他拽疼了。”小齐问老爸：“您干吗把孩子拽那么紧呀？”外公相当有理：“我一路走一路想事，怕一下子跟不着他。”安全第一，无可厚非，但得尊重小外孙的意愿，况且骆抗先的时间也没有保障，只能从这个岗位上“下岗”了。

转眼到了 60 岁，骆抗先干得正欢，忙极了。他略带歉意地说：“看来我不能跟你带孩子了，等 80 岁后吧！”20 年的跨度有点大，到时候孩子已成年，还用带吗？女儿禁不住乐了。

骆抗先 85 岁那年，小齐从美国回来探望二老，外孙已经长大，也是学医，也当医生。她开玩笑地对父亲说："老爸，记得您说的话吗？这会儿也不知是您带外孙还是外孙带您。"骆抗先诚恳作答："我还想做点好事……乙肝早发现，花很少钱就能治好。如果发现时已经是晚期了，国家和个人要花很多钱，效果还不一定好，所以要把基层预防工作做好。"此时，他已经把目光注视着南粤的广袤大地，想着要尽力担起普及基层乙肝防治的重任，摘掉广东乙肝大省的帽子。

小齐回到家里，见厨房装消毒碗柜的柜子很旧了，那是老爸用木头做的，柜门掉了，又难看又碍事，准备处理掉。但骆抗先说什么都不干："你把它丢掉了，我不是没活干啦！"——原来他打算自己抽空修呢。小齐实在拗不过老爸，这个柜子才安然无恙，得以保存。

去过骆抗先家的人说，他家的沙发最好不要坐。年代久远，真皮逐渐脱落，坐久了一站起来，裤子上准保沾着不少的小皮屑。也有人提示：沙发该换了！但骆抗先似乎没顾上，不过采取了措施，用大毛巾覆盖，至少可以避免裤子上沾皮屑的尴尬。

骆抗先这辈子对名牌没有概念，也难得去买件新衣服，一年到头穿来穿去就那么几套衣服。女儿买回来给他，他一看吊牌上的价格，总说："现在的衣服怎么这么贵？"估计脑子里记忆的还是几十年前的物价。他穿着女儿买的新衣服出现在诊室，好几个人会同时说："哇，骆教授今天穿这件衣服很帅呀！"骆抗先高兴得什么似的，说"我女儿给我买的新衣服"，感觉他是想晒晒女儿的孝心，欣赏新衣服倒在其次。

… 说是可爱真可爱

2014 年，中央电视台驻广东记者站年轻的记者思雅接受了一个新任务，带一个摄制组去南方医院采访拍摄骆抗先。她事先做了功课，知道骆抗先是个很受欢迎的医生，科研和教学都相当出色，就带着期待去了，却听说骆抗先得知消息后怎么都不肯接受采访，医院宣传处

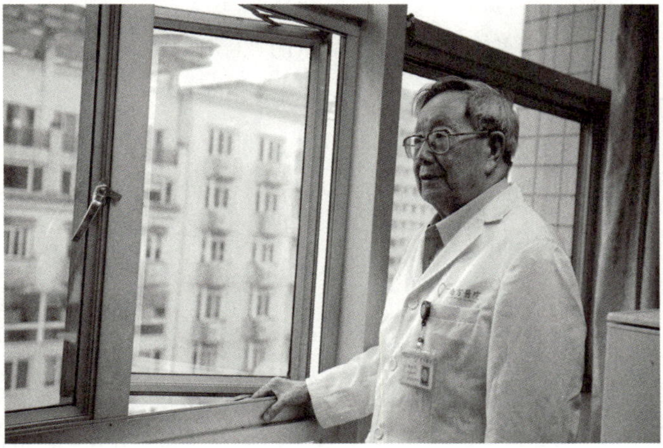

○骆抗先在肝病中心病房窗前

和科领导做了不少说服工作，他才答应和记者见面。思雅想：究竟是多牛的人，采访需要这样劳师动众？及至见了面，她发现骆抗先面相很善，待人和蔼，不像是拒人千里之外的样子，但话是不多的，生怕记者们占用他的时间。刚开始拍摄的时候，老人家明显是应付记者：只要你们不打扰我的工作，拍拍也就算了，我就当是完成领导交的任务。

思雅带着摄制组在医院附近安营扎寨，她先采取“等”的措施，静静地跟着骆抗先出门诊、抓拍，从诊室回家那不到十分钟的路程，她也不肯错过。慢慢地，事情有了转机：一天中午，当摄制组又一次跟拍骆抗先走到家门口时，骆抗先居然邀请他们到家中吃饭，但说好了不能拍摄。进了家门，认识了骆抗先的夫人杨教授，思雅的谦恭有礼显然让杨教授欢喜。

后来，骆抗先默许了摄制组和杨教授聊聊天，做了采访。再后来，思雅问：“骆老，您习惯晚上学习、写博文，能不能让我们晚上到家拍摄一下？保证不影响您正常的作息。”骆抗先思忖片刻，答应了。

那天晚上，思雅和摄像师早早在骆抗先家里守候。事先说好了，按照骆抗先平时的习惯，两点半左右起床。对于思雅他们，半夜爬起来真的苦不堪言，但骆抗先却是习以为常。

晚上一点多，思雅朦胧中突然听到洗手间有流水声，赶紧和摄像师爬起来，问骆抗先："您怎么这么早就起来了？"骆抗先一笑，原来老爷子怕自己睡过了时间，让记者们白等，那天夜里压根儿就没睡。思雅哭笑不得，说："没关系，迟一点我们可以等啊。"骆抗先很认真："那怎么行，答应了你的事情就要做到，难道还让你们再熬一宿吗！"正在麻利地和摄像师一起做准备的思雅，霎时间不知道要说什么了：一个简单的约定，在骆抗先心里却成了诺言。这样的长者，也倔也怪也可爱！

为了心中的感动，为了长久的纪念，当天凌晨3点多，思雅在骆抗先家中，拍下了一张照片，照片中的骆抗先，神情专注，容光焕发。

在骆抗先的卧室，思雅也拍了一张照片：老爷子的小书桌就放在床边，桌子上放着电脑、纸笔和参考资料。思雅曾经写道："骆老的书和博客都在此发源。有时候，这张桌旁会出现一瓶氧气，因为他心脏不太好；有时候，这张桌上会出现血压计，因为他血压偏高。但这些都没有阻碍他继续写书、写博客。我为此问过他很俗的问题，八十多岁的人该颐养天年，为什么不到处走走，为什么还要窝在这里出诊写书写博客？他总会打趣说，因为我只会干这些，其他事我不会干啊！他说得很轻松，我却听得鼻子一酸……"

过了几天，思雅又在骆抗先的办公室拍下了另一张照片。那时每逢周三，83岁高龄的骆抗先都要查房。每次骆抗先会早早地到办公室，看看前一天学生备好的患者病历，上网查查资料，写写材料。骆抗先打字是一指禅，用食指敲键盘，一下一下好似练功。因为眼神不济，老要滴眼药水，打字很吃力，思雅劝骆抗先少用电脑，老人家说："没有电脑，我就没法知道乙肝防治领域有啥新成果、新动向。"有一天拍摄时，骆抗先想起一件事，对思雅说："我写了几年的博客要分分类，这样读者找起来方便一点。你能不能帮个忙？"当然能，这点事对于很多年轻人来说就是手到擒来，但对于骆抗先确实有难度。思雅利索地分好类，骆抗先在旁边看了，像孩子一样高兴，说："这下好了，以后患者要找什么内容，一看就明白了"。

两个月里，摄制组分别在诊室、病房、实验室、家里跟拍骆抗先的工作、学习和生活。为了拍到最真实自然的镜头，很多时候他们采取隐秘式全程跟拍，留下了近 70 个小时、4 200 分钟宝贵的视频素材。当他们完成任务离开时，骆抗先已经和思雅成了忘年之交。思雅也由此发现，骆抗先是一个多真实、纯粹、可爱的人，才会如此漠视名利的诱惑，才会如此坦然地面对镜头。

6 年过去了，思雅已经离开央视广东记者站，去了一家国企做管理工作。但骆抗先不时还会提起思雅，说她的报道真实、不夸张。思雅也会常常想起这位有点倔又有点怪但令人敬佩的长者。2019 年医师节，在“骆抗先先进事迹报告会”上，思雅作为采访过他的记者代表发言，她由衷地赞叹：“骆老，他的确爱这个职业，他的确爱患者，他的确称得上医者仁心。我为能采访骆老而感到幸运，也感谢他让我在我的记者生涯中，看到了最坚定的初心，最真心的付出，最高尚的人生，最忘我的坚守。”

2017 年，骆抗先继在 2016 年荣获“时代楷模”称号后，又获评“全国道德模范”。上北京参加中央电视台的颁奖仪式时，他已经 86 岁高龄了。陪同他进京的医院宣传处宁习源处长、专科片区书记于红蕾和弟子刘志华发现，骆抗先身上穿的裤子都磨出了毛边，也没有带什么像样的衣服，而央视要求代表们须正装出席在人民大会堂举行的颁奖礼，到时候习近平总书记要接见大家。宁处长他们想起头年“时代楷模”颁奖的时候，骆抗先上身穿的是西装，下身穿着一条休闲裤，脚下一双运动鞋，似乎不大配套，就想这次给他添一套像样点的衣服，又知道明说老人家肯定坚决不同意，便背着老爷子商量好，宁处长和于书记先赶去离人民大会堂不远的王府井商场“侦查”好卖西装的店，然后再由刘志华以随便吃点东西，就近去参加录像彩排为由，带老爷子到王府井后，“伺机”提出，“顺便”看看，按尺寸买套合适的衣服。

话说宁处长二人到了王府井，相中了一家西装店，中等价位，挑了两套式样、颜色和号码都适合老爷子穿的，就跟售货员商量：这是给一位老爷子穿的，他要参加颁奖大会，去见习总书记，我们先拿两套衣服给老爷子试穿，交下按金 3 000 元，哪套穿了合适就要，不合适再丝毫无损地退回来，售货员一听，破例答应了。

这边于书记打电话通知刘志华，那边刘志华和老爷子上了出租车。

到了王府井，老爷子一看是商场，警惕性很高地问：“这个地方是卖衣服的，我们上这里干什么？不是吃了饭去开会吗？我不去商店。”

于书记特别轻描淡写地如此这般一说，骆抗先立刻投反对票：“没有必要买衣服”。他的倔劲儿上来了，再三声明：“买衣服我不能要，你们要买衣服我就回去了。”三人面面相觑，根本说服不了他，只得改口，好说歹说：“咱不买衣服了，这里方便，我们吃个便饭就走”，他才松口：“那就一起吃个饭吧”。“策划”宣告失败，放在包里的两套衣服都没敢拿出来，更别说打开来给他试穿，原封不动给退回去了。

彩排完，三人不肯罢休，又采取启发式的策略对骆抗先说：“这是大事，不单牵涉您个人，还关系我们南方医院的荣誉。到时候习总书记要接见你们啊，咱的着装不能太随意。”骆抗先理直气壮：“习总书记是下过乡、吃过苦的，不要紧。我穿得整整齐齐就行了。”话被堵住了，他们又退而求次之：“央视有规定要穿正装，要不您试试志华的西装，如果合适就穿他的好吗？这又不花钱又不费事。”骆抗先答应了，借了刘志华的衣服穿上，正合适，就这么定了。但是皮鞋怎么都不肯换，他说：“你们让我换皮鞋，我都不会走路啦。”最后依了骆抗先，还是穿他自己那双休闲鞋。

出现在电视银屏上的骆抗先，没穿新西装，照样不卑不亢，特有气场。

骆抗先是实在人，喜欢实话实说。他认为自己每天傍晚 7 点多睡觉，半夜两三点起，不过是习惯，没有什么值得宣扬的。他说：“有些媒体报道总说我起得如何早，如何看书学习，他们怎么不说我晚上睡得早呢！”那意思是早睡早起，这不很正常吗？有什么好拿来写呢！别人晚睡晚起，只要不影响工作，也无可厚非呀！至于把时间都花在学习和工作上，他觉得很正常，因为他愿意，他喜欢。他一辈子不抽烟，不喝酒，不打牌，那些事轮不到占用他的时间。助手小傅说：“骆教授做人做事低调，修养好，任何时候不在背后议论别人长短。有些事儿看不惯，也是委婉地说。他特别听党的话，叫干什么都做。过去出外开会就是老老实实开会，会议开完了，半天旅游也不去，然后就是看书。”

自从成立了骆抗先工作室以后，多年来很少出大院门的骆抗先频频出动下基层，先后去了惠州、清远、阳山、化州、梅州等地，了解当地乙肝防治现状和存在问题，做群众的思想工作，传播乙肝防控常识，制订工作方案。

出差在外，又要常常走村串户，工作起来难免超时，基层单位准备了便饭，骆抗先不肯吃，怕给村镇添麻烦。跟随的年轻人劝道："骆老，现在都中午一点啦，您不吃饭，别人也得吃，司机不能饿着肚子开车吧！"他一听，有道理："那好，你们看看附近哪儿有小饭店，我们去吃。"一行人开着车边走边找，寻着个干净的饭馆，停好车进去点几个家常菜，吃完走人。有次去阳山，骆抗先下到村里做工作，中午镇卫生院想炒几个菜给他们吃，骆抗先拔腿就走，硬是到了一个小农庄自己掏钱吃饭，边吃边说："这不是很好吗！"

2017 年底，骆抗先和工作室的张琪去英德做乙肝防控的前期调研。走的时候，对方单位的人说："你们为我们的健康操劳，太辛苦了，不知道怎么感谢，这一点本地的茶叶，请带回广州尝尝。"骆抗先怎么都不肯收下，最后盛情难却，接受了一点红薯，结果还是分给司机和保安了。离开后，他们去外面一个小店吃饭，三个人吃了 70 元。骆抗先吃饭不允许桌上有剩菜，大家都习惯了，点菜注意尽量点得恰如其分，否则吃饱了也得把剩下的撑下去，倒不如留有余地的好。

这样的事很多。听说有一次为了不收人家执意送的农产品，骆抗先干脆一屁股坐在地上，说："你们一定要给我，我今天就不走了！"镇干部很感动也很受惊吓，生怕老爷子身体有什么不妥，连忙扶起他来说："您随意，您随意好了！"老爷子啥东西也不拿，挥挥手，高高兴兴回广州了。

2020 年 6 月 11 日，骆抗先去化州参加同庆镇谢白村、化州市人民医院举办的"骆抗先工作室——化州站"挂牌仪式。那天是周四，骆抗先把时间算得紧紧的：看完门诊出发，第二天周五上午仪式结束马上动身回来，不耽误周六给患者看病。众人怕他舟车劳顿赶得太辛苦，想劝他把周六的门诊取消，他坚决不同意，只得还是依了他。

广州到化州约 380 公里，尽管有高速公路，汽车也得跑四五个小时。12日上午，两个挂牌仪式一块举行（另一个为“中国创伤救治联盟创伤救治中心”正式落地化州的挂牌仪式），骆抗先坐在主席台正中间。这种角色他不大适应，但想着就挂两个牌，没有多久，也就作罢。

想不到仪式程序比较多，相关负责人轮番讲话，足足两个多小时，工作室的张琪坐在台下，担心骆抗先累了，想把老爷子接下台休息，又不便上台，怕影响会场气氛。她纠结好一会儿，还是按兵不动，等到仪式结束。

结果骆抗先一见到张琪就满脸不高兴，冲她“吼”了几句：“你下次不能这样搞啦，怎么能把司机搞得这么累？等会儿他怎么开车呀！”张琪知道老爷子“醉翁之意不在酒”，主要是拿司机当理由。他是不喜欢坐在主席台中央，毕竟不自在；也不喜欢开长会，嫌耽误时间。但会议长短显然不是张琪可以掌控的。张琪理解骆抗先的心情，知道他不会坐等开饭，急着往回赶，就先跑着去买来面包牛奶，好让骆抗先路上充饥。骆抗先摆手表示不吃。

目送着骆抗先坐的车子开远了，留在化州的张琪还在担心骆抗先是否肚子饿，长途坐车是否会太累。两个小时后，骆抗先和司机在半路的一个服务站停下来。老爷子关心地叫司机休息一下，还说咱们去吃点东西再走。他俩在小食店坐下来，各要了一碗过桥米线，司机正要开吃，骆抗先说：“先帮我拍张照片！”司机拍好了给骆抗先看，骆抗先满意地点头说：“好，你帮我发给张琪，说我不生气了！”

正在忙着的张琪听得手机“叮”的一声，打开看，呵呵，是骆抗先坐在桌前笑容可掬的样子，桌上一碗过桥米线，五颜六色，挺诱人。再看司机的微信留言，止不住笑起来：“老爷子真是个老小孩儿，超可爱！！”

张琪想起平时偶尔工作室有客人，到了饭点，骆抗先都会留客人吃饭，他坚持自己付钱，地点就在办公楼旁边的惠侨楼。工作室刚成立时，老爷子拿出一万元，交给张琪和秘书吴婷婷，说：“平时大家有事一起吃个饭、活动一下的时候，你们就用这个钱。”他们再三推却，骆抗先不由分说要给。收下后，他们商量好，就用来给老爷子交党费。

他说过几次：“每个月交党费的事，你们别忘了提醒我”……

数十年来，骆抗先帮人无数，医院好多了解他的人都这么说：“那老爷子挺倔的，他认为违反原则的事，一点不肯通融，但人真好，有事找他，他会帮忙”。有时骆抗先因为患者的事去找其他教授，别人也都尽力相助，因为骆抗先人品好，性格好。认识他的人都知道，他不轻易为自己的事去找人，不给人使绊子，损人利己的事绝对不做。他身边的同事说：“骆老没有外交，也没有个人的圈子，但却不狭隘，不孤独。”这样的评价很特别，说这话的人对骆抗先非常尊重。他们觉得一般人如果这样，便难免有些孤家寡人的意思，而骆抗先做人的格局之大之高，使得他可以拥有更大的胸怀，更大的世界。

2020 年 8 月 17 日，骆老 89 岁诞辰的头一天。下午五点，在感染内科的小会议室里，一个非常简朴又非常热闹的生日会开始了！骆老工作室的成员们都来了，喜气洋洋地捧着两个生日蛋糕和一个大果篮。感染内科书记孙剑、冯筱榕副教授陪着骆抗先聊天。一如往常，骆抗先身上还是那件经常穿的浅蓝色小细条子的短袖衣，笑意盈盈。生日会开始前，医院党委书记朱宏和片区书记于红蕾也来了，于书记奉上了一大束鲜花给骆抗先。

仪式很简单，20 多人齐齐拍手唱生日歌，骆抗先看上去很开心，这样的庆生阵容大约是他能够接受的最高规格了。歌声一停，有人给蛋糕插上了一支蜡烛，大家七嘴八舌请骆抗先许愿，切蛋糕，他几乎不用考虑就说出了口：“2030 年消灭乙肝，让我活到 2025。”就这么直接，就这么心无二用，相信在场的人内心是受到震撼的。这时，感染内科副主任彭劼教授也匆匆赶来，祝贺骆抗先生日。

趁着年轻人分发蛋糕的空当，骆抗先抓紧时间和朱书记讨论工作室的事情。平时朱书记很忙，两人也不常常见到，骆抗先又是轻易不去麻烦领导的脾性。这会儿顾不上吃蛋糕，尽说话了。这些天骆抗先因为心脏早搏，正在做相关检查，此刻身上还戴着 24 小时血压动态仪，却要在第二天早上出发去梅州，商谈粤东建工作室试点的事。朱书记不同意他去：“天气热，路途远，老爷子您年纪大，再加上身体抱恙，还是不要去了。”但骆抗先劝不动：“说定了的事情，不好改了，我没事的。”最终还是朱书记让步：“您注意着点，别累着了。”

待大伙儿把蛋糕吃得七七八八的时候，朱书记先告辞了。骆抗先重新坐下时，突然发现装着自己吃过的那一小块蛋糕的纸盘，刚被人收走，连忙说：“我的蛋糕还没吃完……”寻回来，老爷子叉着蛋糕一口口吃个干净，完成了又一次光盘行动。

第二天，骆抗先在他 89 岁生日的早晨，踏上了去梅州出差的旅途……

又倔又怪的骆抗先啊，真是越来越可爱，也越来越让人心生敬意。

第八章

平生最怕是退休

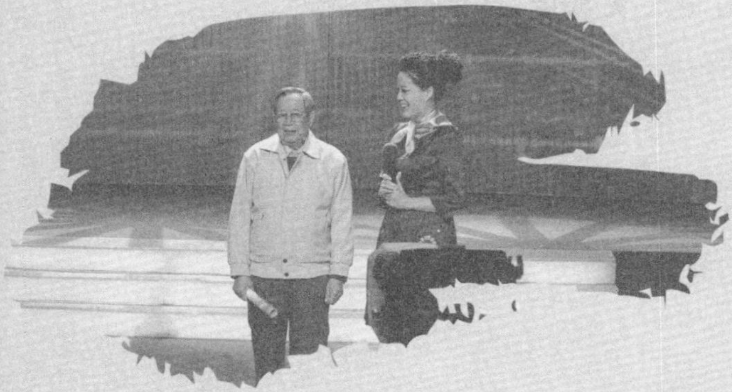

骆抗先平生最怕是退休，其实骨子里害怕的是随之而来的“失业”，是失去工作的平台，失去为患者服务的机会。

或许我们最应该做的，就是创造条件，让骆老有更好的工作环境、工作条件、工作平台，助力他实现承诺，使没有乙肝的明天早日到来。

一个人活在世界上，难免有几样害怕的东西。大的有怕累怕苦怕穷怕老婆怕饥寒交迫怕与世长辞，小的有怕天黑怕打雷怕老鼠怕女人哭怕出门树枝掉下来砸了脑壳……骆抗先的怕与众不同，“我最怕的就是退休。”他曾经这样说。之所以怕退休，与金钱无关。物质上他向来要求不高，退休工资足可以让他生活得很好；当然也与名利无关，年轻时尚且看淡这些，何况已是坐八望九的年纪！他平生最怕是退休，其实骨子里害怕的是随之而来的“失业”，是失去工作的平台，失去为患者服务的机会。

骆抗先是 2016 年 10 月正式办理退休手续的。此时，他已经满了 85 周岁。这个年龄我们习惯称为耄耋之年，是早就应该安享晚年的时候，在人们印象中，这个年龄的长者能够自理已经相当棒了。但这些对骆抗先似

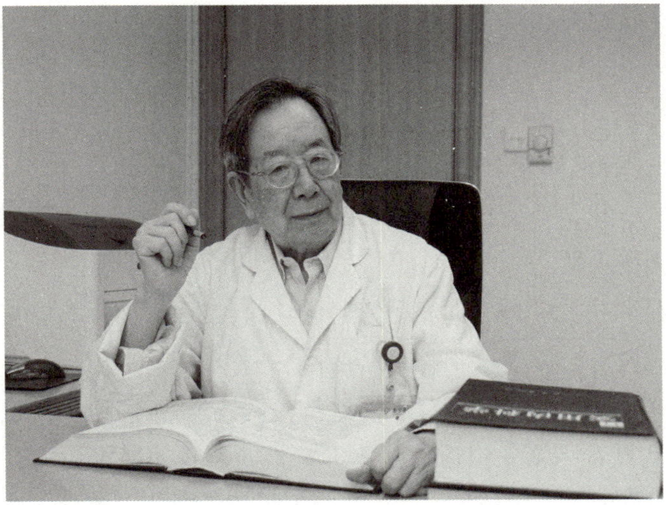

骆抗先在办公室

乎不适用，从退休到现在，他一直在工作。他的工作效率和工作状态，超过许多青壮年，不由得你不服。

但这并不意味着老天特别青睐骆抗先，赐予他不老之身。衰老的过程对任何正常人来说，都是大同小异、不可抗拒的。骆抗先跟他的弟子说过："我在跟衰老做斗争。"这种斗争是多方面的，支撑他的最大动力是有爱好、有追求、有目标，而他的爱好、追求和目标，均要归结到工作上。

好在退休对于骆抗先来说与继续工作不矛盾，前者是形式，后者才是实质。医院一直返聘他，当然不是因为他需要工作，而是工作更需要他，患者更需要他。就在这一年，骆抗先获中宣部颁发的"时代楷模"称号；第二年，他又被评为"全国道德模范"。以如此高龄，两年内连获两个国家级荣誉，在14亿国人中，实不多见。

2016年7月14日，中宣部向全社会公开发布骆抗先的先进事迹，授予他"时代楷模"荣誉称号。这首先传遍了他工作的南方医院，医护人员和患者们之中响起一片"实至名归"的呼声。紧跟着"新华社广州7月19日电"称："……骆抗先先进事迹播发后，在全社会引起热烈反响，汇聚成一种强大正能量，很多人佩服他的医术精湛，更感念他的医德高尚。广大干部群众表示，要以'时代楷模'为榜样，对党忠诚、爱岗敬业，在平凡的岗位上为社会多做贡献。"有个年轻人慨然而言："没说的，我是骆爷爷的钢杆'粉丝'。他这么大年纪还在给患者看病，我们工作能偷懒吗！"看来这也是相当一部分人的心声。

在中央电视台举办的"时代楷模发布厅"颁奖现场，播放骆抗先的视频短片之后，主持人敬一丹现场和他有一段对话。骆抗先告诉敬一丹："我只是一个普通的老医生，从20世纪60年代乙肝流行开始，我每天都在研究乙肝，我就是个乙肝人……我始终想在有生之年能够为农民、为中老年患者做些事情。"

当提及骆抗先的博客时，敬一丹问："直接面对面跟患者交流和以写博客的方式做防治科普，带来的满足感是一样的吗？"

"那还用说，当然不一样！"骆抗先回答道："门诊一天也就看十几个患者，就算看一辈子门诊也是非常有限的。我的博客一天有这么多人看，觉得自己的工作领域扩大了。我赶上了这个时代，感觉十分荣幸。"

骆抗先朴实真诚的话语，赢得了观众们久久不息的掌声。

敬一丹怀着敬意感叹："骆老不满足于自己有多少粉丝，多大影响力，他最关心的是那些需要雪中送炭的人。这是一个真正医生的愿望。"

发布会结束后，一名医学生走出会场，感慨良多：因为种种原因，大学还没读完，他已经有过以后不当医生的念头，可是面对邻家爷爷一样亲和、可敬的骆抗先，他萌生了这样的想法："……假如我以后能跟骆老一样，数十年如一日，钻研医术，真真正正地为老百姓治病，这一辈子才算过得有意义。"

骆抗先还是骆抗先，面对荣誉，淡定中也有不安。他觉得自己没有那么好，所做的事都是医生应该做的。他急着赶回广州，还有一大堆工作要干呢！

每天醒来，骆抗先琢磨最多的就是他的乙肝事业、他的乙肝患者。好长一段时间，他一直希望治疗乙肝的一线抗病毒药物替诺福韦酯片能够纳入国家医保药品目录，减轻乙肝患者的经济负担，让更多甚至所有的乙肝患者得到规范系统的治疗，早日康复。这个急切的想法，促使骆抗先从北京开会回来没多久，又一次深夜打开电脑，还是用他的"一指禅"敲字，给时任广东省委书记胡春华写了如下一封信：

尊敬（的）胡春华书记：

您好！

我是一名在乙肝防治一线工作62年的老教授，同时也是一名有55年党龄的老党员。为了让我省广大乙肝患者享受到政策的红利，减轻医疗经济负担，特向您建议：将替诺福韦酯片纳入广东省医保药品目录。

目前，我国有九千万慢性乙肝患者，占全球慢性乙型肝炎感染者的1/3。广东是全国乙肝病毒感染最严重的地区之一，十个人中就有一个是乙肝病毒携带者。为了减轻乙肝患者的经济负担，今年国家卫生计生委通过药价谈判，将治疗乙肝的一线药物替诺福韦酯片降价67%。但由于各种原因，该药还没纳入广东省医保药品目录，尚未真正惠及我省广大乙肝患者。

尽早将替诺福韦酯片纳入广东省医保药品目录有以下几方面的积极意义：一是有效缓解乙肝患者因病致贫的情况。该药如能纳入广东医保，乙肝患者月均药费降500元左右，一年药费能省下6 000元。二是避免乙肝患者跨省买药的情况发生。目前，该药已在云南、安徽等14个省（市）被纳入医保范围，广东的一些乙肝患者到外省购买此药。三是避免“同城不同价”的现象。由于药物招标采购渠道不同，目前广州的一些部队医院的替诺福韦酯药物已执行国家谈判价格，广州也因此出现替诺福韦酯片同城不同价的现象。这样会给患者和医生都带来严重的困扰，甚至加剧医患关系的紧张。

祝您

身体健康，工作顺利！

南方医科大学南方医院教授：骆抗先

2016年8月28日

从此，骆抗先更加关注这件事情有何进展，他相信：将替诺福韦酯片纳入广东省医保药品目录，不会总是梦。

11个月后，中国网财经2017年7月25日发布了这样一条消息：“今天上午，国家卫计委就‘介绍病毒性肝炎防治科普等有关内容’举行例行发布会。北京友谊医院肝病中心主任、教授，中国肝炎防治基金会副理事长贾继东表示，乙肝口服药物替诺福韦酯今年被纳入国家的医保报销目录。”

在这次会议上，贾继东还说：“特别应该指出的是，替诺福韦酯过去治疗乙肝在中国很贵，一个月要花1 500元。经过卫生计生部门和其他政府部门一起通过政府价格谈判，使这个药物由每个月1 500元降到490元，所以得以顺利进入医保……”

北京传来好消息后，不到一年，2018年5月17日，广东媒体报道，慢性乙肝一线药物替诺福韦酯进入广州门特药品目录：“近日，广州市发布《广州市人力资源和社会保障局关于利拉鲁肽等药品纳入普通门诊、部分门诊特定项目和门诊指定慢性病药品目录的通知》，其中将慢性乙型肝炎一线抗病毒治疗药物替诺福韦酯纳入慢性乙型肝炎门诊特定项目药品目录，引发各界关注。”有记者就此事采访南方医院感染内科主任侯金林：一旦替诺福韦酯纳入广州市门特药品目录，对于当地乙肝患者意味着什么？侯主任回答：“不只是多了一种选择那么简单。”因为替诺福韦酯对于慢性乙肝患者的治疗适应证广泛，可以用于妊娠期妇女和各种耐药的慢性乙肝患者治疗，有利于进一步提高患者用药依从性，改善治疗预后。

骆抗先舒了一口气，这种药终如他所愿纳入医保。笔者从未听他说过自己为达成此愿做了什么努力，我们也很难考证骆抗先的那封信究竟起了多大的作用，但一位从事乙肝防治的老专家那颗拳拳之心，跃然字里行间。

2017 年 11 月 17 日，骆抗先作为广东唯一当选的第六届全国道德模范，再次赴京，参加了全国精神文明建设表彰大会。中共中央总书记、国家主席、中央军委主席习近平在人民大会堂会见了参加大会的新一届全国文明城市、文明村镇、文明单位、文明校园、未成年人思想道德建设工作先进代表和全国道德模范代表，向大家表示热烈祝贺，勉励他们再立新功、做出表率。当晚，骆抗先还在中央电视台参加了“圆梦中国　德耀中华——第六届‘全国道德模范’颁奖仪式”的录制。

这一届全国道德模范共 58 名，其中全国助人为乐模范 10 名、全国见义勇为模范 10 名、全国诚实守信模范 8 名、全国敬业奉献模范 18 名、全国孝老爱亲模范 12 名。骆抗先“治学以谨，治病以仁，爱生以严，行医以廉”，名列敬业奉献模范榜。中央电视台发布给他们的颁奖词如下：

恪尽职守
你们彰显责任如山使命如天
铸就岗位奉献的丰碑
你们忠诚勤勉精益求精
为国铸剑为民服务
将事业做到极致
把平凡化为传奇
你们志在高山之巅

为了挺起民族复兴的脊梁
向你们致敬

开会期间，骆抗先说自己成了“水肿人”—— 一个个平凡人的不平凡故事，让他多次眼含泪水：“我是去受教育的。我只是尽了一个老党员和老医生的本分。”他还说，今后他要抓紧一切时间为乙肝患者服务，希望自己还有精力，能工作到生命的最后一刻。

头天晚上结束录制，第二天早上骆抗先就登上了回程的飞机。在广州白云机场，骆抗先走出机舱，南方医院李文源院长等领导已经在迎候他载誉归来。刚在车上坐定，骆抗先便开始与李院长讨论起工作室接下来要做的工作。他告诉李院长，目前正在做基层感染内科医生培训的前期准备工作，他正着手编写教案，下一步要做好贫困地区乙肝防治的宣传教育，把乙肝防治工作和扶贫结合起来。

李院长频频点头说：“骆老，旅途辛苦了！您好好休息两天，别急着上班。”可骆抗先摇头：“现在诊室里还有两个外地小患者等着我看病呢！”车到医院，骆抗先直接带着行李进了诊室……李院长看着骆抗先匆匆离去的背影，心中涌起由衷的敬意。

从北京领奖归来不久，2017 年底，广东省委书记李希接见了骆抗先等先进模范人物。骆老坐在李希旁边，他告诉李书记：“这两年，我跑了很多地方，原先想搞基层乙肝防治人员的培训，先摸清他们有什么需要解决的问题。结果我发现门诊没有什么乙肝患者就诊，而病房里的乙肝患者大多发展到晚期肝硬化、肝癌了。我看到这些情况，想搞健康扶贫，普及乙肝防治知识。从源头做起才是根本。”

李希书记赞许道：“太好啦！广东省多个第一都是正面的，广东第一乙肝大省（乙肝患者最多，乙肝高发病率排在西藏之后）却是负面的，尽快把这个帽子摘掉是件大事，您多费心。”

这正是骆抗先想做也正在做的事情，他在李希书记面前郑重承诺：“我会尽力的。”他表示要在五年内拿出可以复制推广的乙肝筛查防治模式，消除广东省乙肝防治盲区，争取 2030 年以前，在全国范围内彻底消除新发乙肝。

从来不说大话的骆抗先，把这份承诺看得很重很重。有生之年，这就是他的奋斗目标和最大心愿。

这件事不仅中国在做，世界各国都在努力。腾讯健康网 2017 年刊发的“澎湃新闻”报道：“2016 年，世界卫生组织（WHO）提出了到 2030 年消除肝炎危害的目标，简称‘2030 目标’，它已成为全球肝病防治领域的‘一号课题’。作为肝病高发地区，中国肝病防控形势对实现这一目标来说，起到举足轻重的作用。

日前正在上海召开的第 26 届亚太肝脏研究学会年会（APASL），汇聚全球 5 000 多名肝病专家，围绕着‘携手消除亚太地区病毒性肝炎’的主题，进行深入讨论……”

世界卫生组织全球肝病项目负责人马克·巴特莱强调：“要实现这一美好愿景，不单单是医学人士的责任，而是需要政府、非政府组织、医疗行业、社会以及患者个人的共同努力。亚太尤其是中国是推进这一全球行动计划的重要参与者，在抗击乙肝领域，中国是全球表率。”

此时，有“中国乙肝防治第一人”之称的骆抗先，已经在消除乙肝危害的路上顽强前行了多年。

2017 年 8 月 18 日，“骆抗先乙肝工作室”在南方医院举行了简单的揭牌仪式。向来平和的骆抗先有点儿小小的激动。有了这个平台，他兑现自己的承诺就更有实力和底气了。仪式上，他实话实说：“我在跟门诊和网络的患者沟通的时候，就发现国内肝病医生水平参差不齐，有时候，几个医生对同一个患者的诊断各不相同，很耽误患者的治疗。我年事已高，精力有限，因而在医院的建议下，决定成立‘骆抗先工作室’，希望能够改善部分基层医院在肝病治疗过程中存在的不规范之处，进一步提高肝病治疗的专业性与安全性。”对下一步的工作，他已经有了设想，首先要设立示范点，探索乙肝防治模式，同时根据自己的工作安排，分期分批对基层医务人员进行培训，力争提升一些基层医务人员的技术水平，更好地服务患者。

这个揭牌仪式，当初鼓动骆抗先成立工作室的院党委书记朱宏不但抽空参加，还为大家鼓劲：“骆抗先工作室并不是骆教授一个人在‘战斗’，而是南方医院肝炎防治的大平台，将致力于乙肝等传染性肝病的防治与医疗科普。未来还将同更多基层医院和医务工作者合作，将乙肝防治的科学理念和手段传播出去。”

同一天，中国肝炎防治基金会向骆抗先授予了“中国肝炎防治终身贡献奖”，表彰骆抗先对我国肝炎防治工作的突出贡献。大家使劲鼓掌为老爷子高兴，刚才胸有成竹、充满信心的骆抗先，这下倒有点不自在了。

说到做到是骆抗先的风格。读者诸君一定想到了，怀揣不变的初心和新的承诺，骆抗先一刻也不敢懈怠。在之后三年多的时间里，他的足迹遍及粤东西北 15 家医院，往返阳山范村示范点 20 多回。2020 年 2 月，广东疫情尚未缓解，他已经踏上了去阳山的旅途。如今，示范点的工作逐渐走上正轨，一套通用的乙肝筛查防治模式初步成形。化州和梅州他也分别去了好几趟，要在当地开办示范点。现在，化州的示范点已经揭牌运行。

最初时的艰难起步，骆抗先回想起来还历历在目。

广东省乙肝防治盲区都在偏远地区，要消除全省农村地区的乙肝，首先要完成的工作就是筛查。这本来是一件大好事，可骆抗先他们的工作开始时遇到了巨大的阻力：乙肝筛查示范村是一个叫范村的村子，筛查点就设在村里，村民们前来抽血送检十分方便，而且是全免费的，但很多村民却不愿意来。工作室的成员一了解，原来村民们觉得，没病不用浪费血，有病抽血也没用，反正乙肝难治。万一检查出来有问题，别人知道自己得了传染病，肯定会看脸色、受歧视，在村里抬不起头。有人甚至怀疑免费筛查是不是真的，天下哪有这样的好事，抽他们的血是否会拿去卖钱……村民的不理解、不支持，一度让筛查工作陷入困境。骆抗先见大家发愁的样子，就带头去说服村民，他说：“只要我们把道理讲明白，把事情做下去，村民们总会慢慢明白，配合我们工作的。”

村里有一名 29 岁的小伙子，酗酒成性，经常喝得东倒西歪，不醉不归，回到家便倒头大睡，第二天很晚才起来。骆抗先看了他的检查报告，转氨酶指标异常升高，就赶到他家劝他戒酒治疗。第一次去的时候，小伙子满身酒气，家门口还赫然摆着两箱酒。骆抗先苦口婆心劝了半天，小伙子却无动于衷：“哪有那么严重呀！我还这么年轻，体质好，平时也没有什么不舒服，喝点酒无所谓的。”

骆抗先无功而返，终究放心不下，第二天一大早再次登门。结果小伙子因为头天晚上又喝了酒，此刻还在酣睡。骆抗先不急不躁，就在他家楼下等着，一直等到他起床，又是一番苦劝："你不要以为自己年轻，怎么喝酒都没事。乙肝不看年龄，谁得了都必须戒酒，都需要治疗……"这回小伙子酒醒了，想起自己头天的漫不经心，有点不好意思。他听着这位高龄老专家耐心地讲道理，想着一位素不相识的长者，却如此关心他的健康，不觉被骆抗先的真诚打动，答应戒酒治疗。

一个月后，骆抗先再次下乡走访，他牵挂着这个小伙子，第三次来到他家里，首先看到那两箱酒没了踪影，心中一喜；再看到那小伙子迎出门来，青黄的脸色有了好转，开口就说"骆教授，谢谢你！我现在天天吃药呢"，骆抗先这才放下心来。

为了一名患者的戒酒治疗，骆抗先竟然"三顾其家"，这种无声的行动，胜过万千语言。工作室的年轻人跟在骆抗先身后，看着他微驼的背影，有些蹒跚却坚定的脚步，想起这几年骆抗先说得最多的一句话就是"我的时间不多了，希望老天再给我 5 年时间，让我看更多的患者，把乙肝防治这件事做好"，都不由得深深感动，都愿意在乙肝防治的队伍里尽绵薄之力。

骆抗先深知单靠工作室的力量远远不够，他希望通过加强对基层医生的培训，让他们掌握规范化治疗的方法，不断提升医疗水平，普及乙肝防治。所以，有段时间，骆抗先几乎每两周就要跑一趟阳山县人民医院。有一次正好是去阳山出诊的日子，骆抗先却感冒发烧了，大家都劝他改期，他却说："跟患者都约好了，他们在等着我，不能不去啊！"他戴着双重口罩，第一个上了车，还非要坐在最后一排，然后拿出早已备好的口罩，让每位同事都戴上。就这样，一路颠簸 3 个多小时，下车后骆抗先马上开诊。患者很有秩序地一个跟着一个接受诊治，却不知道老人家是带病工作！

一般情况下，半天的门诊和查房完成后就差不多 12 点了。为抓紧时间给基层医生多讲授新的治疗理念，骆抗先常常顾不上吃饭，马不停蹄又召集大家到会议室讲理论课，一讲起来他老人家就完全忘记了时间和年龄，似乎有使不完的劲、说不完的话。随行人员悄悄地提醒他："骆老，已经超时半小时，该吃午饭了"，他回答："很快，还有几分钟就讲完了。”讲课结束时，那些听课的基层医护人员都站起来鼓掌表示感谢，有些人的眼睛里情不自禁地噙着泪水……

有一次，当地一位年纪较大的医生对骆抗先的处方表示不解，他觉得多少年来同样的病情他都是用老办法，效果也不错。骆抗先从来不会因为自己是著名专家就直接否定对方，而是很耐心地和他交流，把规范的操作方法做了详细讲解，那位医生听完后说：“这回我口服心服了。”

除了出门诊、查房、讲课，骆抗先还有一件重要工作，就是下村庄回访正在治疗的患者。村里有位阿婆检查出乙肝，可吃了一周的药就不肯吃了。她家住在很偏远的地方，骆抗先从住处到她家有十多公里山路。知道阿婆的病不能再拖，骆抗先就带着工作室的年轻人到家里了解情况，第一次问她为什么，支支吾吾不肯说。第二次上门再问，只回答“我不治了，你们不用管”。骆抗先好言相劝：“婆婆，你不要有顾虑，有什么事告诉我们，我们会帮你想办法。身体最重要，治疗不能耽误……”阿婆犹豫再三，才道出实情。原来她孙子还小，上学花费不少，儿子在外打工收入也不高，自己年老体弱赚不了钱，治病需要费用，会拖累家人，干脆听天由命，不治了。骆抗先听完心情沉重，把身上的钱都掏出来塞给阿婆，劝道：“国家有政策，这一年的药免费，今后也有医保，有困难政府不会不管。你不能放弃治疗！”阿婆眼泪汪汪，恢复了吃药。

这件事对骆抗先触动很大，他好久都难以平静。他知道，在贫困山区，这样的情况不是个案，因病致贫、贫病交加会造成恶性循环，脱贫致富难以成真。他想：如果能够成立一个乙肝防治的慈善基金会，为有困难的村民看病治疗提供一些帮助，免除他们的后顾之忧，那就好了。他们有了好身体，才有精力去干活，去挣钱，去闯一番天地，过幸福日子。骆抗先把想法一说，大家都觉得是好主意。只是成立基金会需要大笔资金和严格规范的管理，筹措经费需要正确的途径和比较长的过程，管理人员的配备不容易，而且相关的申报手续也很繁琐。

骆抗先说：“我先拿出 50 万作为启动资金，事情开了头，往下就好办了。”他说干就干，回到家翻出存折，发现自家不多的钱零零散散分存在好几个银行的多个存折里。他平时很少走出医院大门，可为了把钱取出来，骆抗先执意一家一家银行去办理。工作室一名年轻人陪着骆抗先跑了好多趟，总算凑齐了这笔钱。骆抗先就是这样，自己生活上省吃俭用，可看到患者有困难，或是科研和工作遇到经费上的问题，他就毫不犹豫地掏钱。有人阻止，他就是一句话："我有吃有住，没什么地方需要花钱的，留着也没用，给患者还能多救几个人呢。"

南方医院领导得知骆抗先的想法后，认为这是长久之计，非常赞赏和支持，但这个钱不能让骆抗先自己掏。他们在具体操办时很给力，包括基金会的启动资金、理事长的人选、基金的筹集等问题都详细过问、力挺成功。慈善基金会的创办过程挺复杂，不是几天，甚至也不是几个月可以完成的。程序走到今天还没有完成，骆抗先依然在期盼中努力。

初秋时节，广州依旧炎热如盛夏。2019 年 8 月 16 日中午，南方医院里的小池塘水如镜面，林荫道两旁的树木枝叶相交。短暂的寂静中，骆抗先破例没有休息，在家安坐着，眯缝着眼睛打腹稿，准备一个发言。

当天下午 3 点，南方医院门诊大楼九楼小礼堂坐满了人，"骆抗先先进事迹报告会"第一场即将开始。五位报告人分别是骆抗先的学生、同事和采访过他的记者。提起骆抗先，他们张口就是故事，骆抗先的形象早已经树立在他们心里，再加上做了精心准备，反复打磨报告稿、反复熟读，上场就像拉家常、说故事，很接地气。骆抗先知道后，自然是坚决不同意："没有必要，我有什么好说的！"只是这事由不得他，他便天天照常上班下班，不再理会，当然更不会去听报告，听别人在台上说他的事，他肯定如坐针毡，但总算答应在报告结束后出个场，说几句话。

报告会差不多结束时，骆抗先果然来了。在座的听众不少是南方医科大学的医学生，早知骆抗先大名，主持人请骆抗先说几句的时候，掌声相当热烈。骆抗先没有拿稿子念，他像平时说话一样，平实诚恳："……我不是导师，如果这个社会都要老年人教青年人，那就没有进步了，年轻人会的很多我不会，我要向你们学。我就是做两件事：一是当名片，我干了这么多年，有点虚名。只要有利于做好工作，我也就当一下名片好了。二是我一个白头发老头子，去到阳山，他们信我。难啃的'钉子户'我要去，把村民的顾虑打消了，我们做事就比较顺利。还有，我这人没有那么好。说我那么好，我没有自信。我只会乙肝治疗，治乙肝我当然有足够的自信，我搞了一辈子乙肝。老年人有点可取的地方，可和年轻人相互学习。当医生，是做人。临床知识扎实了，才能搞科研。搞临床工作也要进图书馆，多看多读……现在我保命了，希望再多活几年，把全省乙肝防治试点的事情做好，一定对李希书记有个交代……”

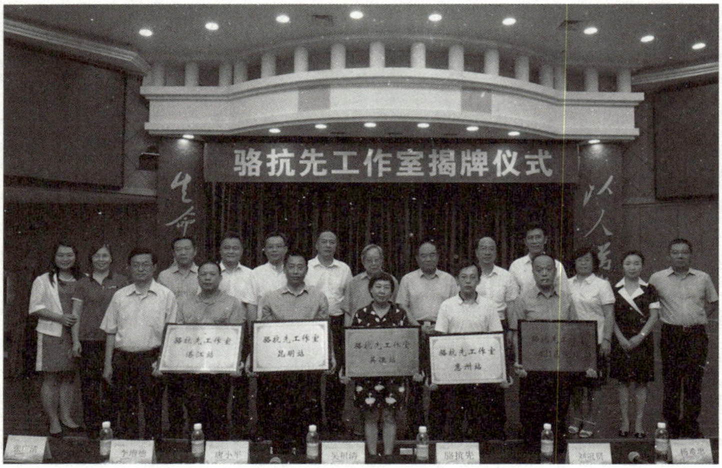

○2017年8月，骆抗先工作室为湛江站、惠州站、英德站、昆明站、421医院站等五个分站颁发牌匾

骆抗先讲了20来分钟。结束讲话就座时，他满脸通红，那些话都是掏心掏肺说出来的。他不在意别人说他的好，那些他不要听，他是说到自己喜欢做的事，想达到的目标，动了真感情。骆抗先其实是性情中人。

台下的掌声比先前更加热烈、持久，听得出不是敷衍和应景，而是表示敬意！

三天后的8月19日，第二个中国医师节。据第二天的《广州日报》报道：“广东省委宣传部、省文明办和省卫生健康委在广州珠岛会堂联合主办广东省庆祝2019年中国医师节暨骆抗先同志先进事迹报告会。省卫生健康系统代表、省直机关和广州市直机关干部、驻粤部队官兵以及社会各界代表1 200余人参加会议。”

那天上午9点，时任广东省副省长张光军，省委宣传部副部长、省文明办主任蒋斌等人接见骆抗先和报告团成员。9点半，报告会正式开始。南方医院专科片区党总支书记于红蕾、骆抗先的学生和同事刘志华副教授、骆抗先的科研助手何海棠技师、骆抗先工作室的张明霞博士、采访过骆抗先的记者吴思雅等五人先后发言。每篇报告稿都真情贯穿、故事生动。何海棠在讲述时几次哽咽，台下不少听众也泪水盈眶，一个穿着白大褂的女孩子不时用纸巾擦泪，还有个大男人也禁不住眼角涌出泪花，悄悄地拿手抹去……

医院的两位同事专门为骆抗先创作了一首歌《爱的华彩》，在报告结束后他俩深情演唱："你说你的爱责无旁贷，我说你用一生奉献情怀；你说你只是初心未改，我说你的岁月繁花盛开……"歌声中，骆抗先在他的弟子们簇拥下，与报告团成员一起走上舞台，全场响起雷鸣般的掌声……骆抗先十分平静，微微笑着表示谢意。鲜花和掌声于他是过眼云烟，他心心念念的，还是他的承诺，他的患者。

2020 年元月，风云突变！庚子春节，新冠病毒逞凶。正在紧锣密鼓准备化州试点的骆抗先工作室，无奈放缓了进度。但疫情稍稳定之后，化州试点又加快进行了。由于有阳山经验打底，有省疾控中心撑腰，又有南方医院与化州人民医院过往的长期合作，试点工作进展顺利。省卫健委也拨出专项财政经费，支持在相对贫困地区开展乙肝早防早治公益筛查活动。

6 月 12 日上午，"骆抗先工作室——化州站"在化州市同庆镇谢白村举行了揭牌仪式。

骆抗先来了，医院朱宏书记也来了。和骆抗先在一起，朱宏往往会不由自主地想起第一次见到老爷子的情景：他是 1982 年在老家浙江义乌高中毕业时，得知骆抗先大名的。当时他备战高考，有意去广州的第一军医大学就读。一位老师告诉他，离义乌几十公里的诸暨出了位名医，年轻时离开家乡，现在行医于第一军医大学附属南方医院，医德医术俱佳。你想从事医学这一行，就要学习这样的好医生。朱宏一下子记住了这个名字，也记住了人们对医生的期望。

朱宏进入大学后，一直没有机会见到骆抗先。直到大学四年级，骆抗先来讲传染病学课，他才有机会领略了骆抗先的风采。骆抗先的授课果然精彩，不是声若洪钟，却言语生动、声声入耳；不算高大威猛，却满腹学问、自带威严。

1987 年朱宏毕业后，在南方医院开始了他的行医路。虽然和骆抗先不同科室，仍然不时听说他的故事，是有点怪但特可爱的那种，医疗和科研的成绩都很突出，口碑之好，远近传播。其间朱宏曾经调离一段时间，2017 年重返南方医院任党委书记，自此有了更多与骆抗先接触的机会，也就越发感受到这位前辈的可亲可佩可敬。

当时，医院为了更好地发挥骆抗先的标杆作用，决定成立以他命名的工作室。朱宏和骆抗先一说，开头老爷子不乐意：这不是图虚名吗？有什么实际意义？朱宏慢慢道来："骆老，这可不单是您个人的事，而是通过这样一个平台，培养人才，办好实事，对乙肝防治事业非常有利，您也有个平台，便于开展工作……"骆抗先一下子开了窍，觉得的确是不错的主意，投了赞成票。

后来阳山的试点搞起来了，朱宏跟着骆抗先跑了几趟，亲眼看到老爷子工作时的一丝不苟，做事讲究"实"，若是"虚"，他就不和你玩了。这让朱宏越发喜欢和尊敬老爷子。接下来骆抗先想在粤西找个地方试点，朱宏说："好啊，选在化州怎么样？您可以把阳山积累的经验和创下的模式，复制到化州，迅速铺开筛查、治疗等工作。"

骆抗先一听乐了，说："好啊！化州这地方可以。但完全复制不合适，还得要重新找个村子搞试点，从头开始。到时候我带几个年轻人一起去。"他跃跃欲试，准备再次上阵，奔赴化州摸底调查。

朱宏心疼骆抗先，也想在原有的基础上加快进度："您就别亲自跑了，让年轻人去做。阳山已经有了一套工作方法，化州农村的经济水平和农民的现状也与阳山差别不大，前期试点就不要都重复做了吧！"

"不行。"骆抗先态度坚决，"每个地方都有自己的实际情况，必须先有试点，把底弄清楚，再开始筛查。我这个老头去了，工作好做一些。"

骆抗先做事只认理，不唯领导是从。朱宏不觉又"败下阵来"，同意了他的工作方案。骆抗先的博客也如此，朱宏怕他忙不过来，想找个人给他当助手，帮着写博文，减轻他的压力。骆抗先一口回绝了："还是我自己写。"朱宏明白，这样老爷子心里才踏实。

"骆老确实是一个纯粹、淡泊、不计名利的人！"朱宏多次感叹。

接下来一切就绪，化州的乙肝筛查即将铺开。会场上背景板书写着两行大字，上一行是"慢性乙肝早防早治精准健康扶贫"，下一行是"广东·化州站"。

上午 9 时许，揭牌仪式开始。南方医院肝脏肿瘤中心郭亚兵主任介绍了项目的基本情况，朱宏书记也发了言。他说：“选择在谢白村开展乙型病毒性肝炎精准健康扶贫项目，探索慢性肝病早筛早治管理样板工程，得到了省卫健委、省疾控中心各位领导的大力支持，我们将在省卫健委、省疾控中心的指导下，依托我院骆抗先工作室，与化州市卫健局、化州市人民医院合作开展现场流行病学调查、完成标本检测以及治疗随访等工作，进一步探索建立对国家有示范效应的农村地区医院和社区一体化联动的慢性乙肝防治模式，切实造福当地人民群众，为贯彻落实‘健康中国 2030’战略、助力脱贫攻坚贡献我们应有的力量。”

随后，骆抗先宣布项目正式启动，看着台下那些农民兄弟眼中的渴盼与兴奋，他的喜悦由内而外。在他看来，化州试点工作的推进使得他离承诺的兑现又近了一步。

仪式结束后，医护人员们为谢白村 17~70 岁的 2 000 多位村民免费进行乙肝筛查，以便开展后续治疗。回程途中，骆抗先已经在考虑：下一步，该加快梅州试点站建设的步伐了。

骆抗先说过：“我没什么多的兴趣爱好，又不喝酒，不抽烟，只要有时间就工作。”他的快乐似乎主要来源于工作，这恐怕也是他害怕退休的原因。从前常常有人劝骆老：您这么大岁数了，在家好好享点福，别老那么忙。

骆抗先一笑不答。他心中有数，要干的事情多了去了，老天留给他的日子却只会越来越少，他必须把时间抓得更紧。天天躲在家里，远离他喜爱的工作，远离他牵挂的患者，那怎么叫享福呢！

夫人杨家粹懂他，不拦他，但还是怕他太累。杨老生前躺在病床上接受采访时说过：“老骆啊，我们什么都不缺，就是要特别注意健康……”

骆抗先怎么会不了解夫人的心思呢，他也想一直有个好身体，因为他的心愿就是必须至少再活五年，兑现承诺需要时间啊。

在病房照顾杨教授的护工看骆抗先每天忙个不停，很为他担心，不止一次诚心诚意地劝他：“叔叔，你这么老啦，别干了。总是一个人医院家里来回走，不小心摔了怎么办？”

骆抗先回答得很干脆：“我干一天算一天，干得动就要干。”

大女儿远在美国，总牵挂老爸。2017年回家探望双亲，面对记者采访的镜头，她对老爸说的是："老爸，我真的很爱您，在您努力工作、实现您的梦想的同时，希望您好好保重身体。"

二女儿知道爸爸放不下工作，只希望他减轻一点工作量，前些天回家还对他说："您别再出门诊啦，那样搞得太累。"

骆抗先脱口答话："不行，要做点事，要不活着一点意思都没有。"

同事和弟子们的心情一样，很矛盾，既想骆抗先总能和他们一起工作，总能出门诊为患者看病，又心疼老爷子，希望他细水长流，悠着点，更健康更长寿。

患者们则常常为骆抗先祈祷：骆老您多多保重，一定要长命百岁！……

朱宏书记每每见到骆抗先，都不由得心生敬意。他想：骆老就是这么一个人，以工作为乐，以事业为重。或许我们最应该做的，就是创造条件，让骆老有更好的工作环境、工作条件、工作平台，助力他实现承诺，使没有乙肝的明天早日到来。

也只有这样，骆抗先平生最怕的"退休"，才会消隐于源源不断要做的工作里。骆抗先置身于自己喜欢的事业中，方可无所畏惧，真正快乐，功德圆满。

第九章

润物无声育新林

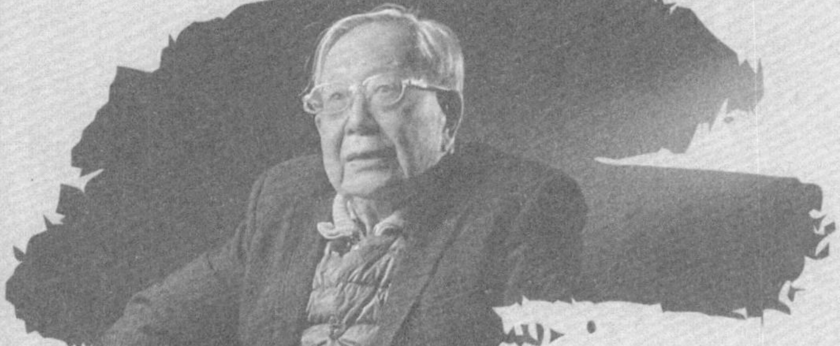

骆抗先的言传身教，骆抗先的人格魅力，持续产生出榜样的力量，如三月的春雨，飘飘洒洒，滋润万物，灌溉出郁郁葱葱的新林，根扎杏坛沃土，树干笔直挺拔，枝叶繁茂，将浓荫连成片，遮风挡雨，惠泽四方……

工作室办起来了，这让骆抗先觉得像是吃了一颗“定心丸”。有了平台，骆抗先不再担心“失业”。他笑言自己是工作室的后勤部长，是不拿工资的志愿者。看得出来，他很满意自己这个角色。工作室的人员在逐渐配齐，骆抗先决不是“孤军作战”。工作室绝大多数是年轻人，学历高、智商高、有热情，带着青春的气息、活跃的思想、充沛的精力，有如人体注入了新鲜血液。骆老现在常常挂在嘴边的一句话，就是“如果没有这些年轻人，我什么事都干不了”。

可工作室的年轻人又有另外一番说法，他们众口一词，谈到骆抗先的慈爱、包容和对工作的极端认真负责，当然还有骆抗先敏锐的思维、开阔的思路、精湛的专业知识。骆抗先是他们心中的一面旗帜、人生偶像，也是他们心疼心爱的爷爷。他们中有不少人讲述了这几年工作室的艰难起步和艰辛探索，有人甚至中途产生过退出的想法，至于最后让这个念头“烂在了”肚子里，选择继续干下去，很重要的一个因素是骆抗先意趣高洁的人格魅力，是骆抗先如春雨润物无声般带给他们的人生启迪。骆抗先和他们之间发生的故事，各有不同，却又有共同的特点，那就是从点点滴滴的平凡小事中，彰显出骆抗先的大气、大爱、大胸怀。

… 工作室的年轻人之一：张琪

张琪，硕士毕业生。当年，她的父亲是患肝腹水去世的，这让她坚定了当临床医生、攻克肝病的信念。2017 年 10 月刚来到工作室时，她觉得这儿要做的事情似乎和临床没多大关系，而且可能会对职称晋升不利，不免有点儿担心。现在三年多过去了，一路走来，她内心深处对骆抗先做的基层乙肝防治这件事产生了比较强的认同感，因为非常有意义。骆抗先是先行者，“是凭一己之力，力求做好这件事的乙肝筛查先行者”。这句话，张琪是听省疾控中心一位处长带着敬意说的，她也带着敬意，装进了脑子里。

工作室到底要干些什么？从何处入手？最开始骆抗先的想法是：搞好科普宣传，培训基层医生。他希望能够面对面、手把手，把基层医生带一带，使他们的医疗水平有明显的提高，能够更好地为农村乙肝患者服务。

可是当骆抗先和张琪他们先后去了阳山、英德、惠州、五华等地之后，骆抗先的想法有了改变。他们重点走访了县、镇一级的医院，实地考察当地乙肝防治的现状和基层医生的医疗水平，发现很多患者到医院求医时，已经是肝硬化、肝癌晚期，大大增加了治疗难度，影响了治疗效果，有些完全可以治好的患者，也因为缺乏常识、错过最佳治疗期而最终失去了生命。骆抗先深感防治关口必须前移，要到偏远的山村普及乙肝早防早治的知识，并且到基层进行现场筛查，督促患者抓紧治病，这样才能慢慢改变村民中一些不健康的生活习惯，防患于未然，同时及早发现患者，及早治疗，争取最好的效果。

骆抗先就此事征求省疾控中心的意见，大家达成共识，并分析了几个地方的情况，决定把阳山作为试点。地处粤北的阳山向来是乙肝重灾区，本地上上下下都有尽快摆脱乙肝困扰的愿望，对骆抗先以及团队很期盼、很配合。而且通了高速后，从阳山到广州单程时间缩短至两个半小时，往返比较方便。

工作室定了阳山的一个自然村范村为试点后，骆抗先又跑了很多趟，回回都和当地的同行、村民以及患者面对面交流。骆抗先拉着村里大爷大叔的手，像自家人一样聊天的画面，深深印在了张琪的脑海中。那段时间，骆抗先周一到周三跑阳山，周四到周六出门诊，张琪担心他太奔波，就劝他悠着点，阳山别去得太勤，别把自己累坏了。骆抗先虽不争辩，但终归也是不听的，照去不误。他特别较真儿，认

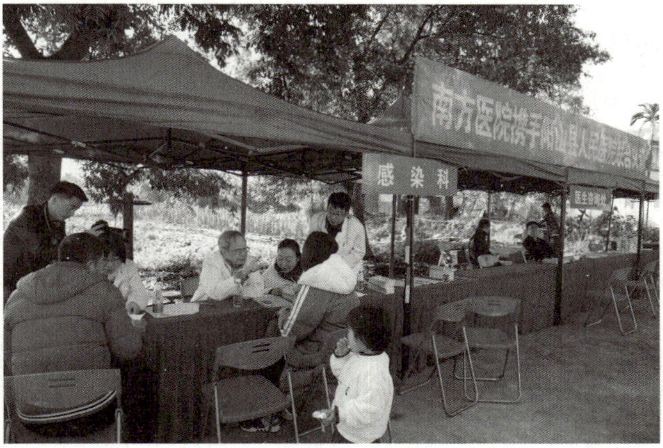

○骆抗先在清远阳山县义诊

为不调查没有发言权，不到实地调研就不了解真实情况，没法制订工作方案。也幸亏他的执着与坚持，把阳山的筛查工作和基层培训推进了一大步，也给化州试点的筹备工作提供了经验。

回想那些日子，张琪说：“现在可以确定，乙肝筛查不仅能够早发现早治疗，还可以得到村民越来越高的信任度、配合度。在这个过程中结合实际进行培训，又提升了基层医护人员的水平，强基层、补短板嘛。”这个道理她说起来很溜，因为是切身体会。

与此同时，化州那边也用视频会议的办法，开展对医护人员的远程培训，为后来的试点挂牌做好前期准备。

老往基层跑，聪明的张琪有自己的思考：“这离我要长期待在临床锻炼的想法似乎有点远。原先在南方医院我做过住院总①，那毕竟是大城市的三甲医院，和现在我跟基层医护人员和村民打交道感觉不同，这部分人群跟我们平时交往的人群有很大的差异，由此又有新的体验和认识。只有这样，才能够走得更远。”

由于经常出差，张琪对家里的事管不上，两个孩子主要靠老人家照看。老大读四年级，成绩还不错，就是对学习没有太大兴趣，贪玩

① 住院总即住院总医师，医生岗位的一种，不是职称。一般大型医院都会设置此岗位，目的是让医生在晋升主治医师前承担较多的工作量，以便在高强度工作压力下经受锻炼。

儿。老人家虽然能在生活上精心照顾，但管教起来却有点费劲。有时候孩子的成绩出现小波动，老师郑重其事地跟张琪说："孩子基础好，要多管束。不能因为你当妈妈的工作忙，把孩子的学习耽误了……"张琪当然明白这个道理，何况她先生读书时那是如假包换的学霸（其实张琪自己的学霸生涯也毋庸置疑），他们夫妇怎么能不重视孩子的学习呢！只是该出差时还得走，总不能因为孩子撂挑子吧！骆老这个榜样在身边呢。

骆抗先看在眼里，有些着急，见到张琪就现身说法："你常出差，孩子的事儿也要多关心。那个时候杨老师生孩子我都不在身边，都没怎么管……你还是要花时间陪陪孩子！"张琪听得心头一热，她想："自己的困难还是自己尽量想办法克服，陪伴孩子少一点，就用其他方法补救吧。而且骆老当年不是比我更忙吗！我们现在的条件毕竟好多了。"张琪记起感染内科副主任彭劼在工作室初创的时候，曾经提醒他们："跟着骆教授不会轻松，他是个工作狂，他更关注的是工作。"是的，张琪他们感受到了：和骆老一块干活，都不好意思说累说苦。老爷子自己在那儿干着呢！有骆老那些话，张琪知足。

随着工作的深入开展，省卫健委和医院的支持力度也在增强。工作室已经有十几人，但做流行病学调查的专业人士不多，骆抗先也说了，有条件时还得加强这方面的力量。

现在工作室招聘新人的时候，张琪对他们往往会把话挑明："来工作室工作，得有吃苦的思想准备。首先对乙肝防治这个事业要有认同感，才能吃得了这个苦。除了专业知识要扎实，还要对患者负责任。要像骆老那样，沉下心来做公益性的事情，短期可能没什么个人收益，付出也比较多。眼光看长远一些，事业发展了，目标实现了，我们的成长和进步，我们的收获与得到，便会不期而遇。"这些道理一旦经年轻人说出来，仿佛就有了些诗与远方的韵味。2020年工作室招了五个新成员，其中一个博士后、四个硕士。可见理想主义还是有人崇尚，有人拥抱的！

张琪的家住得远，早上要很早出门，到办公室的时间常常会早一些，于是就不时和提前到办公室的骆抗先相遇。这是个很轻松的时刻。

骆抗先常常趁着这个空当，和张琪聊聊时政，谈谈看法。老爷子常常看“学习强国”，从中了解国家政策、时事新闻。他和张琪谈叙利亚问题，谈中美关系，这使张琪也要事先做做“功课”：“不能跟不上骆教授的话题呀！他老是说脑细胞不够用，其实他的眼界和洞察力是很好的。他年轻的时候就打下了很好的基础，没有别的爱好，就是工作、学习，不时也听听京剧，平时生活很节省，很简单。”

有时候看骆抗先为兑现自己的承诺劳神费力，张琪会开开玩笑：“骆教授，这是世卫组织给您下的任务吧。”骆抗先笑一笑，不反驳。想想也是，用得着他们下任务吗？骆抗先早就在做这件事了。

“骆教授愿意做到哪里，我就配合做到哪里。”张琪轻言细语，说出了这句有分量的心里话。

… 工作室的年轻人之二：柳海

柳海是一个有点儿腼腆的小伙子，2018 年初入职工作室，现在负责阳山乙肝患者的跟踪随访，骆抗先以“用心”二字评价他的工作。一个人做事用了心，便有了一半成功。骆抗先这个简单的评价有含金量。

还在南方医科大学念书时，柳海就听说过骆抗先这个名字，知道他是德高望重的专家、医生，只是无缘相见。2014 年从临床检验专业毕业后，他进入广州一家基因公司工作。2017 年底，他在同学群里看到有个南方医院的内部招聘启事，是骆抗先工作室招科研助理。因为原来的工作比较稳定，他没有打算跳槽，瞧一眼就过了。但随后有同学找他私聊，说这个岗位适合他，不妨前往一试。柳海这才上网看骆抗先的博客，读他的文章。这一看，他感觉骆抗先是个有情怀、有担当的人，而且这个工作也合自己的专业，就动了“挪窝”的心思。

2018 年初，柳海如愿来到骆抗先工作室。第一天上班，他正在实验室处理数据，骆抗先竟自己推门进来了：“你是柳海吧，我来和你见见面，聊一聊。”这可是柳海没有想到的，一下子挺激动。

骆抗先把柳海介绍给其他的同事，对他说：“以后我们就一起工作了，很多事要靠你做啊。”又问他有没有电脑，说：“工作室会给你配一个，方便工作。”他顿时感觉骆老和蔼可亲，没有架子，是家人般的爷爷。

一起工作了，柳海发觉骆抗先就把自己摆在和大家是同事的位置上，从来不以乙肝专家、教授学者的面目示人。老爷子告诉柳海：“看起来你就像我的孙子，但我们是同事。”

工作室初创时期要干很多活，实验室和行政工作都要做，而下基层做人的工作最难。阳山设立试点村的前期，特别是 2018 年 8—11 月，骆抗先去了好多次。老爷子往往周日下午出发去阳山，周三下午回广州，不耽误周四到周六出门诊，简直是连轴转。柳海真心觉得老爷子很厉害，谁都劝不住。他忍不住对骆抗先说：“您应该可持续发展，这样才能有更多的时间做更久的工作。”但柳海也知道：骆老怎么会不明白这个道理呢！那么多活儿摆在那里，老爷子放不下，他要看得见、摸得着，心里才踏实。

想起来挺有意思，柳海觉得那段日子就是游走于广州和阳山两个地方。2018 年 12 月冬至那天，柳海和同事是在阳山过的；2019 年清明节，他们也在那儿，筛查了一批患者。那一次骆抗先也去了，在阳山人民医院约谈一批乙肝患者。骆抗先坐在诊室里，和患者一个个谈话。当时 50 多个人要进入治疗环节，都由骆抗先分别向他们讲清情况。大多数患者只会讲粤语，普通话交流都有困难，所以骆老跟人交谈时，柳海就在旁边做翻译。骆抗先对患者总那么耐心，除了针对每个患者的不同病情交代如何治疗、如何保养，还要分别对他们进行同样的叮嘱：“这个药很安全，不要担心，我们会免费提供一年，还有专门的医生进行随访。以前这个药很贵的，现在降价了，老百姓都能吃得起。要有信心，坚持吃下去，定期复查，乙肝这个病是能够治好的……”柳海常常一边翻译，一边在心里为骆抗先点赞。老爷子这么大年纪了，如果不是为患者着想，不是为消灭乙肝，他干吗一趟又一趟，颠簸劳累跑那么远，何不在家享享清福呢！

每谈完一个，柳海他们就请患者在登记表上签名，再抽血、发药，告知他们吃药一个周期为 28 天，每天吃一颗，头三个月每次发一个月的药，之后则三个月发一次。

发了药还得随访，柳海就是管这件事。七天内他要给每一个患者去电话，询问他们吃药没有，感觉怎么样，有什么问题不清楚，有没有依从性（比如不按时按量吃药、不听医嘱，便是缺乏依从性），同时答疑解惑，进行指导。电话打过去，有些患者没有接，柳海就一次次回拨，直到对方接听为止。也有人没有明显症状，满不在乎，反正药是免费的，不按时吃也无所谓。柳海得三番五次强调吃药治疗的必要性和重要性，待对方答应好好吃药才罢休。

说起随访的过程，柳海禁不住笑了，他说有点儿像是破案。有的患者拿了药不按时吃，一个周期过了也不继续去领药，追问原因，答复五花八门。有的说："我事情多，一下子忘了。"有的说："不好意思，我工作太忙，去哪里领药啊？"有的干脆大大咧咧地回答："不用吃药了，我又没有不舒服"……其实这些都不是理由，个中往往有深层次的原因。柳海就像福尔摩斯侦探似的顺藤摸瓜，不依不饶往下问，对方被逼急了，终于蹦出一句："一年后不免费了我还怎么治？"要么就是："去领药太麻烦，如果我不舒服了再吃药"，还有的很不客气："没有钱哪，你给我送药啊"……于是，柳海又得劝说、解释，告诉对方农村有医保，赶快办，自己的负担不会太重；等到有症状再治疗会增加治疗难度，那就等于害了自己，也影响家人云云。除非对方坚决表示不治，否则柳海是不肯放弃的。至于对方的态度好不好，他从来不计较。退一万步说，柳海这么做也是留下证据的过程。讲到这里，他笑了："当然，这样的证据越少越好。真希望村民们都健健康康的。"

有时候做着做着工作，柳海会有一种无力感，总觉得可以做很多事，但一时又做不到。有些村民不把乙肝当回事，只要症状不明显就不治，柳海和同事们有点儿"皇帝不急太监急"的无奈。他陪骆抗先到村里家访，白天去还好办，有一次晚上入户调查，有些街巷黑灯瞎火，路不好走，深一脚浅一脚，县上的人和村干部打着手电照明。他担心骆抗先眼神不那么好，骆抗先却不容商量地要去。柳海说："老爷子做事不喜欢指挥别人，他就要身体力行。"

去到村民家，骆抗先聊病情，也聊天儿。有个 50 来岁的村民是慢性乙型病毒性肝炎（小三阳），筛查结果是 HBV-DNA 定量：1.17E+05（>20 000 IU/mL），要进行抗病毒治疗，刚领取了第一个月的药。因为慢性乙肝往往早期症状不明显，这个村民觉得自己没有什么事。第一次家访走进他家，骆抗先和柳海坐下来，正问着病情，骆老看见屋内不起眼的角落里放着一箱本地产的、村民们俗称“白兰地”的白酒，马上问：“你喝这个酒吗？”

那人也知道得了乙肝不能喝酒，连忙回复：“没有，我放家里招待客人，请朋友喝。”

“哪有你请人喝酒，自己不喝的？”骆抗先不信。

“这箱酒是以前买的”，村民辩解道。他老婆在一旁也说自己的老公没喝。骆抗先不放心，反复提醒他们必须禁酒，看他们哼哼哈哈，不置可否，索性提出：“既然你们买了自己不喝，那我把这箱酒买下吧，多少钱，我付给你们，把酒拿走。你们也不用招待客人时，还得陪着喝上几口。”言下之意就是让他们眼不见酒，心别记挂，断了喝酒的念头。村民这下受感动了，再三说：“那怎么能够让你买呢！教授，你放心，我不会喝的，再不喝了。”骆抗先又要他老婆监督，他老婆连连说道：“我会的。”临走时骆抗先留下话：“我下次还要来找你啊，你可要说话算数。”

过了一段时间，骆抗先在阳山走访其他村民，路上提出要再去那个家里有一箱酒的村民家。柳海有些惊讶，说：“骆教授，您时间宝贵，这件事我们跟进就可以了。”

骆抗先不同意：“我说要人家说话算话，还要去检查的，不能食言，现在去！”柳海赶紧给那个村民家里去电话，却没人接听。

“不管那么多，我们直接去他家。”骆抗先发话。车直奔那个村民家，去了一看，却是“铁将军把门”——家中无人。骆教授回到车上还是很担心，念叨着：“他去哪儿了？要是他继续喝酒，这病就白治了……”

柳海又找出那个村民的手机号码，拨过去：“我告诉他，骆老又到了他家，对他放心不下，再次强调一定要戒酒，按时吃药。话筒里那个村民的声音带着惊奇，想不到我们这么认真，确实是为他的健康着想，满口答应做到那两点。骆老这才稍稍安了心”。

后来，柳海的家访名单里，列上了这个村民的名字。因为柳海发现他没有及时领药，而且随访的工作人员与他联系时，他总是问一句答一句，不怎么积极交流。尤其是他提供自己的工作地点时含糊其辞，似乎有意躲避，柳海评估此人有点“危险”，而这个“危险”，是指他对自己的身体不负责任，因而也可能造成病情加重，带来对家庭、对他人的伤害。柳海由此决定还是得把他找到！

带着从村委会代领的药，骆抗先和柳海去寻找那个村民的工作单位。他们兜了好几个圈，才找到那个考取小车驾照的考场，原来那个村名在那儿做泥水工。看到高龄的骆抗先如天降神兵一般出现在面前，他的眼神先是吃惊，继而迷蒙，后来转为有点小激动。说实话，柳海开始真有点“恨铁不成钢”，但骆抗先竟毫无芥蒂地握着那个村民的手，把药递给他。

村民显然有点内疚了，主动检讨自己：“对不住教授，要你又跑一趟。我原先有顾虑，怕麻烦，工作不定点，空腹两小时后吃药的事很容易忘记。漏吃了几次，以后就懒得管它了，反正吃不吃都差不多。人要得病，也是命呢！……”他一口气讲了很多话，骆抗先摆摆手，说：“你为了自己的身体，为了你一家人，要按时吃药，万万不能沾酒。别看今天没有明显的症状，不理睬不治疗，发展下去可能就会有严重后果，到那时你后悔都来不及……”那个村民听了一个劲地点头。此后的随访，他一直比较积极主动地沟通，领药吃药也按时了。

尽管骆抗先和村民语言不大通，但村民能感受到他的心意，再通过柳海翻译成粤语，还真起了打消村民疑虑的作用，这是无形的力量。骆抗先说：“这是做民生工程，要跟村民交朋友。”

柳海是个细心的小伙子。2020 年开春，他听到骆抗先说“我发现现在别人都比我走得快”，留意了一下，的确如此，原因在于骆抗先的步速比以前慢了。后来只要和骆抗先一块走，他就有意放慢脚步，不让骆抗先觉察：“这样他感觉自己走起来速度和我们差不多，我们都挺心疼他的。”

军人出身的骆抗先时间观念很强，定了几点钟开会，他肯定准点到。中午，老爷子如果不回家吃，就叫柳海和他一起去教授饭堂吃饭，当然是他请客。柳海不好意思，点一两个菜就说够了，骆抗先会执意再多点一两个，但不能剩。骆抗先乐意请年轻人陪他吃饭，柳海却怕麻烦他，还因为骆抗先老要买单而过意不去。柳海有时婉拒了，又担心骆抗先一个人去吃饭有点孤单。后来骆抗先回家吃午饭了，柳海这才心安。他们和骆抗先出差去阳山，吃饭时一般三个人点三个菜，骆抗先吃得少，而农家菜的分量大，老爷子会盯着："不能浪费，吃完它！"他放下筷子，微笑地看着他们吃，好像也是种享受。柳海无论如何都会把菜塞进肚子里，他知道骆抗先的话有道理，何况也不忍这点小事还让老爷子操心。

骆抗先轻易不肯麻烦别人，实在没办法了才开口。柳海去过几次骆抗先家，都是因为他家的电脑出了问题，或者是网络有毛病，影响他工作、学习，只好请柳海帮个忙。要是柳海不在办公室，骆抗先就留张纸条，告知电脑坏了，向他求助，并且在末尾写上："幸亏你是电脑高手，深谢。"——柳海看了怪不好意思。老爷子帮助过那么多人，从不在意别人是否言谢，别人为他做一点小事，他都要诚心道谢。

有一次，天气很热，骆抗先在家里穿着一件白色背心，高兴地招呼柳海进家。看小伙子坐下来检查电脑了，骆抗先便走去冰箱取出一罐可乐，很周到地一边走一边打开罐盖，只听得"啪"的一声，盖子开了，可乐欢快地冒着泡沫儿往外涌。始料未及，骆抗先怕洒出来，就小心地端着可乐罐，慢慢走，还嘟着嘴，发出"哦、哦"的声音，像是在哄着可乐别调皮捣蛋……柳海见了，只想笑，又忍住了。说真心话，柳海向来不爱喝这种饮料，但那一刻他紧着迎上去，从骆抗先手中接过可乐罐，咕噜喝下去一大口……电脑捣鼓好了，柳海离开后还不时想起骆抗先那可爱的样子，感觉好温馨。

眼看到工作室快三年了，柳海开心地说："我们的工作现在已经有了品牌效应，好做一些了。农村人很淳朴，接触多了，他们觉得我们是做实事的，对我们有了信任感，也愿意听我们的劝告。这几年我坚持下来了，一方面是情怀，另一方面是兴趣。工作室就像个婴儿，我们一起培育它慢慢长大。"同时，柳海喜欢工作室这个团队，他说：

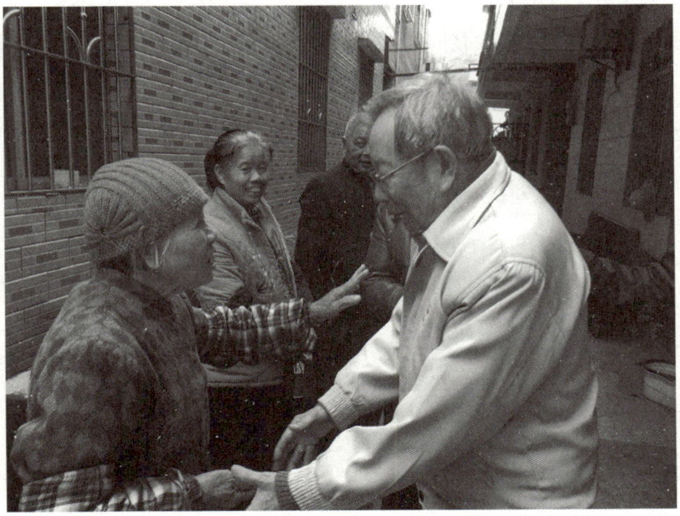

○骆抗先在清远阳山县范村走访，与村民握手交谈

“我们团队是个非常好的集体。”骆抗先是主心骨，是顶梁柱，是往那儿一站就有号召力、凝聚力的那个人！

… 工作室的年轻人之三：吴晓婷

第一天到骆抗先工作室上班，吴晓婷记得很清楚：那天是 2017 年 11 月 20 日，星期一。骆抗先问她多少岁，听完后说：“我外孙都比你大，你以后当我爷爷就行了。”后来，吴晓婷真有这种爷孙的感觉。

刚开始工作室主要是搞基层的培训、做博客等。晓婷回忆说：“当时人手少，工作很多，压力很大，有时很崩溃，但想到骆教授，就没什么说了。很难的地方，他亲自和我们一起做。我之所以留下来，骆教授对我们这么好是很重要的原因。”晓婷是南方医科大学检验专业毕业生，因为骆抗先名气大，她很早就知道老爷子。到了工作室后，他们就成了同事，成了上下级。

在吴晓婷眼里，骆抗先真的没架子。他下阳山去到村里，一一和村民握手，兴致勃勃地和他们聊天。有段时间，他定期在阳山人民医院门诊那儿坐镇，其他医生遇到什么疑难问题，都向骆老请教，趁他亲自上阵的机会，好好学习。

有一次，骆抗先正在诊室忙着，两个40多岁的中年妇女来了，她们是两姐妹。姐姐在乙肝筛查中检查结果是阳性，接到工作人员电话告知要到县人民医院来复查。妹妹听说是骆抗先工作室通知的，很是惊讶，马上说要陪姐姐一起来。原来妹妹十年前检查出自己是乙肝病毒携带者，当地小医院给她开了药。她吃了一个月，感觉不舒服，就慕名到广州找骆抗先看病。骆教授看后说："你这个情况不用吃药，只管放心把药停了，以后定期复查就行了。"她高高兴兴停了药，身体的不适随之消失。后来她远嫁广西，老老实实把这些情况一说，夫家却很歧视她，百般防备，不让她和家人在一起吃饭，她怎么解释都无效，最终忍无可忍，离婚回到家乡。

这次听说骆抗先教授到了阳山，她直说："太不可思议了，十年前骆老已经是大专家，在广州那么多患者都看不过来，怎么会到阳山来呢？"她不相信。过来一看，真是骆抗先教授！就坐在那儿，和从前一样笑眯眯的。她很开心，一边跟姐姐把自己的故事又说一遍，一边劝姐姐："骆教授是大好人，有本事，你要相信这些医生，好好吃药，肯定没事的……"也无意间成了工作室的义务宣传员。

阳山人朴实，也懂得感恩。很多患者在门诊看到骆抗先教授，都说特别有心理安慰："这么大的教授来了，希望也大！让人觉得这个病没有什么大不了的。"骆抗先对患者的细心耐心，在患者之间口口相传。吴晓婷看到这一切，总是很受鼓舞：好医生多受欢迎啊！当医生就要当骆老这样的医生。

自2002年不再担任科室领导后，骆抗先原已极少去医院的办公楼，因为他向来不为自己的私事麻烦组织，有什么活动或会议见到各级领导，他一概只是谈工作，从不套近乎、提个人要求。现在为了工作室的事情，骆抗先没少主动去办公楼找医院领导。从阳山回来，遇到什么新问题，需要医院领导支持帮助，他就一次又一次地去找朱宏书记。在吴晓婷印象中，陪骆抗先去办公楼至少有五六次。

早上8点上班，骆抗先约晓婷7点45分在楼下等着，每次都提前到。到书记办公室见到朱宏，他的第一句话总是："朱书记，不好意思，打扰你工作了，但是我还是要来……”朱书记笑了，说：“不打扰，您有什么只管说。”骆老就不再客气，直接进入主题，都是讲阳山试点有何新想法需要医院领导支持，工作如何铺开，遇到什么阻力和困难……诸如此类，报忧不报喜。

2019 年因肠道问题住院以后，骆抗先好似下了决心，几次对工作室的年轻人说：“我现在要保命，为了兑现承诺，一定要活到 2025 年，外地就不去了。”但这话说过才半个月，他又坐上了去阳山的汽车。吴晓婷他们苦于说服不了老爷子，只能担着心陪同前往。如此频繁地下乡，年轻人都觉得累，晓婷忍不住问：“骆老，您累不累呀？”他总回答不累。但看他回程时一上车就睡觉，怎么会不累呢！

2020 年 2 月，正是全国驰援湖北、齐心协力抗疫的特殊时期，骆抗先告诉吴晓婷要去阳山，那儿还有很多事要做。当时南方医院下了通知，各部门人员不能随便外出。吴晓婷说：“骆老，现在正是疫情期间，不知道能不能派车呢。”

骆抗先一想也是，时间不等人，得亲自出马。他分别找了李院长和杨副院长，说了必须去的多个理由：“阳山那里的事情很急，等着我们去做。广州疫情属于可控范围，我们出去没问题的。你们放心好了，我自己就是感染内科的人，肯定会做好防护。……”两位院领导怎么都拗不过他，只好同意了，再三嘱咐骆抗先多多保重，又交代随行人员照顾好老爷子。

2020 年 2 月 17 日，天气比较冷，骆抗先带着晓婷他们直奔阳山。县里相关的领导压根没有想到老爷子会在这样的天气、这样的时候跑来，又震惊又感动，都来见他，商谈乙肝筛查向全县铺开的事情。

2020 年 3 月初骆抗先再次去了阳山，因为在疫情期间，有关领导有所顾虑，人力、物力也非常紧张，对于筛查工作何时铺开未能马上达成共识。

骆抗先当晚翻来覆去没休息好。早上 6 点就给吴晓婷打电话，说要大家去他的房间，商量一下接下来怎么推进工作。他说想打电话给李院长、杨副院长“搬救兵”，请医院再派个干部过来阳山，加大说服工作的力度，争取早日铺开乙肝筛查工作。7 点刚过他就给两个院长打电话。李院长听骆抗先说了情况和意图，首先安慰老爷子别太着急，并且答应安排人过去，骆抗先才松了口气。这一趟他们前后花了7天时间，跑遍全县12个乡镇。有时一天走4个地方，多是弯弯曲曲的山路。每天上午骆抗先一大早就等着出发，下午大家怎么都不让他去，他才得以休息一下。

骆抗先打电话跟吴晓婷交代工作，吴晓婷问起他的身体，骆抗先说："还是会觉得气短胸闷。但我是医生，以自己的经验判断，是器官老化了，不是冠心病，我心中有数。"吴晓婷说："骆教授宁愿陪着我们工作，我们阻止不了他。他说成立工作室就为了继续干活，否则没地方上班了。在我们看来，工作是他唯一的乐趣。他说再坚持五年，就不干了。""95岁，我也要看看京剧呀。"骆抗先这么说的时候，总是很平静、很坦然，带着两分调侃，但年轻人听了心里的感触却有点儿复杂：感佩老爷子的坚持与豁达，也难免有丝丝心酸。吴晓婷祈祷：但愿上天赐骆老始终健康的体魄，但愿长久和骆老一起工作，凝听教诲，不断成长……

和骆抗先在一起，吴晓婷觉得自己有时跟不上他的思维。比如阳山、化州两个试点，都需要做大量的流行病学调查工作，但工作室成员中没有一个学流调专业的，大家觉得很难做下去。骆抗先却说："以后我们要招聘这个专业的人，但现在没有，我们也可以去做。"他话不多，只是不屈不挠地一次又一次带着这些年轻人走村串户。结果证明他是对的，确实可以做到……类似的事情不止一件，吴晓婷们的质疑一次次被事实证明：骆老是对的！

和骆抗先在一起，吴晓婷说："他会和我们谈政治谈时事。每天看两小时的'学习强国'，对国际形势、国内政策他都一清二楚。美国总统竞选到了哪一步、'两会'要解决什么重要问题、脱贫攻坚的'两不愁''三保障'、国内外疫情的最新动态……他都关注都讨论，有自己的思考和感受。

和骆抗先在一起，吴晓婷觉得就像是总在学习着，也快乐着："他不太像领导，只是有点像，但更像亲人。他说'用人用长处，不能老看缺点，要说缺点，我的缺点最多'。他用自己的包容影响我们。和他出差，在阳山、在梅州住酒店，他一再说好。大家私下里善意地笑他没见识，其实骆老什么没见过呀，按照他的待遇标准，也完全可以住高档一些的宾馆，但他生活上很容易满足。”

和骆抗先在一起，吴晓婷他们说要去他家帮忙打扫卫生，他怎么都不肯。出差时他非要自己背东西，很重的包，里边有电脑、衣物、苹果、牛奶等，但他从不让别人拎。

和骆抗先在一起，你不敢不学习，因为骆抗先本身就是个学习“达人”，经常学不同的东西。他说：“我现在很没用，就是个废物，我现在做的事都是‘废物利用’，什么都要向你们学，你们是我的老师。”吴晓婷说：“我在汗颜的同时受到了激励。”骆抗先还感叹自己“硬件还行，零件不好”，有时他的脚肿得厉害，按下去一个坑，白蛋白有点低，他却说得很轻松：“我这是身体老化，没有大问题，到 2025 年是可以的。”

骆抗先直率，有时会着急。但他对吴晓婷没怎么急过。别看吴晓婷年轻，对骆抗先那是既尊敬，有时又像哄小孩儿似的讲道理，这样骆抗先很快就不急了。过后他会说：“我很多时候是错的，以后还要多听大家的意见，民主决策。”

特别让吴晓婷感动的是，骆抗先为工作室的所有年轻人着想，为每个人谋划好今后的发展之路。吴晓婷和柳海是工作室年轻成员中仅有的两个大学本科生，其他人都是硕士、博士，骆抗先除了放手让他们在工作实践中锻炼，还多次告诫他们：你们要不断学习，趁我还健康，赶紧去读书！骆抗先亲自打电话找导师，要他们争取今年报名考硕士研究生。晓婷说：“骆老为了我们这样普通的工作人员操心费力，我觉得不能辜负他，肯定要争取深造的机会。现在工作室要做的事情非常多，如果人手不够，我们去了也不行。”这个年轻女孩的想法，无形中已经有点儿骆抗先的大局观了！

2020 年 4 月，吴晓婷要结婚了。听说喜讯后，骆抗先煞有介事地问柳海：“你告诉我，这结婚的红包要包多少钱？”他觉得柳海是佛山人，懂广东办喜事的规矩。柳海说：“广东人主要是讲究个好意头，不在于要包很多钱。几百块就行了。”骆抗先听了摇头说“太少”，认真想了一下，包了2888元送给吴晓婷。晓婷不肯要，说："您的心意我已经收到了，您的祝福一定会带给我们福气。"骆抗先不由分说塞给吴晓婷，说："以后工作室每个年轻人结婚，我都要送红包。"这一个红包价值多少，谁能准确回答！

… 工作室的年轻人之四：杨贵奉

在骆抗先工作室工作的硕士、博士不少，杨贵奉是两位博士后之一。这位高高个儿的湖南姑娘，是侯金林主任的硕士生、博士生。在她就读期间，骆抗先教授那儿的学生少一些，需要增加人去跟他出门诊，更重要的是能够在临床实践中，跟骆抗先学到很多东西，所以学校推荐杨贵奉去跟骆抗先的门诊，这一去就是三年多，每个星期六上午都去。

和骆抗先出门诊的经历，是年轻的杨贵奉人生经历中宝贵的记忆和财富。她一直认为："骆老对我的职业生涯有很大影响。跟骆老在一起，他那种真正为患者着想的精神特别感染我。一个人最初进入职业时，遇到这么好的一位老师，先是受触动，后是潜移默化。我的人生路也因此走得比较正。"

跟骆抗先出门诊，首先会感受到他那份认真负责和井井有条。杨贵奉每天都必须得照骆抗先的要求把各类检验单分门别类整理好，按日期排列，方便查阅。病历也要写得清楚、简洁。和患者说话不得高声大嗓，诊室里有沉重的时刻，却也不乏温馨。

骆抗先有相对固定的患者群，很多患者都在他那儿看了十几年甚至更长时间。乙肝是个慢性病，治疗往往是漫长的过程，需要恒心和耐性。待病情好转、稳定后，有的外地患者一年来一两次复查，有的二三年来一次。平时就在当地开药，做检查。骆抗先总是跟他们说："你挂我一次号不容易，你的病不复杂，定期吃药就可以了，不用再找我。"可很多患者还是一来再来，主要是觉得骆抗先道德十分高尚，患者不懂他讲解，患者害怕他鼓励，患者没带够钱他解囊。骆抗先医术十分精湛。他看病仔细，诊断准确，只开对治病有作用的药，辅助类的药一律不开。他告诉患者：辅助药吃完别再吃，作用大不大不确定。经济好可以继续吃，否则就不要费这个钱了，抗病毒的药是最好的药。跟着骆抗先，不知不觉中杨贵奉也好言好语开导患者，也只开有直接疗效的药，也勤学习、勤思考、勤看文献……

当时骆抗先的几个研究生都住在学校，从南方医科大学的校区到南方医院门诊楼，虽然是在一个大院，但步行得十几二十分钟，一天两个来回，少说也要花一个小时，这至少是时间上的浪费。骆抗先说省点时间可以多学习，就给每个学生 1 000 元，吩咐他们各自去买一辆自行车，这样上下班就方便了。杨贵奉知道推却不过的，当即买了一辆永久牌自行车，院里院外骑上单车一溜烟，拉风得很，实在比原来便捷许多。后来这辆车被偷了，杨贵奉好久都责怪自己不够小心，但在她内心深处，那辆永久牌的单车仿佛刻上了“爱生牌”的字样，连同师恩，永久都在那儿……

杨贵奉感慨地说：“骆教授对自己很抠，十年如一日，老穿那几件衣服，老是一双鞋。他也不怎么吃肉，总是说饭卡上的钱用不完。工作室每次来了新人，他就要请我们去饭堂吃饭。跟他出门诊的学生，他从工资里掏钱发补贴，我们不收，他就说：‘你们跟我门诊好几年了，都可以自己看病了。怎么能一点报酬都没有呢！’他就以此为由头，给学生每月 1 000 元补贴。”这个钱的意义，早已经超出了其本身的价值，变得有温度、有情谊。

杨贵奉博士毕业后，骆抗先正在做儿童乙肝治疗，问她是否愿意做博士后，挂在教流行病学的余守义教授名下，杨贵奉自然是愿意的。待骆抗先教授和余教授两人沟通好了，杨贵奉就开始和骆抗先做博士后的课题。

后来，杨贵奉去别的科室轮转，这是当医生必须经历的一个阶段。不久骆抗先工作室成立了，骆抗先找杨贵奉商谈，希望她过来承担一部分工作。骆抗先对她说：“我们大家一起搞好这件事，先完成广东这个大省的乙肝防治，再铺开全国。国际上也很重视这个事儿。这里需要人帮忙，你过来还可以去临床学习。我的时间不多了，这是我要做的最后一件事……”老师的话让她有震撼的感觉，这件事情有意义，她应该去。2019年轮转结束，杨贵奉就来了工作室，负责治疗、随访。如今，她在工作室的正常工作之余，还整理有关儿童乙肝治疗的资料，着手写论文。骆抗先根据自己多年治疗儿童乙肝的实践，则准备用英文写一篇小儿肝炎治疗的文章，到时候发表在国外的相关专业杂志上。

阳山当地的医院没有肝纤维化扫描仪，但开展筛查工作这是必需的设备。刚开始的时候，工作室跟一家医疗公司借用，很不方便，就打报告申请买一台。过了一段时间，骆抗先以为这台设备到了，一问还没到就急了，说："钱是最没有多大用的，能用钱搞定的就不是问题。100万内我能拿出来。早知道这么久落实不了，我拿出来不就买了吗？我要那么多钱干什么？我家里的事都安排好了。"杨贵奉他们赶紧安慰骆抗先，说再去催，尽快办好，不久这部扫描仪终于到位了。什么叫"钱财身外物"，骆抗先的言行就是注解。

2020年疫情期间，杨贵奉跟着骆抗先一起去阳山调研，先后有三四次。他们先跟地方政府沟通，再一个个乡镇去了解情况。骆抗先说必须自己去，心里才有底。下到乡镇，有些镇医院没有电梯，三楼、四楼骆抗先也爬上去。那些天往往吃完午饭已是两点钟了，打乱了骆抗先日常的作息时间。他不说，但杨贵奉看得出，老爷子挺辛苦。

骆抗先是个特别真实的人，没有半点虚假。工作上、学术上有什么不同意见，杨贵奉只管讲自己的看法，和骆抗先争论起来也没有什么顾虑。老爷子尊重别人的意见，尤其珍惜这种"知无不言"的学术氛围。杨贵奉说："'谣言止于智者'，骆教授就是那个智者。他很会发挥部下的作用，根据每个人的特点安排工作。他总看到别人的优点，对我说：'每个人都有自己的优点，你有这么多优点，要对自己有信心，也要看到别人的长处。'"

工作室成立三年多了，杨贵奉觉得大家很齐心，干劲很足，有骆抗先带领着，每个人都很珍惜这个缘分。骆抗先说："我的工作就是我的精神支柱。"而杨贵奉的心里话是："我把骆老作为标杆，就会觉得没什么说了，好好干。"

… 工作室的年轻人之五：吴帅

第一次见到吴帅，是在骆抗先的诊室。他坐在骆抗先身边，戴着眼镜和口罩，很精神。最醒目的是他的发型，一看就知道是精心修饰过的，微微耸起一个发波，固定着一丝不苟，却并不刻板，细节上能够做到这么认真的男孩好像不多。他说话声音沉稳，似乎超出他的年龄。待到门诊结束，他站起来，嗬，又高又帅！后来才知道，他和骆抗先在 2019 年相识。作为硕士生，他先跟骆抗先实习了半年，2020 年初入职骆抗先工作室。短短一年多，他和骆抗先之间发生的故事，特别感人。或许把他的叙述稍稍整理，照录如下，会更加真实、生动。

> 我是 2020 年 1 月份入职到工作室的硕士毕业生，除了跟骆教授出门诊，还承担工作室化州试点的部分工作。去年我也曾经来门诊，跟着骆教授实习半年。他一直用他的行动让我知道，当医生就要为病人着想。
>
> 很多病人发现自己肝硬化以后都会问骆老：我的病重不重，还能活多少年？会不会影响家里人？心里边很慌张。但他们很多人都说不知道怎么的，一见到骆教授就觉得很亲切很亲切，心里就踏实了。骆教授会给他们细心地解释，让病人打消顾虑，好好治疗。
>
> 那天有一位母亲带女儿来看病，女儿要打一年的干扰素，每三个月复查一次。他们是外省的，来一次很麻烦，想请骆教授介绍一个当地的医生。骆教授满口答应，但提起那个自己认识的医生，话到嘴边却记不起叫什么名字。本来他完全可以叫我们帮忙去问，但他却自己站起来，跑到另外一个诊室去问郭亚兵教授，手上还不忘记带上一张纸和笔，把医生的名字记下来，然后交给了那位母亲，还告诉她，那家医院很好的，医生水平很高。母女俩听了很高兴，再三谢谢骆教授。
>
> 有个乙肝导致肝硬化的病人，第一次来看，要做很多项检查。

骆教授说：“你得留下来几天，做完检查等结果出来再做判断，定治疗方案，别着急。”那个病人看上去穿着很一般，估计经济不大好。骆教授主动问他：“你从外地来，钱带够没有，如果需要的话，我这儿有。”病人说：“我是来看病的，不能用您的钱。我手里的钱还够用，有困难也能想办法解决。”骆教授放下了心，又告诉他得了这个病要注意什么，生活、饮食说得很详细，包括要保证营养丰富、大便通畅。病人很感动，留下来做检查，后来就在感染内科住院治疗。

治疗乙肝有一个药叫替诺福韦（TDF），国产的只要 8 元钱就能吃一个月，进口的要 1000 多元，药效差不多。不少医生会开进口药给病人，有些病人也想买进口的，但骆教授总是苦口婆心地劝他们用 8 元钱的药，绝大多数的病人都听他的。TDF 的第二代 TAF，以前一个月的药费用是 1000 元多一点，适合老年人患者和病情较重的病人，没有副作用。可是因为价钱贵，很多人付不起。那个药还没过专利保护期，只能够靠进口，我们国家没有生产。骆教授去找院长反映情况，又写了几封信给省领导，希望能够降价。现在这个药已经降价一半，500 元就可以了。不知道这个事是否跟骆教授写信有关系。但骆教授真的是尽力了！

2019 年，有一对夫妇得了丙肝，来骆教授这里看。那阿姨向教授诉说，他们两口子有病，儿媳妇又住院，说着说着忍不住哭了起来。当时她用丙通沙这种药，治疗几周需要五六万块钱。骆教授说：“你为人父母，我也为人父母，完全理解你的心情，我应该帮帮你。明后天你再来，我去银行取钱给你，借给你，不要利息，无限期，我一个老人家用不了那么多，有点钱。”后来诊室的傅医生了解了病人的情况，得知他儿子家境不错，有车有楼，其实经济上并不需要骆教授帮忙，这才阻止他把钱借出去。事实证明那对夫妇有经济实力，完全可以自己掏钱治疗。他们见骆教授主动说借钱，也很感谢他，结束治疗的时候，提了一个大果篮送给骆教授，骆教授不肯要。他平时也是这样，百分百不收病人的东西。

有个年轻的女孩独自来找骆教授看乙肝。她说因为患乙肝觉得很自卑，情绪消沉，和同事相处不好，感觉有时候同事会在背后对她嘀嘀咕咕。她来看病，也不敢告诉同事。骆教授像爷爷一样开解她："现在，我不是以医生的身份和你说话，是以老人的身份劝说你，平时你要看到别人的好，好好和同事相处。也不要因为身体问题自卑，这不是你的错。"这个女孩又说，男友知道我有乙肝以后，想和我分手，他们的家人也不愿意我们好。骆教授说：'你把你男友叫来，我来做他的工作，向他解释清楚，帮你说服他。'后来这个女孩真的把男友带来了。骆教授做了很详细的解释，男友边听边点头。他们走的时候骆教授问那男孩："你以后会对女朋友好吗？会好好照顾她吗？不好的话，我就要批评你了。"男朋友回答："我会对她好的，谢谢骆教授，我还会把您的话告诉家里人，不让他们有偏见。"骆老满意地点头说："好，以后有问题过来找我。"那女孩和男友十指相扣地走了……

有些患者得了病，本来心情就不好，又到处求医，做了太多的检查，对医生产生一种不信任感，心里很焦躁。我甚至发现有病人带着录音机来，还准备拍照，大约想着如果不满意，至少留下申诉的证据。但骆教授根本就不会注意到这些，他只是想着怎么帮病人看好病。那天有个病人满脸烦躁，带着一大沓检查报告来，悄悄地想录音，我看见后劝止了他。骆教授根本不理会这些，好像毫无察觉，他和我一页页仔细看报告，还安慰病人说，"问题再大，总会找到解决办法的，你的情况比较复杂，我会想办法帮你治疗，不能痊愈也要尽量稳定不发展……"走的时候，这个病人好像被打动了，情绪也平复下来。下次再来时他很安静地排队，不再急躁。轮到他看的时候还笑着和骆教授说："谢谢骆老，救了我的命。"骆教授就幽默地回答："你不用谢，要谢这个药，是药的效果好。"

乙肝的传播有几个途径，其中一个是性传播，但传染概率很低，成年人有自身的抵抗力，性生活也可能使对方产生抗体。现实中很多人，老公有乙肝，老婆有抗体。骆教授会风趣地跟患者说："你不会传给你老婆的，相当于你天天在给她打疫苗，你老婆的抗体只会高不会低。"病人明白过来后都笑了……

很多病人为骆教授的人格魅力所倾倒，说他很亲切很可爱，让人很安心。一些病人和我有微信，他们有些在外地，会定期把在当地做的检查结果发给我看，同时都会问我：骆老近来身体怎么样？骆老是否安好……今年受疫情影响，一位湖北患者告诉我："最近本来想到广州复查，顺便也看看骆老和你们，但因为疫情不方便，只能在当地检查，请你们看看结果。问候骆老。"

病人们都夸骆教授，他自己却说：医术好心地好的医生多得是。有时候病人来看病会说：骆教授，我是在新闻和报纸上看到您的事迹才来的。骆教授就会说，那是虚的，徒有虚名。他真的很谦虚。

跟骆教授出门诊，我常常被这些细节所感动。骆教授很看重患者，想办法让患者不要加重病情，防止转为肝硬化、肝癌。我潜意识中就想学骆教授的亲切细心，耐心解释，踏实低调做事。平时我下乡为病人治疗，很自然就会很耐心，像骆教授那样握着病人的手说话，对病人很好。我想这也是无形中受了骆教授的影响。

有时候出完门诊，我陪骆教授去饭堂吃饭，碰上排队的人比较多，别人都会请他往前站。但他从来不肯，总是按顺序排队。他每次都对打饭的阿姨说谢谢，满脸的笑容。记得第一次和骆教授吃饭，我剩了一点饭菜，吃不下了。骆教授说：'不要浪费，要吃完。小伙子能吃的。不像我以前想吃没东西吃，现在有得吃了又吃不下。你们年轻人多吃点。'我就把饭菜统统吃进去了。后来学乖了，每次尽量点得合适，全部吃完。骆教授自己点得少，有时候吃午饭，还带上两个馒头回家，说明天当早餐。

有一次我们刚进饭堂，有个饭堂的师傅从里边出来和我们说，他想找骆教授看病，骆教授就停下来，招呼他坐下。那个师傅坐在骆老对面，把他在医院拍的片子给骆教授看。他的病是属于呼吸科的，肺结节。这本来不在骆教授的专业范围内，但骆教授没有推脱，仔细看了片子，还问他是不是抽烟，如果抽要戒掉，很细心说了意见。那位师傅很感谢。轮到骆教授打饭的时候，恰好碰到这位师傅，一勺子下去特意舀得满一些，我们在饭桌旁坐下后，骆教授哈哈一笑对我说："这么快报酬就来了。你看，师傅多给了我几块肉。"边说边把肉拨到我的盘里，结果那几块肉被我吃了。

骆教授的生活很朴素，每次去他家，都见他自己在打扫卫生，扫扫地、抹抹灰，还说人上了年纪，活动活动好。他们家的吃饭桌看上去很旧，起码用了几十年。我说："骆教授，您这桌子裂开了，要不要换一下？"他说："能用就可以啦，用了这么久，还能用。"平时上班，骆教授总是提一个不大的环保袋，装着水杯，有时也装着药。

杨教授住院时，大女儿订了一张床，直接送到病房，想放在病房给陪护的阿姨睡。或者有时候，骆教授来陪伴的时候也可以休息，这样睡得舒服一些。骆教授看了，觉得放在病房里不合适，会对医疗活动造成不便，而且也不合医院的规定，就想搬回去，但杨教授不愿意。骆教授劝了一会儿，没有劝动，就打电话叫我去病房。见到我，他说，吴帅忙，来了不容易。趁着我在旁边，他又劝杨教授，杨教授就同意了。这时骆教授从门外推进来一个小推车，让我跟他一块儿搬回去。原来骆教授早有准备，已经借了这个搬运工具，是想自己拉回去的，可是没能说服杨教授，只好叫我来当帮手。他好像很过意不去，反复说"麻烦你了"。我推着那张床，骆教授就推着用不上的轮椅，一起搬回去了。这时已经到了吃饭时间，他叫我一起去饭堂吃饭，没想到那天停水停电，没法开伙。骆教授对我说，旁边有个超市，你去买点东西吃。他非要拿400元叫我去买东西，还问够不够。我推辞不掉，进去买了一些食品和饮料，用了65元，剩下300多元还给他。骆教授说：'你用这么少啊，别给我省钱。'然后指着那几十块零钱说，正好外孙来了，可以给他们花。"

吴帅说到这里，笑了笑，仿佛还沉浸在当天的情景中，骆教授就是这样，真诚而且实在。

2019 年端午节前后，骆教授又去了阳山，在那里他感觉有些不舒服。周三从阳山回到广州，已经有便血了，但患者挂了他的号，周四上午他还是照样出门诊。当时他看上去有点难受，坚持到大约 10 点，我看到他坐的椅子上沾了溢出来的血，这才催促他赶快去看。他住院时我去病房探望、照顾他，也想多陪陪他。他说："你们刚下乡回来很累了，不要管我，我在这里有医生护士，可以的。"那天去做肠镜，我在旁边陪他，等了一会护士没来，我怕他等得辛苦，就说按铃叫一叫吧，他说不用了。护士们都很忙，等下就会来的。他生怕给人添一点麻烦。

住院期间，医院正好有个活动，在门诊大楼前拍摄《我和我的祖国》这首歌的 MV。这个活动早就邀请他参加，他也答应过的。但现在他身体出了问题，我们劝他别去了，天气热，人又多，会吃不消的。他平时就不是喜欢热闹场面的人，可他觉得这是为了国庆 70 周年，是大好事，一定要去。结果我推着轮椅把他送去了，拍了好几遍，他硬是拍完了才回病房。大概住了一个星期，好一点，骆教授又要出门诊，拦不住。

骆教授很谦虚，他觉得一个医生帮患者看病是应该的。他说："我这一辈子只做了一件成功的事，就是办了那个博客，能让那么多人通过博客了解乙肝的防治知识，解开一些疑惑，增加一点信心。"在骆教授身上，我看到了真正的老一辈共产党人的形象。2019 年的中国医师节那天，广州举办了骆教授的事迹报告会，我坐在下面听。旁边就有医学院的学生在议论："啊？还有这样的事儿？""这个视频故事编得挺好。"……我在旁边听了，有点生气，什么叫"编"？那都是事实！他们有些不相信，也不理解骆教授的境界。

这一回，吴帅停下后若有所思，好像不知道该从何说起。片刻后，他眼圈一红，好像决心已定似的往下说：

骆教授对我有大恩。2019 年，我读硕士快毕业了，我的导师彭劼建议我去骆教授工作室，骆教授也同意。这样我的去向基本定下了，但是我还没报到，没签合同。就在这个时候，我爸突然得了重病，在南方医院住院。我爸刚确诊时，我的脑子嗡地一响，全乱套了：我家在湛江吴川，我妈是家庭主妇，我爸一个人在经济上撑起整个家庭，供我们四兄妹从小学读到大学，读到研究生。那些年，凡是我们兄妹在外读书的日子，父母在家都吃得很简单，等到我们放假回家，就算经济再拮据，他们也尽量买好吃的给我们。虽然不算富裕，我们家却不缺欢笑。而且我爸很支持我们读书，凡是学校要求买资料、补课什么的，他马上给钱，不说二话……可现在他却病了，病得非常重……

骆教授很快知道了这件事，立刻打电话给我。他说：“你家的情况我听说了。你是需要帮助的，家境也不好，我要帮助你，这也是应该的。”可能是担心我不好意思接受，又补上一句：“现在我帮助你一下，今后还靠你帮助我。”他就给了我 1 万元。说实话，我真不愿意接受他的资助，但又实在是有困难，而且骆教授不允许你拒绝他的帮助。过了一周，我在病房陪着我爸，骆教授又打电话，叫我上午 11 点去他的诊室。我明白骆教授还要帮我，可我不想再接受他的钱，所以婉言谢绝了，心里头很感动，真的不想欠太多的人情。可是没想到骆教授看完门诊不走，一直在等我，等到 11 点 20 分见我还没去，又给我打电话叫我快下去。我只好下楼跑去诊室，再一次接受了他的资助。回到病房，我把事情的经过告诉我爸，很少流泪的他当场就哭了，说这么好的老师，你要好好跟他学啊。

年底，父亲还是走了，我很痛苦。在他走之前十天，我请假守在他身边。看着他的病一天天加重，看着他不舍地离开这个世界，我这学医的儿子却没有办法把他留下来，心里特别难受，脑子里总是出现我们四兄妹和我爸在一起的画面：那时我们还小，都喜欢喝牛奶，我爸出差回来，每次都从外地买 4 箱牛奶，真的很重，他就那样提着回来。吴川的夏天很热，光是走路都一身汗，他却肩上背着行李袋，两只手各提着两箱牛奶，走路回家。车站到我家走路得半个小时吧，那个时候还没有出租车，只有摩的，但我爸为了省那么点钱，宁肯走回来。回到家四个孩子一人分一箱，我们很开心，却忽视了他汗湿的衣衫。读高中时我住校，我爸每周都会从家里送两三次饭给我，说学校的饭菜不够营养，你正长身体，要吃好一点。记得有次下大雨，他走进宿舍时披着雨衣，全身都淋了个透，饭菜却因为套了很多层塑料袋，没事。每次送饭来，我爸都在旁边看着我吃完再走。我让他也吃一点，他说回家再吃。他是不舍得吃我那些加料的饭菜。

就在我爸的病确诊前，我和同事出差到化州，我爸就从吴川赶过来看我，到酒店时已经傍晚 7 点了，我们还在化州人民医院忙着。等我快回到酒店时，远远看到我爸就站在酒店门口，双手各提着一大袋水果。

那天晚上我爸没有走，和我住一个房间，我们聊了很久。我爸一直在笑，他为我感到自豪。当时我爸身体已经不好，这是我最后一次看我爸笑得这么爽朗……

眼看我们兄妹都长大成才了，爸却走了，“子欲养而亲不待”，那种痛难以言说。我一时想不开，就想跟我爸一起走，陪着他。我没有跟骆教授和任何人说，想找个地方静静地离开，手机也关上了。

后来我才知道，我失联后大家都很着急。骆教授听说后，打了好多个电话给我，又发了好多邮件，他在邮件里说：“我把你当作家人，有事情你说出来，我一定会尽力帮助你的。你不要担心，不要管工作的事情，目前最重要的是回家好好平复情绪，也好好陪老母亲……”

那天，我处在关机自闭的状态，第二天开机后，才听到骆教授发的一段微信语音：“今天上午我就在办公室等你回电话了，等接到你的电话我才回去休息。”后来同事们告诉我，那天上午，骆教授就坐在办公室里，等着我，不肯走。大家劝了他好久，保证全力找我，一找到就报告给他，他才回家。当晚，他也睡不好，心里着急……

同事们四处找寻无果，赶紧报了警。借助警力，大家终于把吴帅找到了！这时，吴帅也开始意识到：天堂里的父亲，一定不愿意看到儿子现在的状态。只有努力地活得更好，照顾好妈妈和家人，才是对那份很单纯很厚重而又朴实无华的父爱最好的回报。

我终于想通了，回了老家吴川，休整一下。骆教授竟然想到吴川看我，但路途太远去不了，就拜托我的导师彭勃去我家看望我。我特别感动，终于认识到身边有这么多人关心我，如果我还不能够好好地坚强地活下去，那就太不像话了。回想起来，我真是不仁不义不孝。我是四兄妹中的老大，怎么能只考虑自己，不想想妈妈，不想想大家，也不想想年近九旬的骆教授有多着急！当我挣扎着走出泥潭后，骆教授非常高兴。他看了我给他的信说：“太好了，看了你的信，我很感动，你要好好照顾妈妈。我们也很需要你，你先多在家休息几天，陪陪妈妈。请假的事我们帮你办好手续，门诊我会安排其他人，你先照顾好妈妈和自己。”从那天起我就想：大家对我这么好，骆教授对我这么好，除非是领导“炒我鱿鱼”，否则我绝不离开工作室一天！同时，我也下决心尽量多去农村帮村民治病。想通了，也敢于面对这个问题了，现在我已经完全走出来了。要照顾好家人，要报答骆教授和同事们。大家也对我很关心，叫我不要有任何压力。这件事对我影响很大。我是不幸的，也是幸运的。

父亲去世的时候是冬天，寒风中吴帅觉得刺骨的冷，好在正当无助时春天回到了他的身边。短时间内，他调整情绪，重返工作岗位。他发现工作也能疗伤，骆抗先关心的眼神抚慰了他疼痛的心灵。吴帅说："骆教授会替工作室的每个人着想。想他们今后的发展、前程、安排。他经常想这个，想到睡不着。他要我们不断学习，读了硕士研究生的，要我们读博士。新同事一进来，他就会说，你虽然刚进来，但是我已经把你们的五年大计都想好了。他给我的指引是现在筛查乙肝，跑试点，再铺开做这个工作，他叫我今年（2020）底独当一面，去管试点。其间去实验室搞科研，平时也出门诊、写论文，两三年后回临床、读博士，再去实验室。我能感觉到骆教授对我有很大的期待。我想，合适的时候我会去读博士，现在忙，不能去。工作室是个很好的平台，科研、临床、管理等工作都有。只要自己肯努力，就会有收获。"

在吴帅心目中，骆教授是一位可敬可爱的老人："他的风格和品德，说出去许多人都不相信，但我们在他身边真的是感受很深。我希望做到像他那样，或许能做到三分之一就很不错了。"

……

工作室目前共有 15 个人，办公室很拥挤，条件不算好。但大家都认为能够和骆抗先共事，是一种缘分，一种幸运。在骆抗先身边工作，不可能不受感染，不可能没有长进。他们都愿意全力协助骆抗先，去实现那个美好的承诺。

骆抗先虽然个子不高，嗓门不大，但从不唱高调，也没有什么豪言壮语、闪光金句，但他在哪里，哪里就涌动着一股清流，飘扬着一面旗帜，数十年只如当初，流水不腐，旗帜不倒。骆抗先的言传身教，骆抗先的人格魅力，已经和正在产生出榜样的力量，如三月的春雨，飘飘洒洒，滋润万物，灌溉出郁郁葱葱的新林，根扎杏坛沃土，树干笔直挺拔，枝叶繁茂，将浓荫连成片，遮风挡雨，惠泽四方……

… 不是结尾的尾声

骆抗先的医者故事还在延续，依旧平实、生动，温暖人心。

如果你一直无法理解骆老，希望你至少明白一个道理：这个世界上最优秀的那部分人，是不会等待别人理解的。他们有明确的人生目标，有足够的毅力和定力，不为名利所动，不因困难退缩。他们或许一辈子就做一件事，一件看似平常实则非常有意义的事，一件付出很多、造福百姓的事。这件事旁人或许不肯做、不敢做、不愿做，他们做起来却是坚定不移、甘之如饴。他们是值得仰望的高山，是夜空中闪亮的星星，是在绝大多数人前面奋力行进的背影！

如果你始终难以学到骆抗先的全部，希望你至少对他满怀敬意。我们不可以嘲笑他的执着，不可以无视他的奉献，更不可以否定他的崇高。弘扬他的精神，有如为寒冷的冬季注入温暖的春风；传播他的故事，就是给芸芸众生树立做人的标杆。

骆抗先的故事，不仅仅是说给医护人员听的，也不仅仅值得所有医学院的学生们聆听和捧读，他首先是一个大写的人，一个大好人，然后才是大医，是医术精湛、医德高尚的中华大医。

大医不是神医，好人亦非完人。回望 90 年人生路，艰难、辛苦、锲而不舍地追求事业之余，骆抗先无愧于天，无愧于地，无愧于他深深热爱的祖国和人民。他因而快乐、满足、欣慰，但也难免有心底的丝丝遗憾……

假如有来世，一辈子当医生没当够，他自然还想继续行医济世，做一个普通的、快乐的医生，出门诊、查病房、教学生、搞科研、“泡”实验室，攻克一个个医学难关。他还会那么执着，那么勤奋，那么智慧，那么纯粹，不人云亦云，不同流合污，不贪图享受，不追逐名利。

假如有来世，骆抗先会希望在自己每一个孩子即将出生的时候，陪伴在爱人身边，见证每一个孩子来到世界的时刻，亲吻襁褓中那一张张粉嘟嘟的小脸，为他们多换几次尿裤，多冲几回奶粉，看女儿急慌慌吸吮时甜甜的满足，细细享受为人父的那份快乐和幸福。

假如有来世，骆抗先一定会挤出多一点的时间陪伴在女儿身边，教她们咿呀学语、蹒跚学步，和她们嬉戏玩耍，开怀大笑；他要给她们讲更多的故事，他要多去开几次家长会，假日里领着她们白天逛公园，晚上数星星，听潺潺流水，看花落花繁；他要宠着三个如花似玉的女儿，把她们变成三件贴身的小棉袄，捂得身上热热和和的，哪怕额头沁出一层细密的汗珠。

假如有来世，骆抗先或许要把今生年轻时的爱好一直持续下去。听京剧、刻印章，舞文弄墨，抒发情怀。再发展几项新的兴趣，是钓鱼？是摄影？是多游游天下大好河山……

或许，骆抗先根本没有时间去想来世，他的每一天都很充实。他说：“我打算坚持到 2025 年，到时候年轻人也起来啦。我要是还活着，就在家看看京剧，他们有事找我，我就去一下，当当名片。我要学会家里的生活，现在每次去银行，都是一个副行长陪着我办事，我不好意思每个月去，三个月才去一次，我得学会自己办理……人总是要做点事情，应该把句号画圆一点。”骆抗先是有幽默感的，如此严肃的传承问题、生死问题，他也能说得不显山不露水，波澜尽在水面下。

但骆抗先是不会退休的，退休好像就不是骆抗先了。他习惯每日工作、行医、学习，习惯做好事、做好人，就是不习惯被称为“大医”，他一再说他担当不起……

九十年来，骆抗先就这么沐风栉雨，踏平坎坷。他以凡人之躯，行非凡之举，走为民之路，成大医之业。

凡人大医——骆抗先。

骆抗先大事记

1931 年 8 月 18 日　出生于浙江省诸暨市大唐镇骆家村。

1949—1954 年　就读于中国人民解放军第五军医大学（南京中央大学）医疗系。

1954—1979 年　在中国人民解放军第 216 医院任住院医师及主治医师。

1961 年　加入中国共产党。

1979—1997 年　在中国人民解放军第一军医大学南方医院任传染病科和教研室主任。

1981—1985 年　在中国人民解放军第一军医大学南方医院任传染病学副教授、副主任医师。

1981 年 1 月—1982 年 6 月　在英国皇家医学院做访问学者。

1985—1997 年　在中国人民解放军第一军医大学南方医院任教授、主任医师。

1986—2000 年　任全军医学科学技术委员会委员。

1986—2000 年　连任 3 届全军传染病专业学术委员会主任委员。

1991 年 10 月　享受国务院政府特殊津贴专家。

1994—1997 年　任中华医学会肝脏病学会常务委员。

1994 年　任英国 *Journal Viral Hepatitis* 杂志（《病毒性肝炎》）编委。

1996 年 12 月　获国家科技进步奖二等奖。

2001 年　晋升为军队专业技术一级教授。

2003 年迄今　在南方医科大学南方医院任教授、主任医师，为全国著名传染病学专家。

1997 年 12 月　获评“全国科技优秀工作者”。

2001 年 9 月　获评“全国优秀教师”。

2006 年迄今　在新浪开通博客“骆抗先乙肝频道”，开展乙肝防治常识科普工作，为广大肝病患者服务。

2016 年 7 月　荣获“时代楷模”称号。

2016 年 8 月　“骆抗先工作室”成立。

2017 年 11 月　荣获“第六届全国道德模范”称号。

曾任《中华医学杂志（英文版）》通讯编委会成员，《中华实验和临床病毒学杂志》编委会成员，《中华肝脏病杂志》编委会成员，《解放军医学杂志》编委会成员，《军医大学学报（英文版）》常务编委会成员，《第一军医大学学报》副主编。

骆抗先主要论著

1.《白喉 608 例临床分析》，发表于《中华儿科杂志》1957 年 8 卷第 1 期。

2.《抢救传染性肝炎并发肝性昏迷的几点体会》，发表于《中华内科杂志》1966 年 14 卷第 4 期。

3.《乙型肝炎表面抗原携带者免疫状态的初步探索》，发表于《中华医学杂志》1979 年 59 卷第 4 期。

4. LUO K X, KARAYIANNIS P, BURNS D M. Prevalence of a non–A, non–B–associated antigen/antibody system detected by radioimmunoassay in acute and chronic liver disease. 发表于 *Journal of Medical Virology*1983 年。

5. 与梁炽森、何超等人共同撰写《短程皮质激素和阿糖腺苷治疗慢乙肝病毒携带者失败》，发表于《中华内科杂志》1987 年 26 卷第 3 期。

6. LUO K X, LU Q S. Significance of various classes of anti–HBc in individuals with chronic asymptomatic HBV infection，发表于 *The American Journal of gastroenterology* 1989 年 84 卷第 2 期。

7. 与何超、梁炽森等人共同撰写《汉藏傣瑶维蒙黎族人群乙型肝炎病毒感染调查》，发表于《中华流行病学杂志》1993 年 14 卷第 5 期。

8.《乙型肝炎基础和临床》，1997 年出版第一版，2001 年、2006

年、2012 年分别出第二版、第三版、第四版。每次出版都做了重大修改。该书被誉为乙肝诊疗的常用参考书。

9．2008 年将博客文章整理结集为《骆抗先浅谈乙肝常识》并出版；2010 年重新整理博文，结集为《答乙肝病友问——骆抗先教授乙肝频道博文精选》并出版；2013 年再次整理博客文章，结集为《乙肝常识问答——骆抗先乙肝频道博文集锦》并出版。